150 Jahre
Kohlhammer

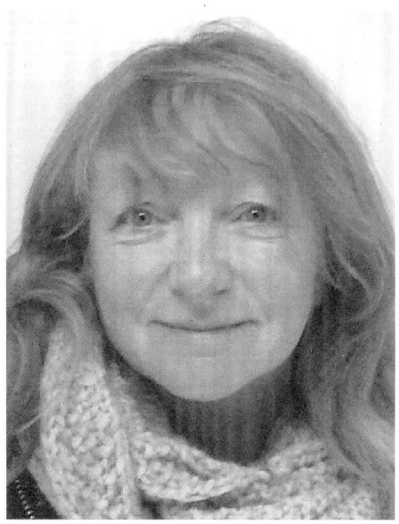

Annette Kulbe, Jahrgang 1965, ist Diplom-Pädagogin mit Ausbildungen in humanistischer Gesprächsführung und Gestalttherapie. Als Krankenschwester mit Weiterbildungen in Sterbebegleitung und Palliative Care arbeitete sie in der Onkologie und verschiedenen Hospizen.

Die freie Fachbuchautorin mit dem Themenschwerpunkt Pflege ist im kirchlichen und sozialen Bereich tätig. Sie lebt in Eckernförde/Ostsee.

Annette Kulbe

Grundwissen Psychologie, Soziologie und Pädagogik

Lehrbuch für Pflegeberufe

3., überarbeitete und erweiterte Auflage

Verlag W. Kohlhammer

Dieses Werk einschließlich aller seiner Teile ist urheberrechtlich geschützt. Jede Verwendung außerhalb der engen Grenzen des Urheberrechts ist ohne Zustimmung des Verlags unzulässig und strafbar. Das gilt insbesondere für Vervielfältigungen, Übersetzungen, Mikroverfilmungen und für die Einspeicherung und Verarbeitung in elektronischen Systemen.

Die Wiedergabe von Warenbezeichnungen, Handelsnamen und sonstigen Kennzeichen in diesem Buch berechtigt nicht zu der Annahme, dass diese von jedermann frei benutzt werden dürfen. Vielmehr kann es sich auch dann um eingetragene Warenzeichen oder sonstige geschützte Kennzeichen handeln, wenn sie nicht eigens als solche gekennzeichnet sind.

3., überarbeitete und erweiterte Auflage 2017

Alle Rechte vorbehalten
© W. Kohlhammer GmbH, Stuttgart
Gesamtherstellung: W. Kohlhammer GmbH, Stuttgart

Print:
ISBN 978-3-17-030903-6

E-Book-Formate:
pdf: ISBN 978-3-17-030904-3
epub: ISBN 978-3-17-030905-0
mobi: ISBN 978-3-17-030906-7

Für den Inhalt abgedruckter oder verlinkter Websites ist ausschließlich der jeweilige Betreiber verantwortlich. Die W. Kohlhammer GmbH hat keinen Einfluss auf die verknüpften Seiten und übernimmt hierfür keinerlei Haftung.

Inhaltsverzeichnis

Vorwort zur 3. Auflage 13

1 **Pflege und Psychologie, Soziologie und Pädagogik** 15
   1.1   Entwicklungstendenzen und Veränderungen in
        Pflege und Medizin 15
        1.1.1 Krankheit heute 16
        1.1.2 Auswirkungen auf Pflege und Medizin 16
   1.2   Psychologie 17
   1.3   Soziologie 18
   1.4   Pädagogik 19

2 **Gesundheit im neuen Verständnis** 20
   2.1   Was ist Gesundheit? Zum unterschiedlichen
        Verständnis von Gesundheit und Krankheit 20
        2.1.1 Verschiedene Gesundheitsdefinitionen 20
        2.1.2 Heutige Gesundheitsvorstellung 21
        2.1.3 Medizinisches Verständnis von Gesundheit .. 22
        2.1.4 Gesundheit und Krankheit in der Klassischen
               Schulmedizin 23
        2.1.5 Soziologisches Verständnis von Gesundheit .. 24
        2.1.6 Psychologisches Verständnis von Gesundheit 25
   2.2   Das Laienverständnis von Gesundheit – Wann
        fühlen Menschen sich gesund? 25
   2.3   Das Bio-Psycho-Soziale Verständnis von Gesund-
        heit/Krankheit 27
   2.4   Kohärenz 30
   2.5   Resilienz 31
        2.5.1 Pflegefachkräfte: Resilienz oder Burnout? ... 32
        2.5.2 Resilienz bei Patienten 33

3 **Der Mensch und seine Gesundheit** 34
   3.1   Gesundheitswissenschaften (international als Health
        Sciences oder als Public Health bekannt) 34
   3.2   Gesundheitspsychologie 35
   3.3   Gesundheitsförderung 37
   3.4   Gesundheitsprävention 38
   3.5   Pflege und Gesundheitsprävention 40
        3.5.1 Prophylaxen 40

		3.5.2 Aktivierende Pflege und Empowerment	40
4	**Krankheit – psychosoziale Aspekte**		**42**
	4.1	Gesundheit, Krankheit und Pflege	42
	4.2	Der kranke Mensch	43
	4.3	Primärer und sekundärer Krankheitsgewinn	45
	4.4	Das Konzept der Krankenrolle	46
	4.5	Patientenkarriere	47
	4.6	Krankheitsverhalten	48
5	**Der Patient und seine Sichtweise**		**52**
	5.1	Einführung in die Welt des Patienten	52
		5.1.1 Der Mensch im Krankenhaus	53
		5.1.2 Reaktionen auf den Krankenhausalltag	53
		5.1.3 Egozentrische Reaktionen des Patienten	56
	5.2	Die Krankenhauswelt: Von der Einweisung ins Krankenhaus bis zum Stationsalltag	57
	5.3	Krankheitserleben und Krankheitsbewältigung	59
		5.3.1 Krankheitserleben	59
		5.3.2 Krankheitsbewältigung (Coping)	60
	5.4	Die Kooperationsbereitschaft des Patienten (Compliance)	63
	5.5	Patientenkompetenz und Patienten-Empowerment	64
	5.6	Historischer Wandel der Patientenrolle	66
6	**Gesundheit und Krankheit im Alter. Patienten der Zukunft: Alte Menschen**		**68**
	6.1	Alter – Altern – Alte Menschen	68
	6.2	Das Altersbild	69
	6.3	Altersmodelle	70
	6.4	Was ist Alter(n)?	71
	6.5	Gesundheit und Krankheit im Alter	72
	6.6	Soziologische und psychologische Aspekte von Alter(n) und Gesundheit	74
		6.6.1 Subjektive Gesundheit: Wie wird Gesundheit im Alter wahrgenommen?	74
		6.6.2 Funktionale Pflege (ADL und IADL)	75
7	**Psychologische Grundlagen menschlichen Verhaltens und Erlebens**		**76**
	7.1	Was ist Psychologie?	76
		7.1.1 Menschliches Verhalten und Erleben	78
		7.1.2 Erklärung des menschlichen Verhaltens und Erlebens	78
	7.2	Unterschied zwischen Alltagspsychologie und wissenschaftlicher Psychologie	80
	7.3	Ziele und Methoden der Psychologie	81

7.4	Wie kann menschliches Verhalten und Erleben wissenschaftlich erfasst werden?	83
7.5	Grundrichtungen der Psychologie	85
	7.5.1 Tiefenpsychologie	86
	7.5.2 Lern- und Verhaltenspsychologie	86
	7.5.3 Humanistische Psychologie	87
	7.5.4 Systemische Psychologie	87
	7.5.5 Positive Psychologie	90
7.6	Teilbereiche der speziellen Psychologie	90
7.7	Auswahl spezieller Teildisziplinen der Psychologie für die Pflege	92
	7.7.1 Entwicklungspsychologie	92
	7.7.2 Persönlichkeitspsychologie (Differenzielle Psychologie)	92
	7.7.3 Sozialpsychologie	93
	7.7.4 Klinische Psychologie	93
	7.7.5 Medizinische Psychologie	94
	7.7.6 Gesundheitspsychologie	94
7.8	Psychologie in Abgrenzung zu anderen verwandten Wissenschaften	95
	7.8.1 Soziologie	95
	7.8.2 Pädagogik	96
	7.8.3 Psychiatrie	96
	7.8.4 Sozialpsychiatrie	97
	7.8.5 Psychosomatik	97
	7.8.6 Psychotherapie	97
	7.8.7 Psychohygiene	98
7.9	Konfliktpsychologie und Mediation	99

8	**Motive und Bedürfnisse**	**102**
8.1	Motivationspsychologie – was Menschen zum Handeln bewegt	102
	8.1.1 Motiv und Motivation	102
	8.1.2 Motivkonflikt und Motivverschiebung	103
	8.1.3 Wie entsteht Motivation?	103
8.2	Menschliche Bedürfnisse – die Bedürfnishierarchie	104
8.3	Bedürfnisse im Krankenhaus	106
	8.3.1 Patientenbedürfnisse	106
	8.3.2 Bedürfnisse des Pflegepersonals	108
8.4	Attribution: »Warum«-Fragen des Menschen	108
	8.4.1 Das menschliche Bedürfnis nach Antworten und Erklärungen	108
	8.4.2 Ursachenvielfalt, Patientenverhalten und Attribution	109

9	**Wahrnehmung und Wirklichkeit – psychologische Aspekte**	**112**
9.1	Wahrnehmungspsychologie und Wahrnehmung	113

	9.2	Grundwissen Sinnesorgane	116
		9.2.1 Organisationsprinzipien der menschlichen Wahrnehmung	116
		9.2.2 Wahrnehmungsverarbeitung	118
		9.2.3 Der erste Eindruck – wie Menschen einander wahrnehmen	119
	9.3	Wahrnehmungsfehler	120
	9.4	Gestörte Wahrnehmung	124
10		Kommunikation – zwischenmenschliche Beziehungen im Spannungsfeld von Pflege und Krankheit	126
	10.1	Was ist Kommunikation?	127
	10.2	Verbale und nonverbale Kommunikation	127
		10.2.1 Verbale Kommunikation	127
		10.2.2 Nonverbale Kommunikation	128
	10.3	Wie funktioniert Kommunikation?	131
		10.3.1 Die vier Seiten einer Nachricht	133
		10.3.2 Die vier Ohren des Empfängers	135
		10.3.3 Grundannahmen menschlicher Kommunikation: Die Kommunikationsgesetze	136
	10.4	Kommunikationsstörungen	139
		10.4.1 Störungen im Senderbereich	139
		10.4.2 Störungen im Empfängerbereich	140
		10.4.3 Störungen der Kommunikationsgesetze	140
		10.4.4 Paradoxe Botschaften (Double Bind)	140
	10.5	Wie können Kommunikationsstörungen verhindert oder behoben werden?	141
	10.6	Krankheit und Kommunikation	142
		10.6.1 Ausdrucksweisen des Körpers bei Krankheit	142
		10.6.2 Krankenbeobachtung und Kommunikation in der Pflege	142
		10.6.3 Nonverbale Ausdrucksweisen/Kommunikation des Körpers bei Krankheit	143
	10.7	Pflege: Beeinträchtigte Kommunikation bei Patienten	144
	10.8	Körperkontakt und Kommunikation in der Pflege: Nähe und Distanz	146
	10.9	Kommunikationstipps für Pfegende	148
		10.9.1 Kommunikationstipps	148
		10.9.2 Sprechmuster von Pflegenden – was Sie vermeiden sollten	148
11		Gesprächsführung – ein zentraler Aspekt in der Pflege	150
	11.1	Einführung	150
	11.2	Gesprächsarten	151
	11.3	Ich-zentrierte und Partner-/Patientenorientierte Gesprächsführung	153

	11.4	Humanistische Grundhaltungen der Gesprächsführung	154
	11.5	Gesprächsführung lernen	155
		11.5.1 Welche Faktoren beeinflussen ein Gespräch?	156
		11.5.2 Fragetechniken	157
		11.5.3 Ausgewählte Gesprächsbausteine für Pflegende	158
		11.5.4 Tipps zur Gesprächsführung	161
12	Soziale Einstellungen – wie Menschen sich begegnen	162
	12.1	Typologie	162
		12.1.1 Einstellungen	162
		12.1.2 Vorurteile	163
		12.1.3 Stereotype	164
		12.1.4 Stigmata	164
	12.2	Funktionen sozialer Einstellungen	165
		12.2.1 Orientierungshilfe und Vermeiden von Unsicherheit	165
		12.2.2 Bewertungsfunktion	166
		12.2.3 Handlungsfunktion	166
13	Menschliche Rollen – soziologische und psychologische Aspekte		167
	13.1	Die Bedeutung von Rollen und Normen	167
	13.2	Rollenerwartungen, Rollenattribute und -stereotype	168
	13.3	Typische Rollenkonflikte	170
	13.4	Welche Lösungsmöglichkeiten gibt es, wenn Rollenkonflikte bestehen?	171
	13.5	Die Rolle des Auszubildenden in der Pflege	173
14	Die Gruppe – Funktion und Bedeutung		175
	14.1	Was heißt eigentlich »Gruppe«?	175
	14.2	Gruppenarten	178
	14.3	Gruppenfunktionen und ihre Bedeutung	181
	14.4	Entwicklungsprozesse von Gruppen – Gruppenphasen	184
15	Führen und Leiten in der Pflege – gruppendynamische Aspekte		189
	15.1	Gruppenleitung/Teamleitung – Aufgaben und Probleme der Führung	189
	15.2	Führungspersönlichkeit und Macht	191
	15.3	Führungsstile	192
		15.3.1 Der autoritäre Führungsstil	192
		15.3.2 Team ohne Leitung	194
		15.3.3 Der demokratische Führungsstil	195

16	Erziehung – pädagogisches Handwerkszeug für die Pflege	197
16.1	Das Grundverständnis von Erziehung	198
16.2	Erziehungsbedürftigkeit und Erziehungsfähigkeit des Menschen	199
16.3	Erziehungsstile	200
16.4	Das wissenschaftliche Verständnis von Erziehung in der Pädagogik	202
16.5	Erziehungsziele	203
16.6	Pädagogik – Erziehen in der Pflege	204
	16.6.1 Wo und wann erziehen Pflegende? (Patienten-Edukation)	205
	16.6.2 Erziehungsbedürftigkeit und Erziehungsfähigkeit des Patienten	207
	16.6.3 Jeder erzieht jeden	209

17	Professionell Pflegende – Belastungen im Pflegeberuf	212
17.1	Einführung	212
17.2	Historische Betrachtung	212
17.3	Berufsrolle »Pflegefachkraft/Pflegefachfrau/Pflegefachmann«	213
	17.3.1 Das Helfersyndrom	213
	17.3.2 Die Pflegepersönlichkeit	214
17.4	Besondere Anforderungen im Pflegeberuf	215
	17.4.1 Pflege – professioneller Umgang mit menschlichen Grenzsituationen	215
	17.4.2 Gefühls- und Beziehungsarbeit	216
17.5	Risiko- und Belastungsfaktoren – die Krankmacher in der Pflege	218

18	Burnout – Mobbing – Stress	219
18.1	Das Burnout-Syndrom	219
	18.1.1 Burnout-Phasen	219
	18.1.2 Wege aus dem Burnout – Schutz entwickeln	221
	18.1.3 Was kann ich selbst tun, damit es mir mit meiner Arbeit besser geht?	221
18.2	Extremfall: Mobbing	223
	18.2.1 Der Mobbingprozess	224
	18.2.2 Ursachen von Mobbing	226
18.3	Stress und Stressbewältigung	226
	18.3.1 Was ist Stress?	227
	18.3.2 Wann entsteht Stress?	228
	18.3.3 Stresskrankheiten	228
	18.3.4 Zwischen Eustress und Distress – die richtige Stressdosis	229
	18.3.5 Stressoren – die Auslöser für Stress	230
	18.3.6 Typische Stress-Symptomatik	232
	18.3.7 Die vier Ebenen der Stress-Reaktion	233

| 18.4 | Stressbewältigung | 237 |
| 18.5 | Strategien zur Stressbewältigung | 238 |

Literaturverzeichnis 243

Stichwortverzeichnis 247

Vorwort zur 3. Auflage

Als mich der W. Kohlhammer Verlag darum bat, dieses Lehrbuch zu überarbeiten, hatte ich sofort Lust dazu!

Seit der letzten Auflage waren inzwischen gut sieben Jahre vergangen, sodass ich mich damit auseinandersetzen musste, was sich in der Pflege bis heute alles verändert hat. Ich war erstaunt. Schnell erkannte ich: das Buch muss völlig neu überarbeitet werden. Daher wurden auch zwei neue Kapitel geschrieben:

In Kapitel 3, Der Mensch und seine Gesundheit, wird u. a. die Gesundheitsförderung/Gesundheitsprävention in der Pflege sowie Aktivierende Pflege und Empowerment ausführlich dargestellt.

Des Weiteren wird durch Kapitel 6, Gesundheit und Krankheit im Alter – Patienten der Zukunft, Basiswissen zum Thema Alter(n) behandelt. Darüber hinaus wurden die bestehenden Kapitel um Themenschwerpunkte wie beispielsweise Kohärenz, Resilienz, Funktionale Pflege, Krankenwahrnehmung, Kommunikationstipps und Sprechmuster von Pflegenden erweitert.

Das Buch soll Pflegefachkräfte der Kranken- und Altenpflege bzw. künftige Pflegefachfrauen/Pflegefachmänner dabei unterstützen, praxistaugliches Basiswissen zu den Themen Psychologie, Soziologie und Pädagogik zu erlernen. Der Pflegefachberuf heute beinhaltet so viel mehr als »reine Krankenpflege«. Gesundheit, Krankheit, Alter(n) und Pflegebedürftigkeit sind viel komplexer geworden. Moderne Pflege muss ebenso wie die Medizin und Gesundheitsversorgung darauf reagieren. Kenntnisse aus Psychologie, Soziologie und Pädagogik sind deshalb heute wesentlich für professionelle Pflege!

Die Vernetzung zwischen professioneller Pflege und den Erkenntnissen aus Psychologie, Soziologie und Pädagogik soll ausführlich im Mittelpunkt der Kapitel stehen. So wird es innerhalb der Themenschwerpunkte gerade *keine* klare Trennung zwischen Psychologie, Soziologie, Pädagogik und professioneller Pflege geben, sondern sie sollen miteinander kombiniert werden.

Eckernförde, im Januar 2017
Annette Kulbe

Um die Orientierung im Buch zu erleichtern, werden folgende Symbole verwendet:

 steht für Wichtig

 steht für Definition

 steht für Fallbeispiel

 steht für Übung

Aus Gründen der besseren Lesbarkeit wird in diesem Buch die männliche Form verwendet. Dies schließt natürlich sowohl Frauen als auch Männer ein. Alle Leserinnen werden um Verständnis gebeten.

Des Weiteren wird der zusammenfassende Begriff des Pflegeschülers genutzt, um alle Auszubildenden in der Pflege anzusprechen.

1 Pflege und Psychologie, Soziologie und Pädagogik

1.1 Entwicklungstendenzen und Veränderungen in Pflege und Medizin

Pflege und Medizin sind weiterhin auf dem Weg zu einem ganzheitlichen Verständnis über Gesundheit, Krankheit, der psycho-sozialen Situation des Patienten und seiner Pflegebedürftigkeit.

Ganzheitliches Verständnis

Heute weiß man, dass die rein medizinische Krankheitsbekämpfung oder Symptombehandlung allein nicht ausreicht, um gesund zu werden. Medizinische Therapie und moderne Pflegekonzepte und -ziele berücksichtigen zunehmend psycho-soziale Aspekte: Die Frage, wie die Krankheitssituation des Patienten über Erkrankung und Therapie hinaus aussieht, ist von zunehmendem Interesse.

- Wie kam es zu der Krankheit?
- Welche psychischen Anteile spielen beim Gesundwerden eine Rolle, wie ist die seelische Widerstandskraft (**Resilienz**) des Patienten?
- Wie geht der Betroffene mit seiner Krankheit um, wie bewältigt er sie (**Coping**)?
- Oder ist er bereit bei Pflege und Therapie mitzuhelfen (**Compliance**)?
- Welche **Ressourcen** kann der Patient seiner **Pflegebedürftigkeit** entgegensetzen?
- Besteht ein **soziales Umfeld**, sind Menschen da, die in Krankheit und Gesundwerden unterstützen?

Hierbei spielt das **Patienten-Empowerment (Patientenbeteiligung/Befähigung)** eine neue Rolle: Der Patient ist nicht länger der passive Empfänger der Pflege und medizinischen Versorgung. Die **aktive Mitwirkung** und **Aktivierende Pflege** des Patienten soll verbessert werden und der **Pflegebedürftigkeit** entgegenwirken: Durch **Information/Aufklärung** über das eigene Krankheitsbild und die Diagnose. Durch **Patientenfortbildung und Anleitung**, z B. Ernährungsschulung und seine **aktive Mitwirkung** im Umgang mit der Krankheit (z.B. Befähigung zur Selbstmedikation, Messung von Blutzucker oder Blutdruck) und der **Mitentscheidung** bei der Pflege und Therapie (▶ Kap. 2.5.2.; 5.5; 5.6).

Patienten-Empowerment versus Pflegebedürftigkeit

1.1.1 Krankheit heute

Hinzu kommt, dass Krankheiten heutzutage oft nicht mehr auf **eine klare Ursache** (z. B. Bakterien/Viren) zurückzuführen sind, sondern dass sie **multifaktoriell** (mehrere Ursachen/Faktoren) sind. Neben **Zivilisationskrankheiten** (Herzinfarkt, Rückenschmerzen, Gastritis) durch

- schlechtes **Gesundheitsverhalten** (schlechte Ernährung, Bewegungsmangel)
- **Stress** (Arbeitsbelastungen, Burnout)
- **veränderte Lebens-** (belastende Lebenssituation, finanzielle Not, Arbeitslosigkeit) und **Umweltbedingungen** (Lärm, Luftverschmutzung, Ozon, Allergien)
- **psychische Probleme** (depressive Verstimmungen, psychophysische Erschöpfung, Überlastung)
- **soziale Ursachen** (Vereinsamung, Altersarmut, geringer Verdienst)
- **eine Zunahme alter Menschen/Patienten** aufgrund demografischer Entwicklungen

treten vermehrt **Alterskrankheiten** und **neue Krankheitsbilder** wie Demenz auf. Des Weiteren gibt es eine erhöhte **Resistenz** (gegen Antibiotika) und **Überempfindlichkeiten** gegenüber Medikamenten.

> **Wichtig**
>
> Dieser Ursachenvielfalt und den neuen Krankheits- und Gesundheitsbedingungen muss zwangsläufig auch mit einer neuen breitgefächerten Medizin, Therapie und Pflege begegnet werden.

1.1.2 Auswirkungen auf Pflege und Medizin

Pflege und Medizin müssen auf diese Veränderungen reagieren. Beide müssen in Ausbildung und Berufspraxis umfangreicher sein als früher. Spezielle Weiterbildungsangebote (z. B. Pflege für demente Patienten) und neue Ausbildungsinhalte für die Pflege greifen dies auf, wie die Reform der Pflegeausbildung 2017 zeigt.

Psychologische und soziologische Aspekte über Krankheit, Patienten und Gesundheit, Kenntnisse über Kommunikation, Wahrnehmung, menschliche Bedürfnisse, soziale Einzellungen und Rollen sowie pädagogisches Wissen im Umgang mit Patienten und für das Gesundheitsverhalten sind unentbehrlich geworden. Dieses Buch soll Pflegende dabei unterstützen, sich ein praxistaugliches Grundlagenwissen anzueignen.

> **Wichtig**
>
> Ein **Schwerpunkt** liegt dabei in der **Gesundheitserhaltung (Prävention)** und Krankheitsverhütung.
> Die Frage, die sich heute stellt, ist nicht mehr, wie besiegen wir die Krankheit, sondern was können wir für unsere Gesundheit tun. Wie kann Pflegebedürftigkeit vermindert oder heraus gezögert werden, indem man die Selbständigkeit des Patienten fordert und fördert.

1.2 Psychologie

> **Wichtig**
>
> Die **Psychologie** erforscht menschliches Verhalten und Erleben. Sie geht den Fragen nach, warum und wie sich Menschen verhalten, warum Menschen lernen, motiviert sind, welche Bedürfnisse sie haben, wie sie wahrnehmen und wie sie Dinge erleben.

> **Definitionen**
>
> **Verhalten** bezieht sich auf die Bereiche Gestik, Mimik, Körperhaltungen, Körperausdruck und physiologische Vorgänge im Zusammenhang mit inneren Prozessen (Stimmungen, Gefühle). Wenn beispielsweise jemand an etwas Unangenehmes denkt und daraufhin schwitzt oder zittert; wenn jemand sich freut und rot wird; wenn jemand Angst hat und ihm übel wird vor einer Prüfung.
> **Erleben** umfasst die Vielzahl von Gefühlen, inneren Stimmungen und Gedanken zu oder über etwas (Menschen, Situationen, Erinnerungen, Sehnsüchte, Ängste). Jeder Mensch erlebt die Welt, Situationen oder andere Menschen auf seine individuelle Weise. Deshalb können auch zwei Menschen ein und dieselbe Situation ganz verschieden wahrnehmen, und beide haben auf ihre Weise recht in dem, wie sie etwas erleben. Es entspricht ihrem Erleben, ihrer Art der Wahrnehmung.

Da im Zentrum der Pflege die Tätigkeit mit kranken Menschen steht, sind Kenntnisse, die sich mit dem Verhalten und Erleben von Menschen

Psychologie und Pflege

befassen, nützlich. So kann Pflege sinnvoll durch Psychologie ergänzt werden.

1.3 Soziologie

> **Wichtig**
>
> Die **Soziologie** untersucht **Gruppen** unterschiedlichster Art (Institutionen, Organisationen, Teams) und die Beziehungen und Wechselwirkungen der einzelnen Gruppenmitglieder untereinander. Sie erforscht Gruppenregeln, Gruppenstrukturen und Gruppenprozesse von der Kleingruppe bis zu Völkern. Spezialgebiete stellen die Untersuchungen von sozialen Rollen (Berufsrolle, Rolle als Elternteil, Rolle als Partner) oder sozialen Einstellungen (Vorurteilen, z. B. gegenüber ausländischen Patienten, und Stigmatisierungsprozessen, z. B. gegenüber Psychiatriepatienten) dar.
>
> Im Zentrum der soziologischen Forschung steht das Phänomen »Gruppe« und nicht der einzelne Mensch/das Individuum.

Die verschiedenen **Gruppen** wie Pflegefachkräfte, Auszubildende in der Pflege, Ärzteteam, Patienten einer Station sowie die gesamten Klein- und Großgruppen vom Pflegeteam bis hin zu allen Berufsgruppen innerhalb der Organisation Krankenhaus stellen typische Forschungsbereiche der Soziologie dar.

Soziologie und Pflege   Ein weiteres Forschungsgebiet befasst sich mit gesellschaftlichen **sozialen Rollen** (Berufsrolle als Pflegefachkraft, Vaterrolle u. a.) und den damit einher gehenden Verpflichtungen, Erwartungen und Problemen (z. B. die Erwartungen an die Mutterrolle).

> **Wichtig**
>
> Die soziologischen Erkenntnisse über Gruppen und Rollen sind für die Organisation Krankenhaus mit ihrer Vielfalt an unterschiedlichsten Gruppen/Rollen, Gruppenprozessen, Gruppendynamik (was innerhalb einer Gruppe passiert), Teambildung/Teamfindungsprozessen oder Rollenproblemen (Führungsrolle, Doppelrolle von Berufs- und Mutterrolle) von großem Interesse.

1.4 Pädagogik

> **Wichtig**
>
> Die Pädagogik ist die Lehre von der **Ausbildung und Erziehung des Menschen** (Allgemeine Schulbildung, Erwachsenenbildung, gesellschaftliche Verhaltensnormen) und deren Institutionalisierung (Kindergärten, Schulen, Ausbildungseinrichtungen, Volks- oder Berufsschule, Uni). Sie geht Erziehungsfragen nach, sucht nach Aufgaben und Zielen für Erziehende und hinterfragt Erziehungsmethoden.

Die **Hauptaufgaben** der Pädagogik sind die Erziehung und Ausbildung des Menschen, angefangen von der Kinderkrippe/dem Kindergarten über die Schulzeit bis in die Erwachsenenbildung. Die Pädagogik will den Menschen einerseits in seiner **persönlichen und gesellschaftlichen Entwicklung** unterstützen (Selbstständigkeit, Gewissensbildung, Verhaltensnormen, soziale Kompetenz entwickeln) und andererseits in seiner **Bildung** (Wissenserwerb, Schul- und Berufsausbildung, Fachwissen) fördern.

> **Wichtig**
>
> Erziehung und Ausbildung geschieht nicht nur durch Eltern, Lehrer und Ausbilder sondern auch durch Kollegen, durch Partner, durch Freunde. Erzogen und gelernt wird in den verschiedensten Bereichen/Situationen tagtäglich und eigentlich ein Leben lang. Die Erziehung endet nicht mit dem Schulabschluss oder dem Erwachsenenalter, Lernen erfolgt heute bis ins hohe Alter (lebenslanges Lernen).

Pädagogik und Pflege

Zu den pädagogischen Aufgaben von Pflegefachkräften gehören **Beratung, Aufklärung, Informationsvermittlung, Anleitung/Instruktion und Begleitung des Patienten und seiner Angehörigen**. Das bedeutet in der Pflegepraxis, Patienten über Pflegemaßnahmen aufzuklären, Auszubildende oder Patienten anzuleiten oder zu instruieren, neue Kollegen einzuarbeiten, Pflegeziele/Pflegeplanung zu erstellen usw. All diese Fähigkeiten erfordern viel pädagogisches Geschick.

Pflegetätigkeiten umfassen darüber hinaus typisch erzieherisch-fürsorgliche Aufgaben, die sonst Eltern, Partner oder Angehörige übernehmen wie versorgen, unterstützen, helfen, ermuntern. Diese sind für die Verrichtung der allgemeinen Aktivitäten des täglichen Lebens (ATL, ABDL, ADL und IADL) und die für die Genesung und Wiedererlangung der Selbständigkeit des Patienten unerlässlich.

2 Gesundheit im neuen Verständnis

Gesundheit und Krankheit im Mittelpunkt des Pflegealltags

Im Mittelpunkt der Pflege stehen Gesundheit und Krankheit des Patienten. In der heutigen Gesundheits- und Krankenpflege und Medizin geht es immer darum, Krankheit zu heilen oder zu lindern um (wieder) Gesundheit zu erlangen oder aber präventiv Gesundheit zu schützen. **Was aber ist eigentlich Gesundheit?** Wie kann man Gesundheit und Krankheit begrifflich fassen? Was verstehen Laien und/oder Fachleute unter diesen Begriffen?

2.1 Was ist Gesundheit? Zum unterschiedlichen Verständnis von Gesundheit und Krankheit

2.1.1 Verschiedene Gesundheitsdefinitionen

Gesundheitsdefinitionen

Die Diskussionen darüber, was »Gesundheit« ist, wie diese sich gegenüber »Krankheit« abgrenzt oder ob es eher fließende Übergänge von gesund und krank gibt, ist nicht wirklich eindeutig zu klären gelungen. Die Folge hieraus ist, dass zahlreiche Definitionen über Gesundheit und Krankheit existieren. Neben Laienvorstellungen (▶ Kap. 2.2) gibt es wissenschaftliche Definitionen. Eine weitere Schwierigkeit liegt darin, dass unsere **Gesundheit nicht messbar** ist. Es müssen auch – wenn Gesundheit mehr ist als das Fehlen von Krankheit – individuelle, psychische und soziale Faktoren mit einbezogen werden. Wenn Gesundheit und Krankheit lange Zeit nur unter medizinischen Aspekten gesehen wurden, so hat sich gezeigt, dass diese Sichtweise unzureichend ist. Es wird immer deutlicher, dass mehrere Faktoren Gesundheit und Krankheit ausmachen und beeinflussen.

> **Wichtig**
>
> Neben den biologischen müssen auch psycho-soziale Aspekte bei Gesundheit(sprozessen) und Krankheit(sentstehung und -verläufen) berücksichtigt werden. Auch Umweltbedingungen spielen dabei eine Rolle (Lärmbelastung, Umweltgifte).

> **Die Definition der Weltgesundheitsorganisation (WHO) von 1946**
>
> Im Mittelpunkt aller Definitionen steht die Begriffserklärung der Weltgesundheitsorganisation (WHO = engl. world health organization), die besagt, dass *»Gesundheit ein Zustand vollkommenen körperlichen, geistigen und sozialen Wohlbefindens ist und nicht allein das Fehlen von Krankheit und Gebrechen«* (zit. n. Waller 1995).

Obwohl diese Formulierung bereits die Vorstellung einer ganzheitlichen Sichtweise vermittelt, scheint sie relativ unrealistisch. Wer ist schon vollkommen gesund oder fühlt sich vollkommen wohl? Die meisten Menschen fühlen sich mal mehr oder weniger krank oder gesund. Gesundheit wird als statischer (feststehender, unbeweglicher) Zustand perfekten Wohlergehens und nicht als ein sich ständig (ver)ändernder dynamischer und im Prozess befindlicher Vorgang verstanden.

Kritik

Die Kritik an der 1946 erarbeiteten Definition hat die WHO schließlich 1986 dazu veranlasst, **Wohlbefinden** als Ziel und Gesundheit als Prozess umzuformulieren.

Erklären oder diskutieren Sie diesen Satz.

2.1.2 Heutige Gesundheitsvorstellung

Die aktuelle Gesundheitsvorstellung basiert auf dem **Bio-psycho-sozialen Gesundheitsmodell** (▶ 2.3) von Antonovsky (1979), das von einer Art Kontinuum zwischen den beiden entgegengesetzten Polen Gesundheit und Krankheit ausgeht. Je nachdem, wie krank oder gesund sich ein Mensch fühlt, bewegt er sich mehr in Richtung des entsprechenden Pols. Denn: ein Mensch ist nie nur gesund, er fühlt sich mehr oder weniger wohl, gesund oder krank. Dabei setzt sich der Prozess des Gesundwerdens (oder gesund sein) oder des Krankwerdens (oder krank sein) aus bio(medizinischen)-psycho-und sozialen Aspekten zusammen. So kann ein Mensch z. B. Diabetes haben, aber psychisch und sozial gesund sein oder an Depressionen leiden, aber nicht körperlich krank sein.

Nach Hurrelmann (2010/2016) wird Gesundheit heute auch definiert als ein **Gleichgewicht von Risiko- und Schutzfaktoren oder Gesundheitsressourcen**.

Risikofaktoren sind gesundheitsgefährdende Faktoren wie z. B. Rauchen, Alkohol trinken oder Übergewicht haben.

Ressourcen sind alle gesundheitsfördernden und Gesundheit schützende Faktoren, z. B. gesunde Lebensweise, gesunde Ernährung, seelische Stabilität, soziale Netzwerke. Für den Menschen von heute geht es vor allem um die **Frage:** Wie kann ich meine Gesundheit erhalten und wie kann ich Krankheiten vermeiden?

Ein Gleichgewicht zwischen Risiko- und Schutzfaktoren tritt ein, wenn Menschen es schaffen, die inneren (körperlichen und psychischen) und äußeren (soziale und auch materielle) Anforderungen zu bewältigen und miteinander in Einklang zu bringen. Eine gelungene Bewältigung hat Wohlbefinden und Lebensfreude zur Folge.

> **Wichtig**
>
> Mit Gesundheit werden in der heutigen Leistungsgesellschaft Arbeits- und Leistungsfähigkeit, Belastbarkeit (psychische Stabilität, Stressresistenz), finanzielle Absicherung und Wohlbefinden verbunden.

2.1.3 Medizinisches Verständnis von Gesundheit

Die von der **wissenschaftlichen Medizin** geprägte Definition reduziert Gesundheit auf das Freisein von krankmachenden Störungen, auf das **einwandfreie Funktionieren des menschlichen Organismus**. Es wird deutlich, dass Gesundheit hier stark mit Krankheit in Verbindung gebracht wird. Mit anderen Worten, **wer nicht krank ist, ist demnach gesund.**

Kritik   Krankheiten werden im medizinischen Sinn immer mit dem Körper, also dem **somatischen Aspekt**, assoziiert. Im naturwissenschaftlich-medizinischen Bereich bedeutet dies, dass eine Reduzierung auf biologische, chemische und physikalische Mechanismen des menschlichen Organismus stattfindet. Wenn innerhalb dieser Mechanismen Störungen auftreten (im Bereich der Organfunktion beispielsweise Verdauungsstörungen), dann wird der Mensch krank. Krankheit wird hierbei anhand medizinischer Parameter, wie pathologische Blut- und Urinwerte, krankheitsspezifische Symptome oder erhöhte Körpertemperatur diagnostiziert. Der medizinische Gesundheitsbegriff berücksichtigt weder soziale Aspekte wie Umgebung, soziale Situation, Umweltbedingungen noch psychische Komponenten. Insbesondere die drastische Zunahme psychischer Erkrankungen findet hierbei keine angemessene Beachtung, denn **Stimmungslage, Lebensgefühl oder Angst sind keine objektiv körperlichen Krankheiten.** Demnach ist der Mensch – rein medizinisch gesehen – gesund, obwohl er sich krank fühlt!

> **Wichtig**
>
> Andererseits haben zahlreiche Menschen gesundheitliche Beeinträchtigungen, spüren diese aber wenig oder gar nicht. Dies kann beispielsweise bei chronischen Krankheiten oder Krebs der Fall sein, denn nicht alle Symptome verursachen Schmerzen. Viele Menschen lernen auch mit Beeinträchtigungen umzugehen und ihre Lebensumstände entsprechend zu verändern. So gesehen besitzen Menschen

> medizinisch diagnostizierte Krankheiten, fühlen sich aber durchaus gesund.

2.1.4 Gesundheit und Krankheit in der Klassischen Schulmedizin

Die **Klassische Schulmedizin**, die naturwissenschaftliche Medizin oder die Biomedizin sind identische Begriffe für die in unserer westlichen Welt vorherrschende Medizin. Gemeint ist das Medizinverständnis, welches heute noch überwiegend in Krankenhäusern und Arztpraxen vertreten und praktiziert wird und in medizinischen Ausbildungen oder dem Medizinstudium in Theorie und Praxis als Grundlage gilt. Neben dem bereits dargestellten grundlegenden medizinischen Gesundheits- bzw. Krankheitsverständnis erscheint es deshalb sinnvoll, das medizinisch-naturwissenschaftliche Krankheitsmodell zu kennen. Es wurde bereits deutlich, dass die Medizin nicht die Gesundheit sondern schwerpunktmäßig die Krankheit, genauer gesagt, den **kranken Körper/Organismus in ihren Mittelpunkt stellt**.

Darüber hinaus vertritt die **naturwissenschaftliche Medizin** folgende **Auffassungen**:

1. Jede Krankheit hat eine **bestimmte Ursache** (Krankheitsursache).   *Kausalität*
   Durch eine Ursache entwickelt sich als Folge eine Störung der biologischen Vorgänge im menschlichen Organismus, eine Krankheit entsteht: Krankheitsursache → Krankheit als Folge
   Ursachen sind entweder exogen, also äußerlich, durch Viren/Bakterien oder äußere Verletzungen/Unfälle bedingt;
   – Magen-Darm-Virus (exogene Krankheitsursache) → Magen-Darm-Grippe (Krankheitsfolge).
   – Unfall oder Verletzung (exogen) → Beinbruch; Wunde/Blutung (Folge).
   – Oder sie sind endogen → angeborener Herzfehler.
2. Krankheit ist als ein **rein biologisches Körperphänomen** zu betrachten. Krankheit lässt sich immer auf zugrunde liegende physikalisch-chemische Prozesse (z. B. pathogene Wirkung von Krankheitserregern) zurückführen.   *Ätiologie*
3. Jede Krankheit basiert auf einer morphologischen **Schädigung in der Zelle oder im Gewebe**/Organ. Ansonsten liegt eine Fehlfunktion von mechanischen oder biochemischen Prozessen vor. Dadurch sind der normale Zellfunktionsablauf sowie die damit verbundenen und daraus resultierenden Prozesse gestört.   *Zellularpathologie*
   Beispiele:
   – Gallensteine → gestörter Leberstoffwechsel.
   – Krankhafte Zellwucherungen → Organschäden.

- Herzklappenfehler → mechanische Funktionsstörung der Herztätigkeit.
- Fehlfunktion der Niere → lebenswichtige Entgiftungsfunktion des Körpers ist gefährdet.

Symptombezogenheit
4. Jeder Krankheit entsprechen bestimmte **Symptome**, welche als Krankheitsanzeichen gelten. Diese **Krankheitssymptome** dienen der Diagnose und ermöglichen dadurch die genaue Benennung der Erkrankung. Hieraus lässt sich dann eine spezielle Therapie ableiten.

Durch wissenschaftliche Forschung ist es möglich geworden, **beschreibbare und vorhersagbare Krankheitsverläufe** zu erkennen. Diese Entwicklungen und Folgen einer Krankheit erfordern medizinische Hilfe, da sich die Krankheit ansonsten – ohne medizinische Intervention – verschlimmern und eine Heilung verzögern oder unmöglich machen könnte.

> **Wichtig**
>
> In der Klassischen Schulmedizin wird das ungestörte Ablaufen der biochemischen Prozesse im menschlichen Organismus als Gesundheit verstanden.

2.1.5 Soziologisches Verständnis von Gesundheit

> **Definition**
>
> Die soziologische Gesundheitsdefinition wurde 1967 von dem Medizinsoziologen Talcott Parsons (zit. n. Waller 1995) formuliert: »Gesundheit kann definiert werden als der Zustand optimaler Leistungsfähigkeit eines Individuums für die Erfüllung der Rollen und Aufgaben« innerhalb unserer Gesellschaft.

In dieser Gesundheitsdefinition werden vor allem die sozialgesellschaftlichen Aspekte in den Vordergrund gestellt. Gesundheit wird daran gemessen, ob eine Person dazu in der Lage ist, den individuell gestellten Rollenanforderungen (z. B. der Rolle der allein erziehenden Mutter und gleichzeitig der Berufsrolle der Pflegefachkraft) gerecht zu werden. Es wird deutlich, dass Gesundheit mit Arbeits- und Leistungsfähigkeit sowie Belastungsfähigkeit (psychische Stabilität, Stressresistenz) gleich gesetzt, und nicht als persönlicher sondern gesellschaftlicher Wert angesehen wird.

> **Wichtig**
>
> Diese Definition verweist auf die sozialen Auswirkungen von Gesundheit und Krankheit und den damit verbundenen Kosten hin (Arbeitsfähigkeit, Kündigungen, Gehaltsfortzahlung, Krankengeld).

2.1.6 Psychologisches Verständnis von Gesundheit

Der **Gesundheitsbegriff der Psychologie** umfasst zweierlei: Einmal die Fähigkeit auf individuelle Weise Gesundheit im Sinne von persönlichem Wohlbefinden, Bedürfnisbefriedigung und individueller Selbstverwirklichung – also alles, was für den Einzelnen wichtig ist, ihm gut tut – **so weit wie möglich zu erlangen**. Und darüber hinaus die individuelle Kompetenz, dazu in der Lage zu sein, befriedigend **Schwierigkeiten** des Lebens **aktiv bewältigen** zu können.

Einfach ausgedrückt bedeutet das, dass jeder die **Fähigkeit** besitzt, **auf gesunde Weise mit den Herausforderungen des heutigen Lebens fertig zu werden** (gesellschaftlich: mit der Arbeitssituation, den Kollegen umzugehen; privat: mit der Single- oder Partnersituation; mit Familie und Kindern; persönlich: Umgang mit Freunden, Hobbys, Freizeit oder Selbstentfaltung/Selbstverwirklichung) (▶ Kap. 2.4 Kohärenz und Kap. 2.5 Resilienz).

Die vorgestellten wissenschaftlichen Gesundheitsdefinitionen machen das breite Spektrum der Uneinigkeit darüber, was denn nun Gesundheit ist, deutlich. Darüber hinaus zeigt sich, dass bereits zwischen den verschiedenen Wissenschaftszweigen unterschiedliche Schwerpunkte gesetzt werden, wann Menschen als gesund gelten: **Soziologisch gesund** bezieht sich auf die Arbeitsfähigkeit/Arbeitsunfähigkeit; **psychologisch** gesehen steht geistig-seelisches Wohlbefinden im Mittelpunkt und **medizinisch** betrachtet ein voll funktionsfähiger Ablauf der biochemischen Körperprozesse. Aus dem Blickwinkel der jeweiligen Wissenschaft hat jede auf ihre Weise Recht.

Verschiedenartigkeit der Definitionen

2.2 Das Laienverständnis von Gesundheit – Wann fühlen Menschen sich gesund?

Neben den wissenschaftlichen Konzepten über Gesundheit sollen nun die so genannten Laienkonzepte bedacht werden. **Die allgemeinen Vorstellungen von Gesundheit im Alltag werden »subjektive Gesundheitskonzepte« genannt.** Bei der Beschäftigung mit Laienvorstellungen über

Subjektive Gesundheitskonzepte

Gesundheit und Krankheit können die in den letzten Jahrhunderten gemachten Erfahrungen und Überlieferungen häufig als nützliche Quellen dienen. Als Beispiel seien hier die **im Volksmund entstandenen Redewendungen** herangezogen. Sprachlich betrachtet werden die komplexen Zusammenhänge zwischen Körper – Geist – Seele verblüffend klar geäußert. Vermutlich sind diese Aussprüche (Einsichten) zu einer Zeit entstanden, da Menschen noch über einen engen Bezug zu Seele und Körper verfügten und ein viel unmittelbareres Verständnis für das Zusammenspiel körperlicher und seelischer Prozesse besaßen.

Redewendungen

1. **Atmung**
   Mir bleibt die Luft weg. Es verschlägt mir den Atem. Man wagt kaum zu atmen. Es herrscht eine erstickende Atmosphäre.
2. **Nase/Geruch**
   Ich habe die Nase voll. Einen guten Riecher haben. Ich kann ihn nicht riechen.
3. **Herz**
   Man nimmt sich etwas zu Herzen. Ich habe etwas auf dem Herzen. Ein Stein fällt mir vom Herzen. Da schlägt mein Herz schneller.
4. **Augen/Ohren**
   Taub oder blind für etwas sein. Ich kann das nicht mehr hören. Die Augen vor etwas verschließen. Etwas nicht mehr mit ansehen können.
5. **Kopf/Nacken/Wirbelsäule**
   Sich den Kopf zerbrechen über etwas. Das bereitet mir Kopfschmerzen. Es sitzt mir im Nacken. Ein Mensch ohne Rückgrat. Jemandem das Kreuz brechen.
6. **Haut/Haar**
   Ein dickes Fell besitzen. Dünnhäutig oder dickhäutig sein. Es geht mir unter die Haut. Er rückt mir auf die Pelle. Wenn ich mir das vorstelle, bekomme ich Ausschlag. Darauf reagiere ich allergisch.
7. **Zähne**
   Zähneknirschend ja sagen. Die Zähne zusammenbeißen. Auf dem Zahnfleisch kriechen.
8. **Verdauungsorgane**
   Das schlägt mir auf den Magen. Es ist zum Kotzen. Da wird mir ganz übel. Immer alles schlucken müssen. Der Hals ist mir wie zugeschnürt. Sich ein Loch in den Bauch ärgern. Er reagiert sauer. Gift und Galle spucken. In der Prüfung durchfallen.
9. **Nieren**
   Das geht mir an die Nieren.

In einer wissenschaftlichen Studie (Herzlich 1973 in Flick et al. 2004) über die Gesundheitsvorstellungen der Bevölkerung konnten durch Befragungen vier verschiedene Auffassungskategorien ermittelt werden. Die Vorstellungen lassen sich wie folgt darstellen und werden mit einer Erläuterung verdeutlicht:

1. **Gesundheit als das Schweigen der Organe**
   Diese Kategorie spiegelt die Auffassung wider, dass solange »alles funktioniert« und der Körper sich nicht meldet (= also schweigt), der Mensch als gesund gilt.
2. **Gesundheit als das Fehlen von Schmerzen**
   Diese Vorstellung setzt »Gesundsein« entsprechend damit gleich, keine Schmerzen zu spüren. Krankheit bedeutet demzufolge Schmerzen zu haben.
3. **Gesundheit als Reservoir**
   Diese Einstellung besagt, dass Gesundheit ein Wert, ein individueller Besitz ist, über den Menschen verfügen. Wir sind demnach mit einem Potenzial, nämlich der körperlich-geistigen-seelischen Gesundheit, ausgestattet.
4. **Gesundheit als Gleichgewicht und Wohlbefinden**
   Unter dem Gefühl des Wohlbefindens werden die Bereiche körperlich-geistig-seelisch gemeinsam gesehen. Ist das Zusammenspiel dieser drei Aspekte im Gleichgewicht, entsteht Wohlbefinden, das als Gesundheit empfunden wird.

Auffassungskategorien von Gesundheit

> **Wichtig**
>
> Zusammenfassend kann gesagt werden, dass Laien schon von sich aus ein mehrdimensionales Gesundheitsverständnis besitzen. Das heißt, dass folgende Faktoren zusammen Gesundheit ausmachen:
>
> - psychische Komponente (Stimmungslage, Ausgeglichenheit) als auch ein
> - psycho-physisches Wohlbefinden (Gleichgewicht zwischen Körper und Seele/Geist)
> - sowie körperliche Widerstandskraft, das Freisein von Schmerzen und das Funktionieren des Organismus (körperliche Komponente).

2.3 Das Bio-Psycho-Soziale Verständnis von Gesundheit/Krankheit

Aus der Kritik an den allgemeinen und wissenschaftlichen Vorstellungen/Definitionen darüber, was Gesundheit denn nun ist, entwickelte sich unter anderem zwischen 1979 und 1987 das **Bio-Psycho-Soziale Gesundheitsmodell** (Antonowsky 1979 in Francke 2012; Waller und Blättner 2011) auch unter **Salutogenetischen Gesundheitsmodell** (lat. salus = gesund, heil, Wohlsein) bekannt.

Salutogenese

> **Wichtig**
>
> Das Bio-Psycho-Soziale Gesundheitsmodell Modell berücksichtigt, ähnlich dem Laienverständnis, gleichermaßen medizinische, psychologische und soziale Faktoren. Auf diese Weise wird es einerseits dem Menschen entsprechend seiner Einheit aus Körper-Geist-Seele gerecht, andererseits wird der Mensch als soziales Wesen gesehen, das innerhalb bestimmter Gesellschafts- und Umweltbedingungen lebt (Lebensumstände, Lebenssituation).

> **Wichtig**
>
> Die gängige negative Fragestellung: Warum werden Menschen krank? Was macht Menschen krank? verwandelt sich nun in die positive Frage:
> Wieso bleiben Menschen trotz verschiedener krankheitsverursachender Bedingungen und Veränderungen gesund? Was erhält Gesundheit? Wie schaffen sie es, sich von Erkrankungen wieder zu erholen? Was ist das besondere an Menschen, die trotz extremer Belastungen nicht krank werden oder Krankheiten (gut) überstehen?

In dieser grundlegenden Änderung der Sichtweise im Umgang mit Gesundheit und Krankheit kann nun davon ausgegangen werden, dass ein Mensch nicht nur entweder krank oder gesund ist sondern mehr oder weniger gesund oder krank sein kann – oder sich so fühlt. Gesundheit ist damit nicht nur einfach das Gegenteil von Krankheit oder meint die Abwesenheit von Krankheit. Das heißt auch die Zunahme psychosomatischer Krankheiten (die oft ohne Laborbefunde existieren) oder psychischer Erkrankungen (z. T. ohne körperliche Symptome) finden hier einen Platz.

Gesundheits-Krankheits-Kontinuum

In der Vorstellung des Bio-psycho-sozialen Gesundheitsmodells existiert eine Art »Bandbreite« oder Kontinuum zwischen den Möglichkeiten Gesundheit ↔ Krankheit (Gesundheits-Krankheits-Kontinuum). Es gibt **keine** klare Grenze zwischen beiden Prozessen. So wird ein dynamischer Prozess anstelle eines Zustandes möglich.

Je nachdem, wo ein Mensch sich auf dieser Kontinuumlinie befindet, kann er mehr oder weniger gesund oder krank sein. Auf diese Weise findet auch die bereits erwähnte Möglichkeit Berücksichtigung, dass ein Mensch krank sein kann und sich dennoch gesund fühlt oder umgekehrt gesund sein kann, sich aber krank fühlt. Das heißt das eigene subjektive Empfinden beziehungsweise die eigene Wahrnehmung (Krankheitserleben/Schmerzempfinden) spielen hierbei ebenfalls eine Rolle. Auch das Wissen über eigenes gesundheitsgefährdendes Verhalten (Kettenraucher, ungesunde Ernährung, Stress), die Kenntnis über eine Diagnose oder eine (un-)heilbare Erkrankung (Krebs oder Grippe) beeinflussen das Gesund- oder Kranksein des Menschen.

Das Gleichgewichtsspiel zwischen Gesundheit und Krankheit – ähnlich einer Waage mit zwei Waagschalen vorstellbar – berücksichtigt darüber hinaus die Möglichkeit **schützender (Ressourcen)** und **belastender (krankmachender) Faktoren**, welche Gesundheit und Krankheit beeinflussen.

Schützende Faktoren und Widerstandsressourcen

Schützende Faktoren beziehungsweise **Widerstandsressourcen (Kohärenz)** sind beispielsweise individuelle Bewältigungsstrategien, psychische Stabilität gerade auch in Belastungssituationen (Resilienz), ein gutes soziales Netz, gute körperliche Verfassung (Allgemeinzustand/Ernährungszustand) oder ein stabiles Immunsystem. **Schwächende oder belastende Faktoren** sind eine bereits angegriffene Gesundheit (durch Alkoholkonsum, Bewegungsmangel, Schlafdefizit, Stress), bestehende oder chronische Erkrankungen, genetische Dispositionen oder angeborene physiologisch bedingte Mangelzustände (im Hormonstoffwechsel, organisch z. B. Herzfehler). Auch die sozialen Lebensumstände oder Lebenserfahrungen können positive oder negative Einflüsse auf Gesundheit/Krankheit ausüben. Heute haben auch Umweltfaktoren einen Einfluss (UV-Strahlung, Ozon, Smog, Umweltgifte).

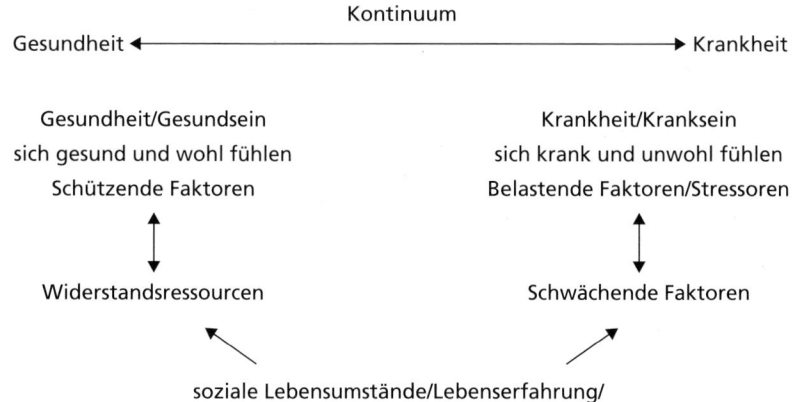

Abb. 2.1: Gesundheits-Krankheits-Kontinuum

2.4 Kohärenz

Der Medizinsoziologe Antonovski (ebd.1983, 1997) entwickelte den Begriff der **Kohärenz**.

Dieser Begriff umschreibt, wie ein **Mensch die Anforderungen und Ereignisse des Lebens/der Welt für sich versteht, welche Bedeutsamkeit er diesen gibt und wie er damit umgeht** (Kohärenzgefühl = sense of coherence, SOC). Menschen mit einem guten Kohärenzgefühl besitzen **ein gewisses Vertrauen dem Leben gegenüber**. Sie verfügen damit über Kräfte, um den Anforderungen des Lebens gut begegnen zu können. Sie wollen Lebensereignisse verstehen und vertrauen darauf, diese selbst oder mit Unterstützung anderer zu meistern, sie erkennen einen Sinn in bestimmten Lebensereignissen. Lebensanforderungen werden nicht als Bedrohung verstanden sondern vielmehr als eine Herausforderung, für die es sich lohnt zu kämpfen.

Das Kohärenzerleben setzt sich aus drei Komponenten zusammen:

1. Gefühl der **Verstehbarkeit** (comprehensibility) – das Ausmaß, in dem man Informationen und Reize aus der Welt als sinnvoll, erklärbar und strukturierbar für sich einordnen kann.
2. Gefühl der **Machbarkeit/Handhabbarkeit** (manageability) – das Ausmaß, in dem man für sich wahrnimmt, dass man über Ressourcen/Möglichkeiten verfügt, um den Anforderungen der Welt und des Lebens begegnen zu können.
3. Gefühl der **Sinnhaftigkeit** (meaningfulness) – das Ausmaß, einen Sinn in seinem Leben zu sehen und auch dafür zu kämpfen, Probleme oder Anforderungen bewältigen zu wollen.

Antonovski spricht von individuellen, sozialen und kulturellen Fähigkeiten und Möglichkeiten, Probleme zu lösen und Schwierigkeiten zu bewältigen. Dazu zählen beispielsweise Ich-Stärke, ein gutes soziales Netzwerk, Vertrauenspersonen, Glaube, Weltanschauung, kulturell-historische Stabilität, physische, psychische und biologische Faktoren sowie Intelligenz.

Ein **gutes Kohärenzgefühl** bewirkt, dass ein Mensch flexibel auf Anforderungen reagiert und dafür die nötigen Ressourcen aktiviert. Unerwartete Geschehnisse können bewältigt werden. Das Leben ist sinnvoll und es ist wert, dafür zu kämpfen. Ereignisse können erklärt und verstanden werden.

Jemand mit **geringem Kohärenzerleben** dagegen fühlt sich dem Leben ausgeliefert, vom Schicksal geschlagen und kann in die Opferrolle rutschen. Da wenige Ressourcen zur Lebensbewältigung vorhanden sind, wird das Leben eher als schwer und sinnlos empfunden. Typische Reaktionen sind Hilflosigkeit, Resignation, Ohnmacht und Krankheit.

- **Gefühl der Bedeutsamkeit**
  (meaningfulness) (1)

- **Gefühl der Machbarkeit**
  (manageability) (2)

- **Gefühl der Verstehbarkeit**
  (comprehensibility) (3)

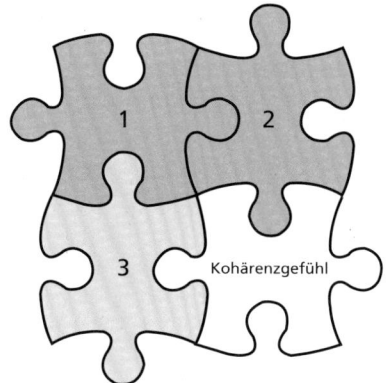

Abb. 2.2:
Kohärenzpuzzle

> **Wichtig**
>
> Das Kohärenzgefühl kann nicht gleichgesetzt werden mit dem **Coping-Stil** = verschiedene **allgemeine Verhaltensweisen** für den Umgang mit Herausforderungen, die man in der Sozialisation erwirbt oder der **Coping-Strategie** = **spezifische Bewältigungsstrategien** zum Beispiel für die Umgangsweise mit seiner Krankheit. Vielmehr bedeutet Kohärenz eine übergeordnete Lebenseinstellung, die Welt in einer bestimmten Weise zu sehen (Jork 2003).

2.5 Resilienz

Resilienz (lat. resilire = abprallen) bedeutet **seelische Widerstandskraft, Belastungsfähigkeit** und **Flexibilität** insbesondere in belastenden Lebenssituationen.

Resiliente Menschen bewältigen aktiv Lebenskrisen. Sie fühlen sich nicht als Opfer einer Situation oder dem Schicksal ausgeliefert, sondern haben gelernt damit umzugehen und sind bereit, Verantwortung in schwierigen Lebens- oder auch Arbeitssituationen zu übernehmen.

Ähnlich dem Konzept der Salutogenese stellt sich hierbei die Frage: Warum bleiben bestimmte Menschen z. B. bei Belastungen am Arbeitsplatz trotzdem gesund, warum werden andere dadurch krank? Dabei spielt auch die innere Haltung des Menschen eine wesentliche Rolle: Konzentriere ich mich auf das Negative einer Situation oder entscheide ich mich, das Beste daraus für mich zu machen? (Werner 1971; Faltermaier 2005; Wunsch 2013, Schmidt 2016)

> **Lebenseinstellungen und persönliche Haltungen resilienter Menschen:**
>
> - Optimismus
> - Akzeptanz
> - Lösungsorientierung
> - Verlassen der Opferrolle/Fähigkeit zur Selbstmotivation
> - Übernahme von Verantwortung für das eigene Handeln
> - Aufbau und Pflege eines stabilen sozialen Umfeldes/Hilfreiche Unterstützung aus Netzwerken
> - Umsichtige und realistische Planung der eigenen Zukunft

Warum manche Menschen resilient sind und andere nicht ist noch nicht abschließend erforscht. Sicherlich entscheidend dafür sind aber prägende Lebensereignisse und Lebensbedingungen, die ein Kind im Laufe der Sozialisation erfährt (gesunde Familienverhältnisse, Vertrauen zu Bezugspersonen, Wohnbedingungen u. a.). Im späteren Alter spielen belastende Faktoren (Stressoren) und schützende Faktoren (Widerstandsressourcen) eine wesentliche Rolle im Kontext des Lebens eines Menschen: Scheidung/Heirat, Tod/Verlust, Geburt eines Kindes, chronische Krankheit/Gesundheit, materielle Situation/Not, Arbeitslosigkeit/Karriere, Pensionierung, Freunde.

2.5.1 Pflegefachkräfte: Resilienz oder Burnout?

Für Pflegende nehmen psychische Belastungen am Arbeitsplatz deutlich zu. Die Fähigkeit, sich selbst schwierigen Arbeitsbedingungen erfolgreich anzupassen und so die eigene Gesundheit zu erhalten, ist ein wichtiger Faktor geworden. Die heutigen Bedingungen des Pflegealltags – wie der zunehmende Dokumentationsaufwand, verkürzte Patientenverweildauer und die damit verbundene hohe Patientenfluktuation, viel Arbeit die unter Zeitdruck und Pflegekräftemangel geleistet werden muss bzw. dass mit immer weniger Ressourcen immer mehr erreicht werden soll – tragen neben der Empathie mit Patientenschicksalen und der Wahrung der professionellen Distanz enorm dazu bei, dass die dauerhaften Belastungen am Arbeitsplatz Pflegende krank machen. Psychosomatische und körperliche Erkrankungen und nicht zuletzt Burnout haben deutlich zugenommen. Der erhöhte Krankenstand zeigt, dass sich viele den Anforderungen nicht mehr gewachsen fühlen. Resilienz oder das Erlernen von resilienten Haltungen könnten eine Hilfe sein (McAllister und Lowe 2011). Gerade in sozialen Berufen ist die zunehmende Inanspruchnahme von Supervision (Reflexion über das eigene berufliche Verhalten) und stützende Psychotherapie inzwischen eine gängige und entlastende Hilfe, um den heutigen Anforderungen des Berufs standhalten zu können.

2.5.2 Resilienz bei Patienten

Auch für Patienten mit schweren Diagnosen (Krebs, MS, AIDS), chronischen Krankheiten und langwierigen Therapien ist Resilienz ein entscheidender Faktor. Wie geht der Patient mit der kritischen Lebenssituation um? Lernt er aktiv, sich damit auseinanderzusetzen und sein Leben mit dieser Krankheit zu leben (Akzeptanz, Adaption) oder gibt er (sich) auf? Bestes Beispiel dafür ist die so genannte selbsterfüllende Prophezeiung (self fullfilling prophecy): eine angstbesetzte negative Befürchtung z. B. vor einer Magenspiegelung, dem Zahnarztbesuch oder einem schwierigem Gespräch. Mit einer negativ gefärbten Einstellung gehe ich schon mit dem Schlimmsten rechnend und voller Abwehr in diese Situation hinein, sodass sie sich dann auch dementsprechend entwickelt. Andererseits zeigen zahlreiche Krankengeschichten immer wieder erstaunliche Wendungen bei Menschen, die ihre Selbstheilungskräfte aktivieren (positive Gedanken und Haltungen üben, Visualisierung, Glaube). Begegnet man der Krankheit aktiv oder erträgt sie passiv?

Resilienz bedeutet für Patienten, dass sie sich dem »Schicksal Krankheit« nicht hoffnungslos ausgeliefert fühlen, sondern dass sie sich der eigenen Entscheidung bewusst werden, selbst bei dem Leben mit einer Krankheit oder Diagnose aktiv etwas bewirken können: es ist vor allem die eigene Haltung, ob ich mich allein auf das Negative oder auf das Positive konzentriere, um mit einer Lebenskrise umzugehen. Die Kraft und das Potenzial, das wir in uns tragen, sollten wir nicht unterschätzen.

3 Der Mensch und seine Gesundheit

Bereits im Kapitel 2.2 wurde erläutert, dass Menschen allgemein über **subjektive Gesundheitskonzepte** verfügen, d. h. wie sie sich Gesundheit und Krankheit erklären, und was sie darunter verstehen. Gesundheit ist das zum Beispiel »Freisein von Schmerzen« oder ein »körperlich-geistig-seelisches Gleichgewicht« im Sinne von Wohlbefinden.

Die **Thematik** »Mensch und Gesundheit« wird darüber hinaus durch eine ganze Reihe von wissenschaftlichen Fragestellungen behandelt: Wieso werden manche Menschen krank und andere nicht? Was erhält Gesundheit? Wie gehen Menschen mit Gesundheit um? Wie Gesundheitswissenschaften, Medizin oder Experten (Ärzte und Pflegefachkräfte) und nicht zuletzt der Mensch selbst. Heute wird Gesundheit nicht als selbstverständlich, sondern als ein wertvolles Gut angesehen, für das man auch selbst verantwortlich ist (gesundheitsförderndes und -präventives Verhalten).

3.1 Gesundheitswissenschaften (Health Sciences/Public Health)

> **Definition**
>
> Der Begriff »**Gesundheitswissenschaften**« ist bewusst im Plural gewählt, da er als ein »Ensemble von wissenschaftlichen Einzeldisziplinen, die auf einen gemeinsamen Gegenstandsbereich gerichtet sind« (vgl. Hurrelmann und Razum 2012) verstanden wird. Dazu zählen die Untersuchung und Aufklärung von Gesundheits- und Krankheitsprozessen, dessen Verläufe, Förderung und Vorbeugung. Gemeinsames Ziel ist die Verbesserung der Gesundheit der Bevölkerung durch Gesundheitsprävention (Krankheitsverhütung) und Gesundheitsförderung (Gesundheit zu erhalten).

Die einzelnen Disziplinen finden sich im gesamten Gesundheitswesen wieder (vgl. Faltermaier 2005):

- Medizin (Therapie)
- Medizinische Soziologie
- Gerontologie/Gerontopsychologie
- Rehabilitation
- Psychosomatik
- Gesundheitspsychologie
- Gesundheitssoziologie
- Psychotherapie
- Krankheitsbewältigung
- Patientenverhalten (Kohärenz, Resilienz, Coping, Compliance, Patientenkompetenz/Patienten-Empowerment) (▶ Kap. 2.4, 2.5, 5.3, 5.4, 5.5)
- Pflege (Prophylaxen, Aktivierende Pflege, Instruieren und Informieren, Patientenedukation) (▶ Kap. 16.6.1)
- Pflegewissenschaft
- Gesundheitsförderung
- Gesundheitsprävention
- Gesundheitsmanagement in Betrieben

3.2 Gesundheitspsychologie

Gesundheitspsychologie ist ein Teilgebiet der Psychologie (▶ Kap. 7.7.6). Ausgangspunkte der sich etablierenden Gesundheitspsychologie waren folgende Veränderungen:

- Der Gesundheitsbegriff hat sich entsprechend der WHO-Definition von 1946 gewandelt:
  Gesundheit wird nicht mehr allein als das Fehlen von Krankheit begriffen. Vielmehr ist Gesundheit ein positiver Zustand.
- Ablösung des rein Bio-Medizinischen-**Krankheitsmodells** (rein pathogene Ursachen) durch das Bio-Psycho-Soziale **Gesundheitsmodell (Salutogenese)**, d. h. es werden neben psychischen Aspekten auch soziale Lebensumstände und Lebensbedingungen mit einbezogen.

> **Definition**
>
> - Gesundheitspsychologie ist die Wissenschaft vom Erleben und Verhalten des Menschen im Umgang mit der eigenen Gesundheit. Dabei stehen riskante ebenso wie präventive Verhaltensweisen, psychische und soziale Einflüsse sowie deren Wechselwirkungen auf die physische und psychische Gesundheit im Mittelpunkt. Das heißt auch, wie durch Änderung der Verhaltensweisen eines Men-

> schen Gesundheit und Krankheit positiv oder negativ beeinflusst werden können. Der entscheidende Ansatz der Gesundheitspsychologie ist, die Gesundheit (und nicht die Abwesenheit von Krankheit) in den Mittelpunkt zu stellen. Ziel der Gesundheitspsychologie ist, das Erleben und Verhalten von Menschen zu beschreiben, zu erklären und zu optimieren (vgl. Lippke und Renneberg 2006, Schwarzer 2004 und 2005).

Fragestellungen der heutigen Gesundheitspsychologie

Typische Fragestellungen der heutigen Gesundheitspsychologie betreffen vor allem die Gesundheitsprävention (Gesundheit erhalten) und Gesundheitsförderung (was ist förderlich für meine Gesundheit?):

- Was empfinden oder erleben Menschen, wenn sie gesund oder krank sind?
- Wie nehmen sie gesundheitsgefährdendes Verhalten oder gesundheitliche Risiken wahr? (Alkoholkonsum, Rauchen)
- Wie verhalten Menschen sich, wenn sie sich nicht über gesundheitliche Risiken bewusst sind (ungesunde Ernährung, schlechte Wohnverhältnisse)? Und: Würden sie ihr gewohnheitsmäßiges Verhalten ändern, wenn sich dessen bewusst sind (z. B. durch gesundheitliche Aufklärung)?
- Wieso sind manche Menschen gesundheitsbewusst (Ernährung, Bewegung) und verhalten sich gesundheitspräventiv und andere nicht (keine Dentalpflege, mangelnde Hygiene)?
- Wie können Krankheiten von vornherein vermieden werden? (Impfungen, AIDS-Aufklärung)
- Wie bewältigen Menschen ihre Krankheit? (Opferrolle, Resilienz, Coping, Copliance, Empowerment)

Gesundheitspolitisch sind heute besonders **Gesundheitsförderung** und **Gesundheitsprävention** aktueller denn je. Ausdruck dafür sind die mittlerweile gängigen Angebote von Krankenkassen z. B. für Rückenschule, Raucherentwöhnungsprogramme, Vorsorgeuntersuchungen, Bonushefte für Zahnarztbesuche oder Informationsmaterial zu einem gesundheitsbewussten Leben (Sport treiben statt Bewegungsmangel, gesunde Ernährung statt Übergewicht, Entspannungsverfahren statt Stress). Zunehmend mehr Arbeitgeber setzen sich für betriebliches Gesundheitsmanagement ein. Hinzu kommen die Eigeninitiative und Eigenverantwortung des heutigen Menschen, bewusst mit der eigenen Gesundheit als wertvolles Gut umzugehen.

Gesundheitsprävention bei alten Menschen

Auch vor dem Hintergrund des zu erwartenden zunehmenden Anteils der älteren Gesellschaft, den alten und sehr alten Patienten, wird Gesundheitsförderung und -prävention immer wichtiger. Neben einer Vielzahl an medizinisch-therapeutischen Prävention bei typischen Alterserkrankungen und Zweiterkrankungen (z. B. Herzerkrankung und

Altersdiabetes), geht es vor allem darum, **dass die Menschen künftig nicht nur viel älter, sondern auch gesünder alt werden.** Besonders durch Bewegung, Ernährung, aktive und soziale Teilnahme am Leben (Reisen, Seniorensport, Senioren an Universitäten, Ehrenamtsarbeit) und geistige Aktivität (lebenslanges Lernen) kann hier präventiv entgegengewirkt werden, **indem die Erhaltung der Selbständigkeit der Pflegebedürftigkeit entgegenwirkt.**

3.3 Gesundheitsförderung

Gesundheitsförderung umfasst Maßnahmen und Aktivitäten, mit denen die **Stärkung der individuellen Gesundheitsressourcen und -potenziale des Menschen** erreicht werden soll. Sie beschreibt den Prozess der Befähigung von Menschen, die eigene Kontrolle über gesundheitsfördernde Aspekte zu erhöhen und somit die Gesundheit zu stärken (Gesundheitsschutz). Dabei spielen nicht nur das Verhalten des Einzelnen, seine Kenntnisse und Fertigkeiten im Umgang mit Gesundheit und Krankheit eine Rolle, sondern auch soziale, ökonomische und Umweltbedingungen. Gesundheit wird dabei in einer ganzheitlichen Sichtweise als körperliches, psychisches und soziales Wohlbefinden definiert, das durch individuelle, soziale und gesellschaftliche Hintergründe beeinflusst wird ((Bio-Psycho-Soziales Gesundheitsmodell).

Gesundheitserhaltung und Gesundheitsprävention sind nicht allein als Ziel anzusehen. **Gesundheit heute sollte auch eine Ressource des täglichen Lebens sein.** Sie ist laut der Bangkok-Charta der **WHO** aus dem Jahre 2005 der »Weg zu einer höheren Lebensqualität«, der in allen Völkern und Ländern weltweit anzustreben ist. Der Gesundheitsförderung geht es vor allem darum, Schutzfaktoren zu erhöhen und Lebensbedingungen zu verbessern.

<small>Gesundheitsförderung laut WHO 2005</small>

- Fragen, die die **Gesundheitsförderung** beschäftigen:
  - Was hält Menschen gesund?
  - Was sind gesundheitliche Ressourcen?
  - Über welche gesundheitlichen Potenziale verfügen Menschen?
- **Individuelle Gesundheits-Ressourcen:**
  - gute körperliche Konstitution
  - gutes Immunsystem
  - gute Ernährung
  - ausreichend Bewegung
  - ausreichend Schlaf
  - Balance zwischen Arbeiten, Ausruhen und Erholen (Work-Life-Balance: Regeneration durch Urlaub, Kur, Freizeit)

- **Psychische Ressourcen:**
  - Optimismus
  - Selbstvertrauen
  - Resilienz und Kohärenz
- **Kognitive Ressourcen:**
  - Wissen um Gesundheitsverhalten (Information und Anwendung)
  - Nutzung des Gesundheitswesens
  - Intelligenz und Problemlösefähigkeit, Bewältigungsstrategien (Coping und Compliance; ▶Kap. 5.3, 5.4)
- **Interpersonale Ressourcen:**
  - soziale Unterstützung
  - soziale Integration
  - stabiler Freundeskreis
  - Familie, Partnerschaft
  - funktionierende private und/oder gesellschaftliche Netzwerke
  - Mitglied (»Teil«) einer Gemeinde/Gemeinschaft sein
- **Soziale Sicherheit:**
  - Sicherung der Grundbedürfnisse (▶ Kap. 6.2)
  - gesunde Wohn- und Lebenssituation
  - Frieden
  - materielle Absicherung
  - Arbeitsplatz
  - Sozialversicherung

3.4 Gesundheitsprävention

Wichtig

Gesundheitsprävention beugt der Ausbreitung von Krankheiten und Gesundheitsstörungen vor. Medizinische und pflegerische Fachkräfte sowie alle Einrichtungen des Gesundheitswesens wirken bei der **Früherkennung, Frühbehandlung und dem frühzeitigen Ausschalten von Krankheitsursachen** zusammen. Dabei wird versucht, den Gesundheitszustand des Einzelnen, der Bevölkerung oder ganzer Bevölkerungsgruppen zu erhalten oder zu verbessern (Aufklärungskampagnen gegen Rauchen, für Impfung). Strategie der Prävention ist es, die Auslösefaktoren von Krankheiten (Krankheitserreger, Risikofaktoren wie mangelnde Hygiene) zurückzudrängen oder ganz auszuschalten. Präventive Maßnahmen sind langfristig angelegt und zielen bei den Menschen auf langfristige Veränderungen der Einstellung, des Erlebens und des Verhaltens.

Ein wichtiger Unterschied zwischen Gesundheitsprävention und -förderung ist die Grundsatzfrage:

- Die Grundsatzfrage der Prävention lautet: Was macht Menschen krank? (Pathogenese)
- Die Grundsatzfrage der Gesundheitsförderung heißt: Was erhält Menschen gesund? (▶ Kap. 2.3 Salutogenese/Bio-Psycho-Soziales Gesundheitsmodell nach Antonovsky).

Gesundheitsförderung und -prävention ergänzen sich und verfolgen gemeinsam das Ziel, Gesundheit zu verbessern und zu erhalten.
Prävention wird nach Caplan (1964 und Hurrelmann 2009) in drei Kategorien unterschieden:

- Primärprävention   *Präventionsarten*
Primärprävention setzt vor Eintreten der Krankheit ein und zielt darauf ab, eine Erkrankung von vornherein zu verhindern. Die Primärprävention richtet sich an Risikogruppen und Gesunde. Beispiel: Impfungen
- Sekundärprävention
Hierzu zählen alle diagnostischen und therapeutischen, medizinischen und pflegerischen Maßnahmen, die der Krankheitsfrüherkennung und Krankheitsausbreitung dienen, auch um das Fortschreiten und eine Chronifizierung zu verhindern. Dazu zählen beispielsweise Krebsvorsorge, Krankenbeobachtung, Laborwerte, Gesundheitscheck beim Hausarzt. Besonders bei Risikopatienten (z. B. familiäre Disposition zu Darmkrebs) sollen Krankheiten möglichst früh erkannt werden und frühzeitig auf Risikofaktoren aufmerksam gemacht werden (Herzinfarkt/Stress).
- Tertiärprävention
Statt Tertiärprävention kann man auch von Rehabilitation nach einer schweren Erkrankung sprechen. Hierbei geht es vor allem darum, die Folgeerscheinungen und Auswirkungen zu reduzieren. Beispiele für Tertiärprävention sind Sprach- und Bewegungseinschränkung nach Apoplex, die es durch Therapie zu mildern gilt. Patienten mit chronischen Krankheiten soll ein möglichst normales Leben mit der Krankheit ermöglicht werden.

Darüber hinaus unterscheidet man zwischen **Verhaltensprävention** und **Verhältnisprävention**:

- **Verhaltensprävention:** Hierbei geht es darum, gezielt Einfluss auf den individuellen Gesundheitszustand oder das persönliche Gesundheitsverhalten zu nehmen, z. B. durch Aufklärung: AIDS-Kampagne, Rauchen kann tödlich sein-Werbung.

- **Verhältnisprävention:** zielt ab auf Veränderungen der Lebens- und Umwelteinflüsse, die zu Krankheit oder Gesundheit beitragen: Lärmschutz, Rauchverbot, Naherholungsgebiete, Umweltschutz.

3.5 Pflege und Gesundheitsprävention

3.5.1 Prophylaxen

In der Pflege wird Gesundheitsprävention vor allem durch die gängigen **Prophylaxen** betrieben. Der Begriff Prophylaxe wird synonym zu Prävention genannt, z. B. Sturzprophylaxe für Sturzprävention:

- Dekubitusprophylaxe
- Intertrigo
- Deprivationsprophylaxe
- Kontrakturenprophylaxe
- Obstpationsprophylaxe
- Harnwegsprävention (bei Dauerkatheter)
- Pneumonieprophylaxe
- Aspirationsprophylaxe
- Soor- und Parotitisprophylaxe
- Thromboseprophylaxe
- Prävention der Bettlägrigkeit
- Sturzprävention
- Prävention der Hydration und Mangelernährung

3.5.2 Aktivierende Pflege und Empowerment

Nach Kruse (2002) sowie Winter und Kuhlmann (2002) ist **Aktivierende Pflege gleichzeitig Gesundheitsprävention**. Ziel ist es, die Gesundheit, Selbständigkeit, die physischen, psychischen und kognitiven Fähigkeiten des Patienten solange und so gut wie möglich aufrecht zu erhalten. **Pflegetätigkeiten werden als Hilfe zur Selbsthilfe angesehen, indem sie dem Pflegebedürftigen so viel wie möglich** (wieder bzw. nach und nach) **selbstständig tun lassen.** Die allmähliche und gezielte Wiedererlangung der Selbständigkeit (z. B. nach Operation, bei der Heilung und Rehabilitation) vermindert damit Stück für Stück den Grad der Pflegebedürftigkeit. Heutige Pflege bedeutet demnach auch, den Patienten physisch, psychisch und sozial zu mobilisieren und zu stabilisieren.

Die **Aktivierende Pflege als Hilfe zur Selbsthilfe** soll das Selbstbewusstsein des Patienten trotz Krankheit stärken bzw. einem Leben nach oder mit einer Erkrankung wieder zu Lebensqualität verhelfen. Die

Aktivierende Pflege soll den Pflegebedürftigen helfen, vorhandene Fähigkeiten (Ressourcen) zu entdecken und zu erhalten, und solche, die verloren gegangen sind, zu reaktivieren (vgl. Winter und Kuhlmeyer 2002; Hurrelmann 2004).

Hieran schließt sich auch das bereits erwähnte **Patienten-Empowerment (self impowerment)** an, also die Fähigkeit, die eigenen gesundmachenden Kräfte und Ressourcen zu entdecken, zu stärken und sie gezielt zur Krankheitsbewältigung anzuwenden. Die Stellung des passiven Patienten verändert sich zu einer aktiven Teilhabe durch Information, Mitwirkung und Mitentscheidung bei der Behandlung und Pflege.

Gesundheitskompetenz (Health Literacy) ist die »Fähigkeit des Einzelnen, im täglichen Leben Entscheidungen zu treffen, die sich positiv auf die Gesundheit auswirken – zu Hause, am Arbeitsplatz, im Gesundheitssystem und in der Gesellschaft allgemein« (Kickbusch 2006).

4 Krankheit – psychosoziale Aspekte

4.1 Gesundheit, Krankheit und Pflege

Patientenverhalten einschätzen

Gesundheit und Krankheit im Zusammenhang mit professioneller Pflege erfordern neben der Pflegepraxis auch theoretisches Grundwissen. Es kann helfen, das Verhalten und Erleben von Patienten auf eine sachliche Wiese besser zu verstehen und einschätzen zu können. Verhält sich beispielsweise ein Patient misstrauisch oder nörglerisch, dann hat er vielleicht einfach Angst vor einer Untersuchung, der Operation oder macht sich Sorgen über seine Diagnose.

Wenn Pflegefachkräfte über qualifiziertes Wissen verfügen und um solche (Hinter-)Gründe wissen, können sie diese bewusst wahrnehmen und auch als solche erkennen. Sie können sich ein Verhaltens- und Wissensrepertoire aneignen und ein ganz anderes Verständnis und Pflegeverhalten aufbauen, wenn sie Patientenverhalten wie Aggression, Ungeduld, Nörgeln, Ängsten u. a. anders begegnen können. Sie sind dazu in der Lage, sich in Ihrer Pflegetätigkeit gegenüber Patienten besser abzugrenzen und selbst zu schützen.

So können Sie lernen, neben typischen Krankheitssymptomen auch ein typisches Krankheitsverhalten zu erkennen.

> **Wichtig**
>
> Krankheit oder ein Krankenhausaufenthalt ist für den Patienten nicht alltäglich! Gerade die Krankheit hat einen Menschen aus seinem Alltag, seinem Berufs- und Privatleben herausgerissen – und macht verständlich, warum Kranke sich deshalb entsprechend anders verhalten. Darüber hinaus schränken Schmerzen, Beeinträchtigung der Bewegungsmöglichkeiten (Bettruhe, Gipsbein, frische Wunde) oder eine durch die Krankheit bedingte Hilflosigkeit und Abhängigkeit Kranke in ihrem gesamten Handeln und Wollen ein. Dass dies gewisse seelische Beeinträchtigungen nach sich zieht und dadurch individuelles Verhalten beeinflusst, ist nur allzu verständlich.

> **Wichtig**
>
> Es wird deutlich, dass es bei Gesundheit und Krankheit um viele nicht medizinische Aspekte geht, die einen erheblichen Einfluss auf die Entstehung und den Verlauf von Krankheit und die Unterstützung bei der Heilung besitzen.

4.2 Der kranke Mensch

Zunächst sollen die psychosozialen Aspekte von Krankheit anhand einer Übersicht verdeutlicht werden:

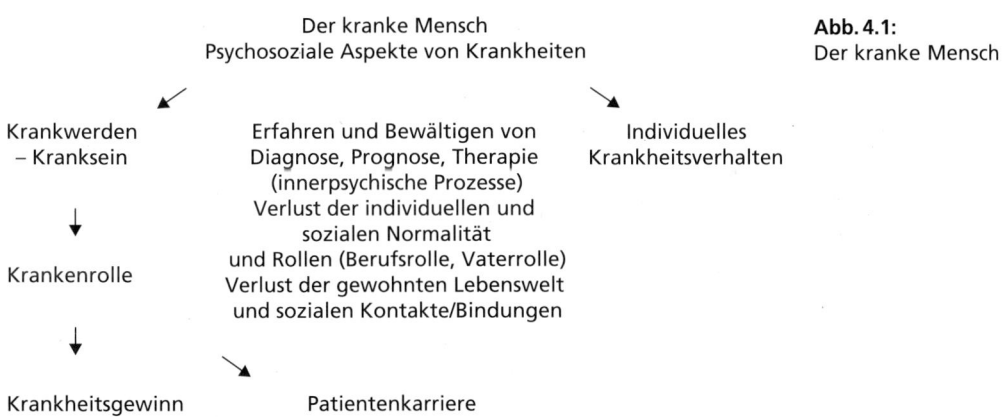

Abb. 4.1: Der kranke Mensch

Krankheit oder die Mitteilung einer Diagnose bedeutet für jeden Menschen einen Einschnitt ins Leben und eine psychische Belastungssituation. Je nach Schwere der Erkrankung, der Prognose und der zu bewältigenden Therapie wird der Betroffene aus der gewohnten Lebensführung, seiner Umwelt und gesellschaftlichen Normalität herausgerissen (Schule, Beruf, Zuhause, vertraute Menschen). Krankheit »bedroht« das alltägliche, selbstverständliche Leben.

Bedeutung für den Kranken

Krankheit oder die Mitteilung einer Diagnose bedeutet für jeden Menschen einen Einschnitt ins Leben und eine psychische Belastungssituation. Je nach Schwere der Erkrankung, der Prognose und der zu bewältigenden Therapie wird der Betroffene aus der gewohnten Lebensführung, seiner Umwelt und gesellschaftlichen Normalität herausgerissen (Schule, Beruf, Zuhause, vertraute Menschen). Krankheit »bedroht« das alltägliche, selbstverständliche Leben.

Bedeutung für den Kranken

Krankheitserleben

Des Weiteren beinhaltet Krankheit eine Vielzahl von Erfahrungen: Krankheit beeinflusst Menschen ganzheitlich. Das eigene Körpererleben verändert sich, die Krankheitsbewältigung fordert innerpsychische Prozesse, das eigene Verhalten, vielleicht sogar die Persönlichkeit, können sich ebenso verändern wie die Interaktionen mit anderen. Krankheit beinhaltet Schmerzen, Leid, Ängste, Verzweiflung, sich in Geduld üben, den Lernprozess aushalten oder ertragen zu müssen oder den Verlust einer sozialen Rolle zu akzeptieren, die ein Mensch durch die Krankheit nicht mehr erfüllen kann (z. . die Berufsrolle). Darüber hinaus bedeutet Krankheit Arztbesuche und Untersuchungen über sich ergehen zu lassen, vielleicht qualvolles Warten auf Untersuchungsergebnisse. Und schließlich kann eine Erkrankung durch eine erleichternde lebensverändernde (»Ich habe ein zweites Leben geschenkt bekommen«, »Dem Tod nochmal von der Schippe gesprungen«) oder bedrohliche Diagnose, Prognose und Therapie Auswirkungen für das ganze weitere Leben mit sich bringen (künftige Pflegebedürftigkeit, Arbeitsplatzverlust, das Zuhause aufgeben müssen, gelähmt sein, mit Anus Praeter leben).

Die Unvorhersehbarkeit des Krankheits- oder Therapieverlaufs kann starke Gefühle der Hilflosigkeit, Ohnmacht, Angst, Wut und Trotz auslösen.

Auch die Angst vor der möglichen Einlieferung ins Krankenhaus oder vor einer Operation stellt eine Bedrohung dar. Eine natürliche menschliche Abwehr und Angst besteht in der Abhängigkeit von der Hilfe anderer. Plötzlich kann man schon mit einer gebrochenen Hand die einfachsten und alltäglichen Dinge nicht mehr alleine bewältigen.

> **Wichtig**
>
> Diese Seite von Krankheit zeigt, was jemand »verlieren« kann, wenn er erkrankt: Selbstständigkeit, Selbstbestimmtheit, Unabhängigkeit, Mobilität, Aktivität.
>
> Der Patient sieht sich mit der eigenen körperlichen Verletzlichkeit und dem plötzlichen Verlust von Gesundheit konfrontiert. All dies bedeutet, einer bedrohlichen und unkontrollierbaren Situation ausgesetzt zu sein!

4.3 Primärer und sekundärer Krankheitsgewinn

> **Definition**
>
> Die andere Seite der Medaille ist der positive Aspekt einer Erkrankung. Gemeint sind die positiven Erfahrungen und Auswirkungen des Krankseins bzw. das, was wir durch eine Krankheit »gewinnen« oder was uns Krankheit ermöglicht.

Als Patient erhält man Aufmerksamkeit, Verständnis, Rücksichtnahme, Hilfe und erfährt die Entlastung von Pflichten und Rollen. Diese angenehmen Folgen von Krankheit werden auch als Krankheitsgewinn bezeichnet.

Primärer Krankheitsgewinn bedeutet, dass Krankheit dem Menschen grundsätzlich eine Möglichkeit bietet, sich zurückzuziehen, sich von Belastungen vorübergehend befreien zu dürfen. Durch die Legitimation einer Krankheit wird Kranken Entlastung und die Respektierung durch andere Menschen ermöglicht. Ein Schonraum und eine Schonzeit werden dem Kranken anstandslos entgegen gebracht. So ergibt sich die Möglichkeit der individuellen und sozialen Konfliktfreiheit. Das bedeutet, dass der Kranke sich keine Sorgen darüber zu machen braucht, wenn er während der Zeit der Erkrankung Menschen und Aufgaben nicht mehr gerecht werden kann. Auch vor sich selbst kann jeder auf diese Weise sein Unvermögen oder momentanes »aus der Rolle fallen« besser annehmen.

Unter **sekundärem Krankheitsgewinn** werden alle durch die Krankheit entstandenen Vorteile wie vor allem Zuwendung, Pflege und Rücksicht verstanden. Aber es sind auch die kleinen Dinge wie Post, Geschenke, Lieblingsspeisen und Krankenbesuche die das Krankheitserleben erleichtern.

Durch die jeweilige Kultur und die Gesellschaft, in der Menschen leben, existiert ein bestimmtes Krankheitsbild, eine Bewertung gegenüber Krankheit/Kranksein. Im Krankheitsbild unserer Gesellschaft **überwiegen** immer noch weitgehend **die negativen Aspekte**. Krankheit wird häufig assoziiert mit Schwäche, Faulenzen, Krankfeiern, Simulieren, Leistungsverminderung bei der Arbeit und Normabweichung (heißt: im Normalfall ist man gesund). All dies ist meist verbunden mit negativen Konsequenzen für den Erlebens- und Handlungsspielraum des Betroffenen. Wer gilt schon gerne als schwach? Besonders schlimm ist dies bei psychischen Erkrankungen wie Depressionen, Burnout oder Ängsten. Wer befürchtet nicht, von seinen Kollegen als Simulant oder Hypochonder bezeichnet zu werden? Wer kennt nicht die Gerüchte, dass jemand möglicherweise »krankfeiert« oder »nur krank spielt«, also in Wirklich-

Gesellschaftliche Einstellungen gegenüber dem Kranksein

keit gar nicht krank ist. Gerade die genannten Aspekte haben einen recht negativen Bewertungscharakter innerhalb unserer Leistungsgesellschaft. Gesundheit wird gleichgesetzt mit Leistungsfähigkeit und entspricht der Norm. Krankheit bedeutet verminderte Arbeits- und Leistungsfähigkeit.

4.4 Das Konzept der Krankenrolle

In diesem Zusammenhang entwickelte sich das Konzept der Krankenrolle (Parsons 1951). Wie bereits an anderer Stelle erwähnt, kann ein kranker Mensch seinen gesellschaftlichen und persönlichen *Rollenverpflichtungen* nicht mehr gerecht werden. Wird eine Kollegin krankgeschrieben, ist diese nicht mehr dazu in der Lage, ihre Berufsrolle als Pflegende angemessen auszufüllen. *Sobald eine Krankheit durch eine Krankschreibung »bescheinigt« ist, wird einem Menschen die Krankenrolle zugeschrieben.* Die Person ist nun aller Verantwortung enthoben, um wieder gesund werden zu können.

Aspekte der Krankenrolle

»Die klassische Krankenrolle bedeutet, dass Betroffene im ›Ausnahmezustand‹ sind und ihren normalen Verpflichtungen nicht nachkommen, dafür aber möglichst schnell wieder gesund werden müssen« (zit. n. Schweizer Med Forum 2013).

Das Konzept der Krankenrolle beinhaltet vier wesentliche Aussagen:

1. Der Kranke ist für einen bestimmten Zeitraum von seinen normalen Verpflichtungen und Verantwortungen, die z. B. seine Berufsrolle mit sich bringt, enthoben. Dies muss durch einen Arzt legitimiert und durch Expertenwissen begründbar sein.
2. Der Kranke wird für seine Krankheit nicht verantwortlich gemacht.
3. Der Kranke hat die Verpflichtung, wieder gesund werden zu wollen.
4. Der Kranke ist verpflichtet, die Hilfe und das Wissen eines Spezialisten (Arztes, Therapeuten, Pflegefachkraft) in Anspruch zu nehmen und mit diesem zu kooperieren, um wieder gesund zu werden (z. B. Medikamenteneinnahme, Klinikaufenthalt, Operation)

Kritik am Konzept der Krankenrolle

In vielen Punkten gilt dieses Konzept von 1951 als überholt. Einerseits wird Krankheit heute eben nicht kritiklos von Kollegen und Vorgesetzten akzeptiert, andererseits gehen immer mehr kranke Menschen trotzdem zur Arbeit, weil sie neben der Missbilligung bei Krankheitsausfall auch befürchten ihren Arbeitsplatz zu gefährden.

Darüber hinaus besitzt Krankheit eine **objektive** und **subjektive** Seite. **Objektiv** beinhalten alle **gesellschaftlich anerkannten Aspekte** wie pathologische medizinische Parameter (pathologische Laborwerte), offensichtliche Krankheitssymptome oder erkennbare gesundheitliche Beeinträchtigungen (Husten, Fieber, Herzbeschwerden, Gipsarm). Die ärztliche Auswertung dieser Befunde wird schließlich durch die Krankschreibung legitimiert.

Die **subjektive** Seite des Krankseins umfasst die **individuellen Anteile, nämlich das Krankheitsgefühl, das Krankheitsverhalten und das Krankheitserleben**. Diese psychischen Aspekte sind bei jedem Menschen unterschiedlich. Beispielsweise hat der eine Patient eine niedrige Schmerzgrenze, der andere ist (zu) hart im Ertragen von Schmerzen und lehnt lindernde Medikamente eher ab.

> **Wichtig**
>
> Es wird deutlich, wie komplex die Phänomene Kranksein und Krankheit sind. Beides kann nicht reduziert werden auf eine einseitige rein medizinische Sichtweise. Neben den medizinischen, pathologischen Aspekten einer Erkrankung auf der somatischen Ebene müssen auch die psychosozialen Aspekte des Krankwerdens, des Krankseins und der Krankheitsbewältigung des individuellen Patienten Berücksichtigung finden.

4.5 Patientenkarriere

Gesundsein – Krankwerden – Kranksein – Gesundwerden stellen Grunderfahrungen des menschlichen Lebens dar. Alle Menschen verfügen über die Erfahrung, was es heißt gesund oder krank zu sein. Viele erinnern sich an besonders schwere Krankheiten, an die damit verbundenen Gefühle und an den Wunsch wieder gesund werden zu wollen. Die Freude schließlich, wieder gesund zu sein, kennt jeder.

Durch wissenschaftliche Forschungen kam man zu dem Ergebnis, dass in der Regel ein bestimmter Ablauf, eine Art Entwicklungsprozess, vom Gesundsein zum Kranksein existiert (Dörner 1975). Dieser Entwicklungsvorgang wird als Patientenkarriere bezeichnet, die in folgende **fünf Stadien** eingeteilt wird. Patientenkarriere:

Erkrankungs-/ Gesundungsprozess

Ablauf der Patientenkarriere

1. Die **Symptomwahrnehmung.** Schmerzen, Fieber, Beschwerden o. ä. werden wahrgenommen: »**Etwas stimmt nicht mit mir.**«
2. Halten die Symptome z. B. Schmerzen an bzw. lassen diese sich nicht länger verleugnen, erfolgt die **Annahme der Krankenrolle:** »**Ich bin krank**«.
3. **Behandlungsbedürftigkeit:** »**Ich muss zum Arzt**«. Es erfolgt die Konsultation eines Spezialisten (Fachwissen, Hilfe, Heilmittel). Die medi-

zinische Diagnose dient als Bestätigung der Ahnung krank zu sein; Inanspruchnahme von Hilfe.
4. Die **Annahme der Patientenrolle:** »Ich bin Patient«. Kooperation zwischen Patient, Arzt und Pflegefachkraft.
5. »**Werde ich wieder gesund?**« Prozess der Heilung. »**Ich bin (wieder) gesund.**«

> **Wichtig**
>
> Krank sein – Patient werden: Die Krankenrolle wird zur Patientenrolle sobald ein kranker Mensch medizinische Hilfe in Anspruch nimmt oder medizinische/pflegerische Einrichtungen aufsucht.

Die Patientenkarriere muss nicht in genau diesen Phasen ablaufen, dennoch lässt sich bei vielen Patienten eine deutliche Ähnlichkeit erkennen.

4.6 Krankheitsverhalten

Die Umgangsweise mit der eigenen Krankheit kann individuell variabel sein. Grundsätzlich existiert jedoch eine Angst vor Krankheit und deren Folgen. Krankheit bedeutet für einen gewissen Zeitraum auch Verlust von Autonomie und Kontrolle. Das eigene selbstständige Handeln und Entscheiden ist eingeschränkt. Das Bewusstwerden der eigenen Krankheit und die daraus resultierenden Ängste und möglichen Folgen gehen einher mit verschiedenen psychischen und verhaltensmäßigen Reaktionen. So kann die Auseinandersetzung mit der Krankheit akzeptiert, verleugnet oder verdrängt werden.

Individuelle Auseinandersetzung

Bereits in der Kindheit wird die individuelle Auseinandersetzung mit Krankheit gelernt. Das Krankheitsverhalten wird in der Ursprungsfamilie erlernt und im Laufe der Sozialisation (Reifungsprozess von der Kindheit bis zum Erwachsenenalter) weiterentwickelt. Aus Sicht der Medizinsoziologie spielen hierbei wiederum die gesellschaftlichen Normen und die »Schichtzugehörigkeit« eine Rolle.

> **Wichtig**
>
> Die individuelle Auseinandersetzung mit Krankheit erfolgt demnach aus den erlernten, geprägten Erfahrungen im Umgang mit Krankheit und den daraus entwickelten individuellen Handlungskompetenzen. Aus diesem Grund verhalten Menschen sich im Krankheitsfall verschieden. Beispielsweise beinhaltet der persönliche Umgang mit

Krankheit nicht zwangsläufig den Arztbesuch. Darüber hinaus sind Aspekte wie das individuelle Krankheitsempfinden, die eigene Schmerzgrenze sowie Behandlungsängste, Misstrauen gegenüber Ärzten oder den medizinischen Methoden bei jedem Menschen unterschiedlich ausgeprägt.

Diese Auffassungen sind entscheidend für die Inanspruchnahme ärztlicher Hilfe. Viele versuchen sich erst einmal selbst zu helfen (Laienmedizin) z. B. mit bewährten Hausmitteln (Halswickel) oder gehen alternativ zu Spezialisten, z. B. Chiropraktikern oder Heilpraktikern.

Aufgrund dieser unterschiedlichen Verhaltensweisen in der Auseinandersetzung mit Krankheit kann sich der **Prozess Gesundsein – Krankwerden – Kranksein – Gesundwerden** auf verschiedene Weise gestalten:

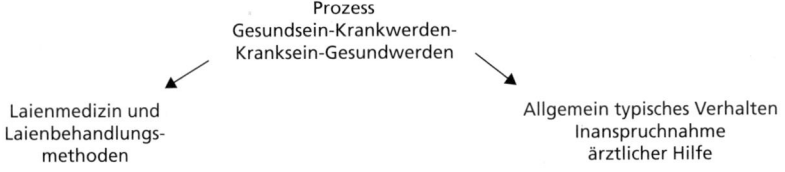

Abb. 4.2: Die beiden idealtypischen Wege individueller Auseinandersetzung mit Krankheit)

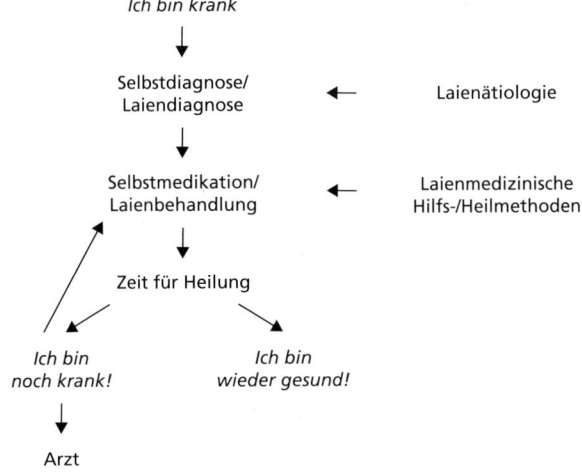

Abb. 4.3: Selbstbehandlung/Laienbehandlung (▶ Abb. 4.4 für typisches Verhalten bei Krankheit)

Erste Möglichkeit: Der Weg der Laienbehandlung

Die Erkenntnis »**Ich bin krank**« ist in erster Linie eine Selbst- oder Laiendiagnose. Erstaunlich viele Menschen verfügen über ein Wissen über Gesundheit und Krankheit in Bezug auf ihren eigenen Körper. Viele wissen sehr genau, was ihnen bei bestimmten Beschwerden hilft und gut tut. Damit verbunden ist auch die so genannte **Laienätiologie**, worunter **laienhafte Vorstellungen über Ursachen, Beschwerden und Behandlungsmöglichkeiten einer Krankheit** zu verstehen sind. Im Anschluss an die Laiendiagnose beginnt die **Selbstmedikation** oder **Laienbehandlung**. **Selbstmedikation** sollte jedoch kritisch betrachtet werden, sie hat auch ihre Grenzen, d. h. Symptome könnten verschleppt oder der Arzt zu spät eingeschaltet werden.

Unter der Laienbehandlung versteht man **gesundheitsfördernde Maßnahmen** wie: sich ins Bett legen, sich gesund schlafen, die Ernährung entsprechend der Symptome ändern (Diät, Tee und Zwieback bei Übelkeit), sich entsprechend der Beschwerden schonen und Dinge meiden (z. B. bei Sonnenstich: Hitze meiden) oder der Einsatz von »bewährten Hausmitteln« (z. B. Halswickel), die mit Zeit für das Gesunden verbunden sind (»Du bleibst jetzt mal 2 Tage zuhause!) Die Laienbehandlung beruht auf positiven Erfahrungswerten bzw. einer früheren Behandlungsmethode, die der Person Linderung ermöglichte. Erst wenn es zu keiner Besserung kommt, wird ein Arzt aufgesucht.

Zweite Möglichkeit: Allgemeintypisches Verhalten bei Krankheit – Den Arzt aufsuchen

Im Normalfall geht jemand der sich krank fühlt zum Arzt (Behandlungsbedürfnis). Jeder möchte Gewissheit darüber haben, ob er krank ist bzw. die Konsequenzen kennen, z. B. Behandlungsmöglichkeiten, Krankmeldung/Klinikeinweisung. Aufgrund von Untersuchungen wird die Diagnose gestellt sowie die Behandlung oder der Klinikaufenthalt eingeleitet. Hält sich der Patient an die ärztlichen Verordnungen, wird er wieder gesund.

Entscheidet eine kranke Person sich dafür ärztliche Hilfe in Anspruch zu nehmen, wechselt sie automatisch von der Krankenrolle in die Patientenrolle und beginnt den bereits geschilderten phasenhaften Verlauf der Patientenkarriere (▶ Kap. 3.5). Durch die Akzeptanz der Patientenrolle richtet der Kranke sich in seinem Krankheitsverhalten nun nicht mehr nach eigenen Entscheidungen sondern hat sich nach den Regeln und Maßnahmen des medizinischen Apparates zu richten (▶ Ablauf Abb. 4.4).

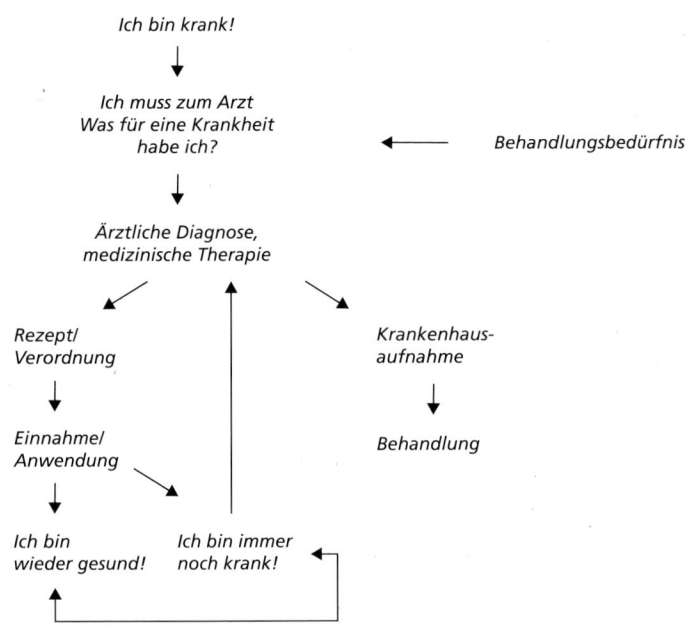

Abb. 4.4:
Allgemeintypisches Vorgehen bei Krankheit

5 Der Patient und seine Sichtweise

5.1 Einführung in die Welt des Patienten

Anknüpfung an vorangegangene Kapitel

Wird ein Mensch krank, übernimmt er aus soziologischer Sicht automatisch die **Krankenrolle** (▶ Kap. 3.4). Nimmt ein kranker Mensch medizinische Behandlung in Anspruch, oder kommt es zur Krankenhauseinweisung, wird aus der bisherigen Krankenrolle die **Patientenrolle**. Die so genannte Patientenkarriere beginnt.

Entscheidend hierbei ist: Durch jede Inanspruchnahme des medizinischen Versorgungssystems (Praxen/Kliniken) gerät man unwillkürlich in die Patientenrolle. Neben der ambulanten Versorgung durch Arztpraxen und Pflegedienste stellt sich die Patientenrolle schließlich durch die stationäre Aufnahme in ein Krankenhaus in ihrer extremsten Form dar.

Im Krankenhausalltag, in der Medizin und Pflege scheinen oft mehr die Krankheit und Symptome im Vordergrund aller Bemühungen zu stehen als der Mensch.

»Das Wichtigste ist, dass ich als Person und nicht als Krankheitsfall gelte. Für mich ist es dann gut, wenn ich merke, die interessieren sich für mich und nicht für meine Krankheit (…) sie behandeln den Patienten und nicht (nur) eine Krankheit« (HIV-betroffene Person; Schweizer Med Forum 2013).

Für eine qualifizierte Pflege und Medizin ist es deshalb sinnvoll, sich als Pflegende (und als Arzt) in die Welt, das heißt in Gedanken und Gefühle des Patienten, hineinzuversetzen.

- Wie erleben Menschen ihre Krankheit?
- Wie bewältigen sie Krankheit?
- Warum sind Patienten aggressiv, trotzig, patzig oder still, depressiv, bedrückt?
- Warum lassen Patienten ihre Emotionen oft am Pflegepersonal aus?
- Was bedeutet der Krankenhausaufenthalt, warum ist der Patient eingeliefert worden?
- Wie schwer ist seine Krankheit? Wie lange dauert der Klinikaufenthalt?
- Wie setzt sich der Patient mit seiner Krankheit auseinander?
- Wie fühlen Menschen sich im Krankenhaus?
- Warum haben viele Menschen Angst vor einem Krankenhausaufenthalt?

- Warum klingeln mache Patienten ständig? Warum trauen sich viele gar nicht zu klingeln?
- Warum bevorzugen Patienten Einzel- statt Mehrbettzimmer?

5.1.1 Der Mensch im Krankenhaus

Um das Krankenhaus bzw. den Krankenhausalltag aus der Sicht des Patienten zu sehen, stellt sich die Frage: **Was geschieht eigentlich, wenn jemand in das Krankenhaus eingeliefert wird?**

Konfrontation mit Routine

> **Wichtig**
>
> Wenn man lernt, sich in den Kranken hineinzuversetzen und versucht, alles einmal als Patient wahrzunehmen, wird man feststellen, wie selbstverständlich die Routine des Krankenhausalltags und des bestehenden Medizinsystems für die darin Tätigen bereits geworden ist. Versucht man sich als Pflegende bewusst zu machen, wie »geläufig« Krankheit, Operationen, Schmerzen, Leid, Sterben und Tod geworden sind, wenn man erkennt, wie »vertraut« einem die Klinik ist, dann wird einem möglicherweise wieder bewusst, wie **fremd** diese Welt des Krankenhauses **für andere Menschen** sein muss.

Es ist vollkommen natürlich, dass einem diese Aspekte irgendwann relativ »normal« erscheinen, denn sie gehören zur eigenen Pflegetätigkeit und in die Krankenhauswelt. In gewisser Weise muss das so sein, denn sonst könnten Menschen die Belastungen in sozialen Berufsfeldern nicht kompensieren. **Die professionelle Distanz zwischen Patientenschicksalen und der eigenen Empathie ist nicht immer leicht für Pflegende.**

Berührungsfähigkeit

5.1.2 Reaktionen auf den Krankenhausalltag

> **Wichtig**
>
> Hineinversetzt in die Welt des Patienten ist es wichtig, sich zu verdeutlichen, dass für diesen »Krankheit und Krankenhaus« seltene, fremde und angstbesetzte Dinge sind. Was für Pflegepersonal den Berufsalltag darstellt, bedeutet für den Menschen im Krankenhaus eine Ausnahmesituation! Im Fokus des Patienten stehen neben der Krankheit vor allem die Mitpatienten, Pflegenden und Ärzte (Sympathie, Antipathie) sowie der Stationsablauf, in den der Kranke sich einfügen muss.

Regression

Durch einen stationären Krankenhausaufenthalt wird das unabhängige Handeln und selbstständige Entscheiden in drastischer Form unterbunden. Dies wird nun von Ärzten oder Pflegepersonal übernommen und bedingt in erheblichem Maß einen hilfs- und handlungsunfähigen Patienten. Auf diese Weise gerät der erwachsene Patient schnell auf die Stufe eines Kindes und entwickelt regressive Verhaltensweisen.

> **Wichtig**
>
> Regression bedeutet in der Psychologie, dass ein Mensch auf kindliche Entwicklungsstufen zurückfällt.

Entstehungsfaktoren

Kranke benehmen sich »wie Kinder«, heißt es oft – die Frage ist nur, weshalb (▶ Kap. 14). Wird der Entscheidungs- und Handlungsspielraum eines erwachsenen Menschen stark eingeschränkt, kann Regression die Folge sein. Wie wenig der Patient im Krankenhaus an Entscheidungen über Untersuchungen, Medikamentengabe, Schlafens-, Besuchs- oder Essenszeiten beteiligt wird, mag einem jetzt bewusst werden. Es ist der Patient, der sich in den Klinikalltag einpassen muss, der Pflichten hat und Anweisungen befolgen soll. Nicht nur, damit er gesund wird, sondern auch, damit der Klinik- und Stationsalltag nicht unnötig gestört wird. Der Soziologe Goffman prägte in diesem Zusammenhang den **Begriff der »Totalen Institution«** (ders. 1967; 1984).

Totale Institutionen

Hierunter werden Einrichtungen verstanden, die das menschliche Leben und Handeln von Personen im starken Maß dominieren, bestimmen und reglementieren. Als typische Beispiele gelten Institutionen wie Militär, Gefängnis und (leider immer noch) Psychiatrie. Dem Krankenhaus werden Anteile von Merkmalen totaler Institutionen zugesprochen.

Regression entsteht bei Menschen meist in Abhängigkeitsverhältnissen wie: Eltern-Kind; Chef-Mitarbeiter oder Pflegende-Patient). Im Kontext des Kranken kann Regression als eine **Reaktion des Patienten auf den Klinikalltag oder die Krankenhausroutine** verstanden werden.

Arten der Regression

Die Psychologie unterscheidet drei Arten der Regression:

1. **Institutionelle Regression** entsteht durch bestimmte Strukturen, Pflichten und Anforderungen spezieller Institutionen. Einrichtungen wie Schulen, Krankenhäuser, Arztpraxen stellen an den Menschen bestimmte Verhaltenserwartungen, z. B. nach Unterordnung und Anpassung. Hierdurch verhalten Menschen sich oft kindgemäß, angepasst oder eingeschüchtert.
2. **Situative Regression** tritt insbesondere infolge der Krankheitssituation auf. Je kranker und hilfsbedürftiger Patienten sind, desto mehr Ähnlichkeit zu (Klein-)Kindern besteht (Infantilisierung). Zahlreiche Pflegetätigkeiten und Aufgaben erinnern an die Fürsorge und Ver-

sorgung bei Kindern: Waschen, Kämmen, Anziehen, bei der Nahrungsaufnahme helfen, nach Patienten sehen, betten und lagern, beim Gehen oder dem Toilettengang unterstützen, Trösten, Beruhigen (dies sind klassische Handlungen von Eltern).
3. **Individuelle Regression** ist im engen Zusammenhang mit dem sekundären Krankheitsgewinn (▶ Kap. 3.3) zu sehen. Insbesondere die psychischen Komponenten wie das Umsorgt werden, die Zuwendung und die Aufmerksamkeit sind Dinge, die Menschen einfach gut tun und die sie gerne erfahren.

Manche Menschen fühlen sich einsam und haben den starken Wusch nach Zuwendung. So verhilft ihnen Krankheit/Kranksein dazu, Zuwendung und Aufmerksamkeit (von Angehörigen, Eltern, Pflegekräften) zu erhalten. Einige »pflegen« deshalb ihre Krankheit und zeigen kein Interesse an ihrer Heilung oder der Krankenhausentlassung. Der Verlust der sozialen Kontakte wiegt schwerer als die Krankheit.

Übertragung und Gegenübertragung

Aufgrund der kindähnlichen Verhaltensstufe und kindgemäßen Situation (**Infantilisierung**) während der Patientenregression erhalten aus psychologischer Sicht die Bezugspersonen, insbesondere die Pflegenden, eine wesentliche Rolle:

Im weitesten Sinn übernehmen sie eine Art »Elternfunktion«. Der Patient kann Pflegende auf ganz bestimmte Weise wahrnehmen. So können Pflegende als Mutter- bzw. Vaterersatz dienen. Entsprechend kann dies auch auf die anderen Autoritätspersonen wie Stationsärzte/Ärztinnen übertragen werden.

»Elternfunktion« der Pflegefachkräfte

> **Definition**
>
> Die pflegerischen Tätigkeiten, die Fürsorge und Zuwendung ähneln sehr stark den Aufgaben einer Mutter/eines Vaters. Diese Entsprechung aus der Kindheit wird als **Übertragung** bezeichnet. Das heißt, der Patient überträgt Gefühle und Bedürfnisse seiner Kindheit auf die Situation und die Personen im Krankenhaus. Durch die oben genannten fürsorglichen Pflegetätigkeiten gelangen Pflegende ihrerseits rasch in die Situation der **Gegenübertragung**.

Im Prinzip bedeutet das, dass beispielsweise eine Pflegefachkraft genau auf die kindlichen Bedürfnisse eines Patienten reagiert und dadurch die Übertragung des Patienten angenommen, also so zu sagen die Mutterrolle in gewisser Weise auch übernommen hat. Diese Reaktionen aus Übertragung und Gegenübertragung zwischen Patienten und Pflegepersonal lässt sich recht häufig im Pflegeberuf erkennen.

5.1.3 Egozentrische Reaktionen des Patienten

> **Definition**
>
> Neben den regressiven Anteilen der Persönlichkeitsveränderung während eines Krankenhausaufenthaltes kann es auch zu so genannten egozentrischen Reaktionen des Patienten kommen. Egozentrisch bedeutet so viel wie sich selbst in den Mittelpunkt stellen, ichbezogen sein, alles auf die eigene Person beziehen (Äußerungen, Taten, Mimik, Gestik, Verhaltensweisen anderer Menschen).

Selbstzentrierung

Viele Patienten beobachten und bewerten die Aussagen oder Handlungen insbesondere des Pflegepersonals, der Ärzte, aber auch der Mitpatienten oder Besucher, in Bezug auf sich selbst oder ihre Krankheit. Gedanken und Gefühle sind vor allem mit der Krankheit oder dem kranken Körper beschäftigt. So findet die Krankenbeobachtung nicht nur auf der Seite der Pflegenden oder Ärzte statt, sondern auch der Kranke führt sie ständig an sich selbst durch. Von kleinsten Veränderungen, Verschlechterungen bis hin zu Schmerzen wird alles genau wahrgenommen und meist als weiteres Anzeichen einer möglichen Verschlimmerung des Krankheitszustandes bewertet. Bei manchen Patienten lassen sich hypochondrische Züge erkennen.

Pflegefachkräfte als Objekte der Beobachtung

Hier wird deutlich, wie sehr die Pflegenden bei ihrer Arbeit unter Beobachtung stehen. Nicht nur die pflegerischen Tätigkeiten am Patienten werden zum Teil mit »Argusaugen«, beobachtet sondern auch das allgemeine Verhalten, Mimik und Gestik des Pflegepersonals – alle Ereignisse werden in ihrer Bedeutung auf Krankheit, Körper und Person des Patienten selbst bezogen. Durch diese **verzerrte Wahrnehmung** kann es häufig zu **Kommunikationsstörungen** kommen: Etwas vielleicht als Spaß oder Aufmunterung Gesagtes kann dann falsch interpretiert werden.

Überforderung der Pflegefachkraft als Resultat

An dieser Stelle wird besonders deutlich, wie anspruchsvoll die Tätigkeit in sozialen-psychologischen-pädagogischen und pflegerischen Berufsfeldern ist. Es wird immer die ganze Person gefordert – nicht nur die fachlich qualifizierte Pflegekraft wird gesehen, sondern der ganze Mensch. Auch die Empathie mit Patientenschicksalen/Angehörigen und die gleichzeitige professionelle Distanz kann Pflegende überfordern. Die eigenen Stimmungen, Gefühle oder privaten Probleme müssen gerade in helfenden Berufen stark zurückgenommen werden aus Rücksicht auf den Patienten/Klienten und/oder dessen Krankheit.

Wie wichtig jedoch Psychohygiene (seelischen Entlastung) oder Supervision (berufliche Reflexion) der Pflegenden – beispielsweise die Echtheit der eigenen Person im Handeln, Verhalten und Kommunizieren während der Arbeit – sind, soll hier bereits angedeutet werden.

> **Wichtig**
>
> Nur wenn Sie auch in einem gewissen Maß Sie selbst sind oder sein können – und Sie sich nicht aus Rücksicht zu sehr zurücknehmen mit Ihren Sorgen oder Persönlichkeitseigenschaften, dann wird auch Ihre Pflege wirklich gut sein oder Sie als Pflegefachkraft kongruent (echt) wirken. Hierfür haben Menschen ein unbewusstes Gespür – und Patienten allemal.

5.2 Die Krankenhauswelt: Von der Einweisung ins Krankenhaus bis zum Stationsalltag

Unangenehme Aspekte des Krankenhausaufenthalts

Die unangenehmen Folgen des Krankenhausaufenthalts führen zu einer Reihe von **Grenzverletzungen** auf der persönlichen Ebene des Menschen:

- Durch die Klinikeinweisung wird zwangsläufig erwartet, dass der Patient sich der Hausordnung der Klinik **unterordnet** und entsprechend verhält.
- Es wird erwartet, dass die Pflegemaßnahmen und ärztlichen Anordnungen von den Patienten (widerstandslos) **befolgt** werden. Hierbei wird vorausgesetzt, dass alles zum Wohle und zur Gesundung des Patienten geschieht. Dementsprechend soll der Patient den Stationsablauf nicht unnötig stören, sondern darauf vertrauen, dass erfahrenes Personal über Handlungs- und Entscheidungsbefugnis in Bezug auf ihn und seine Krankheit verfügt. Der Patient gibt die eigene Entscheidungs-, Urteils- und Handlungsfähigkeit in die Hände der »Fachleute«.
- Hierbei kommt es zu einer **Ent-Persönlichung** des Patienten, da das Aufgeben der sozialen Rolle damit einhergeht. Privater und beruflicher Status treten in den Hintergrund. Unterschiede werden jedoch zwischen Privat- und Kassenpatienten gemacht (Privatpatientenstatus, »Chefarztbehandlung«), aufgrund dessen sich in unserer Gesellschaft immer deutlicher eine »Zwei-Klassen-Medizin« etabliert.
- Weiterhin geschieht es häufig, dass durch **Stigmatisierung** bestimmter Krankheitsbilder Menschen einen negativen »Stempel« auf ihre Persönlichkeit erhalten können (▶ Kap. 12.1.4). Diese Ent-Individualisierung findet vermehrt bei Alkoholikern, psychisch Erkrankten, suizidalen Patienten oder alten (»senilen«) Menschen statt. Einmal mit

diesem »Etikett« versehen, begegnet der Patient bereits einer Reihe von ungerechtfertigten Vorurteilen und Ressentiments von Pflegenden (aber auch innerhalb der Gesellschaft). Der Betroffene selbst besitzt dann meist nur noch wenig Alternativen, diesen Stempel von sich zu weisen.

- Die medizinisch-therapeutischen und pflegerischen Anweisungen muss der Patient oft genug ohne ausreichende Erklärungen und ohne den Sinn darin erkennen zu können über sich **ergehen lassen**.
- Hierbei wird immer ein Höchstmaß an Zusammenarbeit und **Kooperationsbereitschaft** vom Patienten erwartet (Compliance).
- Der Patient hat bei der Aufnahmeprozedur, der Anamnese durch Ärzte und Pflegepersonal neben rein medizinisch-diagnostischen auch **persönliche Fragen** (selbstverständlich) zu beantworten. Hierbei ist er oft Bewertungen ausgesetzt (öfter ein Glas Wein: möglicherweise Alkoholiker).
- Untersuchungen sind häufig mit **Ängsten** und **unangenehmen Begleitumständen** verbunden, zum Teil sind sie schmerzhaft (Injektion, Blutentnahme, Lumbalpunktion, Magenspiegelung/Schlauch schlucken, Katheterisieren, sich entblößen müssen, die Intimsphäre offenbaren).
- Es kommt sehr schnell zur **Aufhebung** der im normalen Alltag existierenden **Tabugrenzen** gegenüber Intimität, Nähe und Distanz. Fremde Menschen kommen in sehr engen Haut- und Körperkontakt, der sonst höchstens vertrauten Personen gestattet wird. Hier kommt es schnell zu Verletzungen der Tabugrenzen und des Schamgefühls, z. B. bei der Intimwäsche, Abtasten der Brust, auf dem WC-Stuhl, beim Katheterisieren).
- **Peinlichkeit und Schamgefühl** werden unterdrückt und finden zum Teil wenig Berücksichtigung bei Entblößung, Untersuchungen vor Pflegepersonal, Ärzten und Mitpatienten (WC-Stuhl im Mehrbettzimmer; Inkontinenz; Katheterbeutel sichtbar am Bett; Routinefragen nach Darmentleerung vor Mitpatienten.
- Es ist relativ selbstverständlich, über die Krankheit und Sorgen vor einer Vielzahl von Menschen zu sprechen (Visite mit vielen Personen) beziehungsweise hilflos zuzuhören, wenn in medizinischer **Fachsprache** darüber beraten wird (ohne Einbeziehung des Patienten und vor den Mitpatienten) z B. bei der Visite, in Gesprächen mit Ärzten und Pflegenden.
- Visiten-, Besuchs-, Essens- und Schlafzeiten muss der Patient akzeptieren.
- **Privatsphäre** besteht nur für den engsten Bettbereich und Nachtschrank (vor allem in Mehrbettzimmern)
- Wenn keine Bettruhe »angeordnet« ist, gibt es bisher noch wenig **Aufenthaltsmöglichkeiten** für Patienten (mit Besuchern, zu Gesprächen, zum Rauchen, zum Alleinsein, zum Weinen).
- Erholungs- und Schlafzeiten sollte man eigentlich im Krankenhaus voraussetzen, sie finden jedoch tatsächlich wenig Raum. Durch **andauernde Störungen** oder Verrichtungen am Kranken kann dieser

sich kaum wirklich erholen, eher steht er unter einem gewissen Dauerstress.
- Die vorgeschriebenen Schlaf- und Weckzeiten weichen meist vom normalen Alltag/Zuhause erheblich ab (früh zu Bett, früh geweckt).
- Die **Individualität** eines Menschen wird durch Kleidung stark geprägt. Durch Nachtwäsche und »Flügelhemden« geht diese verloren.

Der erste Eindruck dieser Liste mag erst einmal erschreckend sein. Dabei ist es wichtig zu bedenken, dass diese negativen Aspekte absichtsvoll zur Verdeutlichung der Weltsicht des Patienten ausgewählt wurden. Dennoch steht fest, wie selbstverständlich alle genannten Punkte in der Krankenhausroutine tatsächlich ablaufen. Umso wichtiger ist es, dass in der Aus- und Fortbildung von Pflegefachkräften Wert auf soziale Kompetenz (z. B. gute Kommunikation und Kooperation) und Empathie, die Fähigkeit sich in den Patienten hineinversetzen zu können, vermittelt wird.

5.3 Krankheitserleben und Krankheitsbewältigung

Wichtig

Ganzheitlich wahrgenommen zu werden – als Mensch und nicht als Krankheit – und eigene Anliegen, Fragen, Bedenken und Bedürfnisse in Bezug auf die Krankheit und Behandlung äußern zu können, ist das meist genannte Bedürfnis von Patienten an Pflegende und Ärzte.

5.3.1 Krankheitserleben

Definition

Das Krankheitserleben umfasst das individuelle emotionale Erleben von Krankheit. Hierbei geht es um die persönliche Auseinandersetzung des Patienten mit seiner Krankheit und dem eigenem Körper und die Bewusstheit gegenüber eigenen seelischen und körperlichen Grenzen, denen man durch Krankheit ausgesetzt ist.

Subjektives Krankheitserleben

Das subjektive Krankheitserleben ist abhängig von

- der Art und Schwere der Erkrankung
- der Erkrankungsdauer (längere Krankheit z. B. OP und anschließende Reha oder chronische Krankheit
- dem davon betroffenen Organ(en)/Organsystemen
- und den damit verbundenen kurz- oder langfristigen Einschränkungen und Folgen für das weitere Leben des Kranken.

Psychodynamik bei stigmatisierten Krankheiten

Weiterhin können Diagnose und Prognose mit den daraus resultierenden gesellschaftlichen Vorurteilen einen erheblichen Einfluss auf das seelisch-geistige Krankheitserleben ausüben. So werden die Krankheiten wie Depression, Herzinfarkt, Krebs, Aids gegenüber einem Armbruch oder einer Blinddarmentzündung ganz andere Bewertungen nach sich ziehen. Durch Stigmatisierung z. B. bei Krebs oder psychischen Erkrankungen können Krankheiten zum Makel werden (▶ Kap. 10.1.2). Hierdurch entstehen Diskriminierung sowie Mitleid, Ausgrenzung, Ab- und Bewertung gegenüber kranken Menschen. Persönliche und gesellschaftliche Einstellungen gegenüber bestimmten Krankheiten können das Selbstwertgefühl und das psychische Gleichgewicht des Erkrankten erheblich schwächen. Dies kann zu Hoffnungslosigkeit und Mutlosigkeit gegenüber der Krankheit führen und den Genesungsprozess behindern. Auch Isolation aufgrund von Schamgefühlen sind keine seltenen Folgen.

Krankheit als Chance

Noch viel zu selten wird Krankheit als Chance oder Reifungsprozess verstanden, als Auslöser dafür, etwas im Leben zu verändern. Z. B. wenn Herzinfarktpatienten ihren Lebenswandel ändern und sich um Stressreduzierung und gesündere Ernährung bemühen. Wenn man nach einem Burnout lernt, besser auf sich zu achten und seine Ressourcen im stressigen Berufsalltag besser einteilt.

Insgesamt lässt sich eine ganzheitliche Sichtweise von Gesundsein und Krankheit erkennen. Viele Ärzte behandeln inzwischen nicht nur Symptome, sondern betrachten den Menschen in seiner Ganzheit aus Körper-Geist-Seele. Nur wenn Ärzte und Patienten kooperieren und gemeinsam den Weg zur Heilung gehen, kann Gesund werden funktionieren.

5.3.2 Krankheitsbewältigung (Coping)

Definition

In der Medizinsoziologie und medizinischen Psychologie wurde das **Bewältigungsvermögen** bei Krankheit untersucht. Diese Bewältigungsweisen bezeichnet man nach dem englischen Begriff »Coping«; »to cope with« bedeutet so viel wie bewältigen, mit etwas fertig wer-

> den oder auf eine Herausforderung bzw. Belastung angemessen reagieren können.

Es geht um die Frage, wie Individuen mit Belastungen umgehen, ob sie über ein Verhalten verfügen, um Probleme verschiedenster Art lösen zu können und auf welche Weise schwierige Situationen bewältigt werden. Gemeint ist eine **Kompetenz der Problemlösefähigkeit**, mit welcher Individuen auf Belastungen reagieren. Diese Fähigkeit wird als **Bewältigungsstrategie oder Coping** bezeichnet. Coping-Strategien werden aufgeteilt in persönliche und kollektive Bewältigungsmöglichkeiten (▶ Kohärenz und Resilienz in Kap. 2.4 und 2.5).

Unter persönlichen Bewältigungsstrategien wird das Gefühl verstanden, etwas »im Griff« zu haben, oder »Herr der Lage zu sein«, im weitesten Sinne, mit einer Situation fertig werden zu können. Menschen wenden bewusst oder unbewusst ihre individuellen Bewältigungsmöglichkeiten an, um mit Belastungen umgehen zu können.

Persönliche Bewältigungsstrategien (Coping-Strategien)

In diesem Zusammenhang ist es wichtig zu bemerken, dass es neben positiven und sinnvollen Handlungsstrategien auch negative, krank machende und somit inadäquate Bewältigungsstrategien gibt. Dies kann sich vielleicht in unangemessenen Alkoholkonsum oder dem Missbrauch von Tabletten äußern. Diese Methoden liefern nur eine kurzfristige scheinbare Hilfe, um mit einem Problem zurecht zu kommen – sie sind keine Lösung.

Mit der kollektiven Bewältigungsweise ist die **soziale Unterstützung (soziales Netzwerk)** durch Familie, Freunde aber auch Arbeitskollegen oder Therapeuten gemeint, also die gesamte soziale Integration und Unterstützung eines Menschen – im Gegensatz zur sozialen Isolation.

Kollektive Coping-Strategien

Die persönlichen und kollektiven Coping-Strategien tragen wesentlich zur Gesundheitserhaltung oder Krankheitsbewältigung bei, denn sie spiegeln wider, wie der Patient in Belastungssituationen reagiert. Zusätzlich verdeutlichen sie die verschiedenen Dimensionen des Umgangs mit Krankheit aus Sicht des Betroffenen. So kann im Falle von Krankheit, psychische Stabilität oder Instabilität, soziale Unterstützung oder Isolation ein wesentlicher Faktor bei der Krankheitsbewältigung sein.

Coping wird weiterhin unterschieden in Coping-Stil und Coping-Strategie. Unter **Coping-Stil** werden verschiedene allgemeine Verhaltensmuster verstanden, die man im Laufe des Lebens erwirbt, um mit Herausforderungen umzugehen (z. B. aktive Auseinandersetzung oder Vermeidung bei Problemen).

Coping-Stil

Die **Coping-Strategie** dagegen ist auf eine ganz spezielle Situation/ein bestimmtes Problem wie beispielsweise eine Krankheitssituation, bezogen. Sie ist außer durch den persönlichen Coping-Stil auch durch kontextabhängige Variablen wie Art und Dauer der Erkrankung auch durch den sozialen Hintergrund eines Menschen bestimmt.

Coping-Strategie

Beispiel: Einflussfaktoren auf das Coping: Erkrankt ein Familienvater an Krebs, kann er den Umgang mit seiner Krankheit durch die massive positive und liebevolle Unterstützung durch seine Familie lernen und gemeinsam neue, lebenswerte Bewältigungsmöglichkeiten entwickeln. Anders bei einem in Scheidung lebenden Mann, der bei gleicher Krankheit nicht mehr auf die Hilfe und Liebe seiner ehemaligen Frau und Kinder zurückgreifen kann. Die Schwere der Erkrankung und die Trennungssituation können eine Verschlechterung der Krankheit bewirken. Durch den instabilen psycho-sozialen Kontext dieses Patienten kann die Coping-Strategie maßgeblich beeinflusst werden.

> **Wichtig**
>
> Es wird deutlich, dass **Coping-Stil** (allgemeine Bewältigungsmuster) und **Coping-Strategie** (Bewältigung einer speziellen Problemsituation, wie Krankheit) miteinander verwoben sind, einander bedingen oder sich ergänzen. Sie bestimmen die Grundeinstellung des Patienten gegenüber seiner Krankheit:
>
> - Wie fasst der Patient seine Krankheit auf? Versteht er sie als Warnung, als Strafe oder möglicherweise eher als Entlastung oder Chance?
> - Wie begegnet er der Krankheit – zuversichtlich oder pessimistisch?
> - Empfindet der Patient sich durch die Krankheitssituation in einer passiven Lage, die er erdulden und erleiden muss? Oder sieht er durchaus eine Chance die Krankheit bewältigen zu können?

Neben den ganz persönlichen Grundeinstellungen des Patienten gegenüber seiner Krankheit spielen allgemeine und spezielle Bewältigungsmuster eine Rolle bei dem individuellen Umgang mit einer Krankheit(ssituation). Darüber hinaus beeinflusst Coping auch die Zusammenarbeit mit Ärzten und dem Pflegepersonal. Denn je nach individueller Coping-Strategie und individuellem Coping-Stil können die Gesundung und damit die Kooperationsbereitschaft (Compliance) gegenüber Therapie und Pflegeverrichtungen geprägt sein. Hierzu zwei Beispiele:

 Beispiele: Coping-Stile: Hat ein Patient eine passive Haltung gegenüber seiner Krankheit und fühlt sich handlungsunfähig im Angesicht der schlechten Prognose, verfügt er nicht über positives Coping. Er sieht keinen Sinn darin aktiv und kooperativ bei der Therapie mitzuhelfen. Er weiß nicht, wie er die Krankheit bewältigen soll. Auf die vorgeschlagenen medizinisch-pflegerisch-therapeutischen Maßnahmen geht er nicht ein. Er liegt in seinem Krankenbett und ergibt sich ohnmächtig seiner Krankheitssituation. Der Krankheitsverlauf verschlechtert sich rasch.

Ein anderer Patient hat im Laufe seines Lebens einen guten Coping-Stil entwickelt. Nachdem er die kritische Phase seines Herzinfarktes überstanden hat, setzt er sich aktiv mit seiner neuen eingeschränkten Lebenssituation auseinander. Er entwickelt Möglichkeiten für sich, wie er zukünftig sein Leben diesbezüglich gestalten könnte (Coping-Strategie). Seine Kooperationsbereitschaft gegenüber Pflegepersonal, Ärzten und den speziellen Rehabilitationsmaßnahmen ist dementsprechend gut. Da er die Therapie annimmt und sich entsprechend verhält, verbessert sich seine Prognose erheblich. Die rasche Genesung beweist dies.

5.4 Die Kooperationsbereitschaft des Patienten (Compliance)

Definition

Als Compliance beziehungsweise Non-compliance wird das Befolgen oder Nicht-Befolgen ärztlicher/pflegerischer Anordnungen im Sinne von therapiekonformen Krankheitsverhalten bezeichnet.

Der Patient wird nicht danach gefragt, ob er genügend Vertrauen in die Fachkenntnisse und Kompetenz des Pflegepersonals oder der Ärzte besitzt, ob er ihnen zutraut, ihn bestmöglich zu pflegen und zu heilen. Es wird vorausgesetzt, sich bei Therapie und Pflege entsprechend kooperativ zu verhalten.

Erwartungshaltung

Wichtig

Der gesamte Verhaltensspielraum des Patienten ist durch die Routine des medizinischen Apparates und Klinikbetriebes begrenzt. Es gilt sich anzupassen.

Im Krankenhaus sind es – neben persönlichen Grenzverletzungen des Patienten – gerade krankenhausinterne Umstände, die die Kooperationsbereitschaft des Patienten mindern:

- Die routinierten Arbeitsabläufe auf der Station
- geregelte Besuchszeiten; Sprechzeiten; Visite; Untersuchungszeiten
- Zeitmangel
- Personalmangel, z. T. unqualifiziertes Personal
- Die schnelle oder mit einer Großzahl von Pflegekräften und Ärzten stattfindende Visite

- Die medizinische Fachsprache
- Die zahlreichen unangenehmen Untersuchungsmethoden

> **Definition**
>
> Die Entwicklung von **Non-compliance** beziehungsweise der verweigerten Kooperationsbereitschaft des Patienten verwundert daher nicht. Neben Non-Compliance kann es außerdem zu **Reaktanz** kommen. Unter Reaktanz wird das Bedürfnis verstanden, die verloren gegangene Wahl-Freiheit wieder zu gewinnen und die eigene Kontrolle über das Krankheitsgeschehen wieder zu erlangen.

Durch das unterschiedlichste »Verweigerungsverhalten« aus Trotz, Ärger, Sarkasmus, Kritik u. a. versucht der Patient ein Stück seiner »alten« Wahlmöglichkeiten, Freiheit, Selbstständigkeit und Unabhängigkeit wieder zu gewinnen.

So gesehen gilt der Kranke als **kooperativ oder compliant**, der den Rat des Arztes bereitwillig und uneingeschränkt befolgt, im Gegensatz zum **nicht-kooperativen** Patienten, der die Anordnungen des Arztes und des Pflegepersonals nicht – oder eben nicht so, wie diese es erwarten – adäquat befolgt. In diesem Sinne verletzt er die Erwartungen und Pflichten, die das medizinische System an ihn richtet (Haubl in Heim 1994).

5.5 Patientenkompetenz und Patienten-Empowerment

Patientenkompetenz

Seit Mitte des 20. Jahrhunderts zeigt sich eine Entwicklungstendenz zum Wandel des Rollenverständnisses von Patienten. **Insbesondere Patienten mit schweren** (wie Krebs) **oder chronischen Erkrankungen** (wie Depressionen) **sind oft Experten in Sachen der eigenen Erkrankung** (Symptome wahrnehmen und erkennen, Medikamentenverträglichkeit, Nebenwirkungen, Wirksamkeit von Therapien). Der Begriff der **Patientenkompetenz (the expert patient)** wurde seit dem Jahr 2000 von Krebspatienten geprägt.

Patientenkompetenz umfasst ein sehr gutes Wissen und neueste Informationen über die eigene Krankheit bzw. verlangt danach, dieses zu erhalten (Beratung, Aufklärung, Diagnose, Prognose, Therapiemöglichkeiten). Die Patienten suchen nach einem Umgang und einem Leben mit der Krankheit, um die neue Lebenssituation mittels eigener Ressourcen und sozialer Unterstützung zu meistern (Annahme und Auseinandersetzung mit der Erkrankung). Sie verlassen die Opferrolle und suchen aktiv nach Lösungen zur Krankheitsbewältigung. Der kompetente Patient stellt Fragen und will seine Krankheit verstehen. Nur wenn der Patient aufgeklärt ist und weiß, was mit ihm geschieht, kann er auch aktiv bei der Therapie und Krankheitsbewältigung mitwirken:

Der kompetente Patient macht mit, denkt mit, redet mit, entscheidet mit (shared decision), was mit ihm und seiner Erkrankung passieren soll (Werner 2007). Pflegende und Ärzte müssen diese neue Kompetenz von Patienten erst zulassen und anerkennen. Bisher war der typische Patient der passive Empfänger von Pflegehandlungen, Diagnostik und Therapie. Pflegende und Ärzte waren die alleinigen Experten in Sachen Krankheit und Gesundwerden bzw. Pflege und Medizin. Dennoch kann es vorkommen, dass Patienten den eigenen oder fremden Erwartungen und der Eigenverantwortung nicht gerecht werden können, z. B. infolge körperlicher oder psychischer Instabilität durch die Krankheit.

Ergänzt wird die Patientenkompetenz durch das **Patienten-Empowerment (self impowerment)**, der Fähigkeit die eigenen gesundmachenden Kräfte und Ressourcen zu entdecken, zu stärken und sie gezielt zur Krankheitsbewältigung anzuwenden. Die Stellung des Patienten verändert sich durch Wissen, Information, Mitwirkung und Mitentscheidung bei der gesamten Behandlung.

Patienten-Empowerment

> **Wichtig**
>
> Patienten wollen weder Arzt noch Pflegekraft, weder Medizin noch Pflege kritisieren oder ablehnen, sie wollen sie jedoch nachvollziehen können (informiert sein) und bei der Krankheitsbewältigung mit entscheiden und mitwirken. Der Bedarf an Informationen über die eigene Krankheit ist am Anfang oft hoch. Trotzdem kann es im Zeitalter des Internets verwirrend und beängstigend sein, über Krankheitsverläufe oder Komplikationen zu lesen. Die Informationsflut kann leicht überfordern. Insbesondere Online-Foren/Chats, die einen Austausch Betroffener über bestimmte Krankheiten ermöglichen, können verunsichern und sind selten fachlich fundiert.

> **Wichtig**
>
> Man sollte bedenken, dass bei weitem nicht alle Patienten über Patientenkompetenz und Patienten-Empowerment verfügen. Nicht alle wollen oder können sich aktiv mit ihrer Krankheit auseinandersetzen. Nicht alle wollen restlos aufgeklärt werden (z. B. über ihre Prognose, verbleibende Lebenszeit, Nebenwirkungen), sondern sich Hoffnung bewahren, um weiterleben zu können. Nicht alle Menschen können mit dem Verlust der eigenen Gesundheit, den Veränderungen des eigenen Körpers durch Krankheit, einer tödlich verlaufenden Erkrankung und damit der eigenen Endlichkeit konfrontiert werden.

5.6 Historischer Wandel der Patientenrolle

Tab. 9.1:
Die Veränderungen des Patienten

Jahr	Beschreibung
1960 Der bevormundete Patient	Der Patient gab praktisch mit der Inanspruchnahme von ärztlichen, medizinischen und pflegerischen Handlungen seine Identität auf. Sobald er eine Arztpraxis, ein Krankenhaus oder Pflegeheim betrat, gehörte die Krankheit der Medizin und den Pflegenden. Oft wurden damals schwere Diagnosen nicht mitgeteilt, sondern über den Kopf des Patienten hinweg über Therapie und Pflege entschieden.
1970 Der informierte Patient	Von Amerika ausgehend begann man damit, Patienten über ihre Krankheit und Therapiemaßnahmen zu informieren.
1980 Der mündige Patient	Patienten begannen sich selbst über ihre Krankheit zu informieren. Erste Selbsthilfegruppen gründeten sich.
1990 Der autonome Patient	Arzt und Patient versuchen sich mit einer »Medizin und Therapie« auf Augenhöhe zu begegnen. Gemeinsam wird über die Krankheitsbewältigung und Entscheidungen zur Gesundung gesprochen **(shared decision)**. Dazu musste jedoch der Fachjargon von Medizinern für Patienten verständlicher werden. Nur so konnte ein Dialog zwischen Arzt und Patient möglich werden. Auch Beipackzettel von Medikamenten wurden in verständlicher Sprache geschrieben, Visiten und Arztgespräche in allgemeiner und laienverständlicher Sprache geführt.
2000 Der kompetente Patient (the patient expert)	Der Patient will über seine Krankheit aufgeklärt und informiert sein. Er übernimmt selbst aktiv Verantwortung bei der Krankheitsbewältigung (Auseinandersetzung und Bewältigung für ein Leben mit der Krankheit). Sie verstehen ihren eigenen Beitrag als Ergänzung zur Medizin: compliance, coping, Informationen über Resilienz, Kohärenz, eigene Ressourcen, eigene Selbstheilungskräfte aktivieren.

Die Fachbegriffe auf einen Blick

- **Compliance** = meint die Kooperationsbereitschaft/Bereitschaft eines Patienten zur Zusammenarbeit mit Ärzten und Pflegepersonal.
- **Coping-Stil** = verschiedene allgemeine Verhaltensweisen für den Umgang mit Herausforderungen, die man in der Sozialisation erwirbt.
- **Coping-Strategie** = spezifische Bewältigungsstrategien z. B. für die Umgangsweise mit seiner Krankheit (aktive Auseinandersetzung mit der Krankheit oder passive Ohnmacht bzw. Vermeidungsverhalten).
- **Egozentrisches Verhalten** = bedeutet die Handlungen/Aussagen anderer Personen überwiegend auf mich selbst zu beziehen; alles um mich

herum dreht sich um mich, meint mich (Ichbezogenheit = Egozentrik).
- **Gegenübertragung** = kann als die aktuelle Reaktion einer Person auf die Übertragung eines Menschen verstanden werden, sozusagen die Annahme der Übertragung. Geht der Pflegende auf das Übertragungsverhalten des Patienten ein, findet Gegenübertragung statt.
- **Krankheitsbewältigung (Coping)** = engl. Ausdruck für individuelle Bewältigungsweisen, Bewältigungsmöglichkeiten für den Umgang mit schwierigen Situationen. Es wird unterschieden zwischen.
- **Krankheitserleben** = umfasst die individuelle emotionale Erlebensweise der eigenen Krankheit.
- **Regression** = psychologischer Begriff, der das Zurückfallen eines Menschen (hier: Patienten) auf kindliche Verhaltensweisen/kindgemäße Entwicklungsstufen bezeichnet. Man unterscheidet institutionelle, situative und individuelle Regressionsformen.
- **Übertragung** = psychologischer Ausdruck, der das »Übertragen« kindlicher Beziehungs- und Verhaltensmuster auf aktuelle Situationen bezeichnet. Z. B.: Frühkindliche Mutter-Tochter-Beziehung wird übertragen auf weibliches Pflegekraft-Patienten-Verhältnis.
- **Patientenkompetenz** = bezeichnet die Fähigkeit, auf dem Weg durch die Krankheit für sich Verantwortung zu übernehmen. Informiert und gut aufgeklärt über seine Krankheit sein, Experte in Sachen eigener Krankheit (the patient expert).
- **Patienten-Empowerment** (self impowerment) = die Fähigkeit, die eigenen gesundmachenden Kräfte und Ressourcen zu entdecken, zu stärken und sie gezielt zur Krankheitsbewältigung anzuwenden. Patienten sind umfassend informiert über ihre Krankheitssituation und wollen am Heilungsprozess mitwirken und mitentscheiden.

6 Gesundheit und Krankheit im Alter. Patienten der Zukunft: Alte Menschen

Definitionen

Gerontologie (Altersforschung) ist die Wissenschaft, die sich mit den körperlichen, geistigen, psychischen und sozialen Veränderungen des Alterns befasst. Gerontologie reflektiert auch den Wandel des Altenbildes in der Gesellschaft.

Geriatrie (Altersmedizin) ist die Lehre von den Krankheiten des alternden Menschen und ihre Behandlung. Ziel der Geriatrie ist es, altersbedingte Beschwerden zu heilen oder zu vermindern.

Gerontopsychologie (Alterspsychologie) befasst sich mit dem Erleben und Verhalten im Alter. Sie ist ein relativ neues Fachgebiet der Entwicklungspsychologie, die sich ehemals nur mit dem Erleben und Verhalten in der Entwicklung von Kindern, Jugendlichen und dem frühen Erwachsenenalter befasste. Erst später wurde die Lehre auch auf das Alter ausgeweitet.

Gerontopsychiatrie bezeichnet ein Fachgebiet der Psychiatrie, das sich mit der Krankheitslehre, Diagnostik, Therapie und Prävention psychischer Erkrankungen im Alter befasst.

6.1 Alter – Altern – Alte Menschen

Alter, Altern und alte Menschen sind in unserer Gesellschaft durch den aktuellen demografischen Wandel (Bevölkerungsentwicklung) ein zentrales Thema in der Soziologie des Alter(n)s, der Altersmedizin/Geriatrie, der (Alten-)Pflege und (Geronto-)Psychologie geworden. Altersforschung (Gerontologie) ist heute mehr denn je gefragt:

Die Alterung unserer Gesellschaft ist ein Zusammenspiel von bestehenden und zu erwartenden Geburts- und Sterbegeschehen, verbunden mit enormer Migration (Zuwanderung).

In den nächsten Jahren und Jahrzehnten wird sich die Bevölkerungsstruktur in Deutschland stark verändern. Die Zunahme der Lebenserwartung war bisher auf den Rückgang der Säuglings- und Kindersterblichkeit in Industrienationen zurückzuführen, heute kommt die höhere Überlebenswahrscheinlichkeit im Alter dazu. D. h., **es steigt nicht nur die Lebenserwartung bei der Geburt; sondern auch im Alter** (Doblhammer, Kreft, Dethloff 2012), **hinzu kommt der Geburtenrückgang in Deutschland.**

Die durchschnittliche Lebenserwartung bei Geburt lag 1980 für Männer bei 70,5 Jahren und für Frauen bei 77 Jahren. 2016 liegt sie bereits bei Männern um 78 Jahre (+7,5), für Frauen bei 83 Jahren (+6). Bis 2060 wird die Lebenserwartung wieder jeweils um sechs bis sieben Jahre für beide Geschlechter ansteigen (Bundesministerium 2016).

Demografische Entwicklung in Deutschland

Fazit: Die Menschen werden immer älter, die künftig geborenen Kinder immer weniger – und die Gesellschaft wird vielfältiger. Nicht zuletzt durch die enorme aktuelle Zuwanderung aus Krisen- und Kriegsgebieten, von Wirtschafts- und Klimaflüchtlingen.

Einfach ausgedrückt: Immer weniger junge Menschen stehen immer mehr alten Menschen gegenüber (vgl. Wahl und Heyl 2015). Der demografische Wandel und die gestiegene Lebensqualität/Gesundheit im Alter erfordern eine ganz neue Bewertung des Alters und der alten Menschen. Es entsteht ein neues gesellschaftliches Altersbild. Die Menschen in Deutschland leben heute durchschnittlich über 30 Jahre länger als noch vor 100 Jahren. Hinzu kommt, dass die meisten alten Menschen heute die Chance haben, die gewonnenen Jahre bei guter Gesundheit aktiv zu gestalten.

6.2   Das Altersbild

Bestimmte Vorstellungen, Einstellungen aber auch Vorurteile und (Alters-)Stigmatisierungen kennzeichnen das **Altersbild einer Gesellschaft**. Das existierende Altersbild kann positiv oder negativ sein.

So hat sich das ursprünglich negative Altersbild der letzten Jahren von den »**alten Alten**«, die ein von »Abbau und Defiziten geprägtes Dasein verbringen«, d. h. die vom körperlichen Abbau und dem Verlust von Fähigkeiten (Mobilität oder kognitive Fähigkeiten), die deutlich von Krankheiten (chronisch und Mulitimorbidität), sozialer Isolation (Einsamkeit), psychischen Veränderungen (Verunsicherung, Demenz, Altersdepression) und Pflegebedürftigkeit gekennzeichnet sind, zu positiven Vorstellungen hin verändert:

zu den **aktiven »jungen Alten«**, die eine rege Teilnahme am sozialen Leben haben, die Sport treiben und reisen, die lebenslang lernen, sich in Ehrenämtern engagieren, z. B. mit ihren beruflichen Erfahrungen oder die ihr Wissen weitergeben, die sich bewusst ernähren und regelmäßig zum Hausarzt gehen (Gesundheitsfürsorge).

Unterschieden wird das **gesellschaftliche Altersbild**, wie eben geschildert, und das **individuelle**, z. B. Welches Bild habe ich von meiner eigenen Oma (bettlägerige Kranke) oder meinen alten Eltern (rüstige Rentner)? (Walter 2006; Wurm et al. 2010; Kruse und Wahl 2010)

6.3 Altersmodelle

Altersmodelle versuchen Theorien über das **Alter** und **Altern**, die soziale Situation und das Verhalten und Erleben älterer Menschen zu erklären. Beispiele dafür sind das **Defizitmodell** (Wechsler 1944) und das **Kompetenzmodell** (Olbrich 1987).

Ersteres, das **Defizitmodell**, ist die älteste und am meisten kritisierte Alterstheorie, die aber den bisherigen Vorstellungen entspricht, dass Alter und Altern allein Abbau bedeutet und nur Defizite auf allen Ebenen, körperlich, geistig, seelisch, biologisch mit sich bringt. Also, je älter ein Mensch wird, desto mehr negative Aspekte stellen sich in allen Bereichen ein.

Dagegen spricht das **Kompetenzmodell**: Hierbei geht es dem (alten) Menschen darum, solange wie möglich (s)ein selbstbestimmtes Leben zu führen. Dazu gehört das Annehmen und Nutzen von den heute bestehenden Möglichkeiten, die Hilfe im Alter bieten. Da, wo ein älterer Mensch gezielt Ressourcen nutzt, um seine Lebensqualität zu erhalten, ist ein gutes Leben mit Altern möglich geworden: gute medizinische Versorgung, ambulante Pflege, Haushaltshilfe, Treppenlift, barrierefreies Wohnen, Rollatoren für die selbstständige Mobilität, tagesklinische Angebote – moderne und technische Aspekte, die ein aktives Leben in der eigenen Wohnung weiterhin ermöglichen.

Kritik: Es existieren noch weitere Altersmodelle und Alterstheorien, von denen jedoch keines ausreichend ist. Es gibt zu viele Unterschiede zwischen alten Menschen, deren individuellen Status, Lebensbedingungen, Lebensstil, Gesundheitszustand u. a. Altern geschieht auf allen Ebenen (psychisch, physisch, kognitiv und emotional) bei Menschen unterschiedlich und verläuft individuell positiv oder negativ für den Einzelnen.

> **Wichtig**
>
> Sicher ist: Das Altersbild hat sich bis heute positiv verändert und befindet sich auch weiterhin in Veränderung!

6.4 Was ist Alter(n)?

Das menschliche Leben ist von Geburt an bis zum Tod ein unaufhörlicher Prozess von physischen, psychischen, kognitiven und sozialen Veränderungen und Entwicklungsphasen (▶ Kap. 7.7.1)

Die **menschlichen Entwicklungsphasen** sind folgendermaßen voneinander abgegrenzt:

- Geburt/Säuglingszeit/Kindheit
- Jugend/Pubertät
- Erwachsenenalter
- Der alte Mensch (Zeitraum wird in drei Altersspannen eingeteilt: young old, old old, oldest old)
- Sterben und Tod

Die unterschiedlichen Lebensalter sind mit bestimmten Reifungsphasen (Trotzalter, Pubertät, Wechseljahre, Midlifecrisis) und möglichen Krankheitsbildern (Kinderkrankheiten, hormonellen Veränderungen, Rückenerkrankungen, Herzinfarkt, Krebs, Demenz) verbunden.

> **Wichtig**
>
> Alterungsprozesse gehören zum Leben. **Altern bezeichnet den Prozess des Altwerdens, der biologisch gesehen bereits mit unserer Geburt beginnt und ein lebenslanger Prozess ist.** Jeden Tag werden wir unaufhörlich älter. **Das Alter ist demnach immer der Lebensabschnitt, der zugleich das Resultat des Altwerdens ist.**
>
> Alt werden und alt sein sind keine Krankheit. Das Alter ist der letzte Lebensabschnitt in den jeder von uns allmählich hinein wächst.

Die **Altersforschung (Gerontologie)** befasst sich mit den verschiedensten **Altersaspekten** von Menschen.

Was ist das Alter?

Genannt werden:

- **Kalendarisches Alter** – das nach dem Geburtsdatum chronologisch gezählte Alter an Jahren. Daran geknüpft sind soziale Aspekte wie Schulpflicht, Volljährigkeit, Rentenanspruch, Wahlberechtigung, Führerschein.
- **Biologisches Alter** – kann sehr individuell bestimmt sein vom Lebensstil: Bewegung, Gewicht, Ernährung, soziale Kontakte, Gesundheitszustand, genetische Faktoren, wie gesund und vital ein Mensch ist und sich fühlt (unabhängig vom kalendarischen Alter).
- **Psychologisches Alter** – »Man ist so alt, wie man sich fühlt.« Eigenes Empfinden und Erleben des Alter(n)s und die persönliche Haltung dazu bestimmen das psychologische Alter. Z. B. wie gehe ich mit mei-

nem Alter um, wie stehe ich dazu? Lebenszufriedenheit? Wie wach und interessiert bin ich (noch) an Menschen, Kontakten, Aktivitäten, der Gesellschaft, Veränderungen, Politik?
- **Soziales Alter** – ist bestimmt von gesellschaftlichen Aspekten wie Rechten, Pflichten, Gesetzen, Regeln, Normen und Rollenerwartungen (▶ Altersbild). **Lebensabschnitte werden eingeteilt in: Schule/Ausbildung/Bildungsphase, Erwerbstätigkeits- und Familienphase, Ruhestand.**

Was aber ist alt oder das Alter?

Wie eben dargestellt, gibt es »das Alter« nicht. Alter lässt sich auch nicht allein durch physische, psychische, biologische oder soziale Aspekte bestimmen. Alter ist geprägt von der Gesellschaft und der individuellen Haltung, die ein Altersbild wertschätzend oder negativ prägt. Und Alter ist veränderbar und verändert sich gerade.

Bisher galt ein Mensch als alt, sobald er das deutsche Rentenalter erreicht hatte, also mit etwa 65 Jahren. Schon hier zeigen sich erste gesellschaftliche Veränderungen: Was ist mit Altersteilzeit? Frühberentung? Früher Ruhestand? Altersarbeitslosigkeit? Rentnerminijob? Erwerbsminderungsrente?

Hinzu kommt die **gestiegene Lebenserwartung bei der Geburt und im Alter**; die jetzige Generation Menschen werden bereits mit einer hohen Lebenserwartung geboren und die heutigen alten Menschen werden bei besserer Gesundheit älter. Das führte dazu, »das Alter« in weitere Altersabschnitte aufzuteilen:

- **Die jungen Alten – ab 65 Jahre und älter** (alte und ältere Menschen: youngest old, young old)
- **Die alten Alten – ab 85 Jahre und älter** (sehr alte Menschen; old old und Hochaltrige, Hochbetagte: oldest old)

Dessen ungeachtet belegen wissenschaftliche Studien, dass man so alt ist, wie man sich fühlt. Zwischen objektiven, kalendarischen/biologischen Alter und dem subjektiven, empfundenen Alter zeigt sich eine deutliche Diskrepanz: Alte Menschen fühlen sich überwiegend jünger als ihr tatsächliches Alter und sehen oft auch so aus. Laut Berliner Altersstudie BASE (Bertram et al. 2014) liegt die Differenz zwischen kalendarischem und gefühlten Alter bei zwölf Jahren.

6.5 Gesundheit und Krankheit im Alter

Die Grundlagen für ein »gesundes Altern« werden bereits früh im Lebenslauf des Menschen gelegt. In der Sozialisation (Lernen von Normen und Werten im Anpassungsprozess in die Gesellschaft) wird früh das

Verhalten im Umgang mit Krankheit (und Gesundheit) gelernt. Z. B. ist entscheidend, wie innerhalb der Familie damit umgegangen wurde? Hat man einen Arzt aufgesucht? Oder wurden Krankheiten selbst behandelt? Musste man trotz Fieber zur Schule?

Im Erwachsenenalter ist jeder Einzelne selbst verantwortlich für die Erhaltung seiner Gesundheit etwa durch gesunde Ernährung, ausreichend Bewegung sowie den Verzicht von Drogen, Alkohol und Nikotin.

Im Laufe des Lebens verändert sich der **Stellenwert Gesundheit** mit steigendem Alter. Häufig wird von Gesundheit als dem höchsten Gut gesprochen. Während in der ersten Lebenshälfte (bis 40 Jahre) Gesundheit oft etwas Selbstverständliches ist, die nach überstandener Krankheit wiedererlangt wird (Erkältung, Beinbruch, Blinddarmentfernung, Operation), verändert sich das Krankheitsgeschehen mit zunehmendem Alter. Während es bisher akute, kurativ (heilend) gut behandelbare, kurze Erkrankungen waren, verändern sich Krankheitsdauer, Schwere der Erkrankung, Rekonvaleszenzzeit und die Tendenz zur Chronifizierung. Es treten neue Krankheitsbilder auf, die aufgrund jahrelanger Latenzzeit erst jetzt ausbrechen (starker Raucher – Lungenerkrankungen, Dauerstress – Herzinfarkt, fettreiche Ernährung – Arteriosklerose, Herzerkrankungen, Krebs). Häufig bestehen mehrere Krankheiten parallel (**Multimorbidität**), z. B. Diabetes und Herzkreislauferkrankung.

Stellenwert Gesundheit im Laufe des Lebens

Ziel der Geriatrie

Die medizinisch therapeutische Behandlung in der **Altersmedizin (Geriatrie)** kann meist nicht mehr kurativ sein, ihr Ziel ist es vielmehr die funktionale Gesundheit wieder herzustellen. **Funktionale Gesundheit** bedeutet, dass Menschen aufgrund ihrer (wiederhergestellten) Gesundheit wieder dazu in der Lage sind, Alltagsaktivitäten (Mobilität, selbstständige Aktivität, Ernährung, Hygiene, Haushalt) zu erfüllen oder am sozialen Leben teilzuhaben (Kontakte, Arztbesuche, Hobbys, Einkauf). Das kann gelingen durch eine lebenslange Medikamenteneinnahme oder Inanspruchnahme von ambulanter Pflege und Hilfsmitteln, um verlorene Funktionalität wieder herzustellen. Z. B. Mobilität durch Physiotherapie, künstliche Gelenke oder Rollator. Oft geht es darum, zu lernen mit den Erkrankungen zu leben und die Selbstständigkeit im Alltag wieder zu erlangen.

6.6 Soziologische und psychologische Aspekte von Alter(n) und Gesundheit

Neben biologischen und medizinischen Ursachen von Alterskrankheiten existieren zahlreiche soziologische und psychologische Faktoren die Altern, Gesundheit und Krankheit beeinflussen. Sie sind normale Geschehnisse im menschlichen Lebenslauf. Nachweislich beeinflusst sind sie dadurch, wie das Leben verlaufen ist, mit welchen Lebenserfahrungen und Lebensumständen es geprägt wurde, wie durch:

Historische Geschehnisse wie Krieg, Kriegserlebnisse, Kriegsverletzungen/Invalidität, Traumata, Flucht, Hunger, Existenzängste, Kultur- und Heimatverlust, Revolution, Emigration (z. B. nachweislich durch den 1. und 2. Weltkrieg, Einsätze im Golfkrieg und Afghanistan, Umweltbedingungen z. B. nach dem Reaktor Gau in Tschernobyl).

Heute vor allem durch belastende oder schlechte Arbeitsbedingungen, Stress am Arbeitsplatz, Mobbing, Burnout, Arbeitslosigkeit, Frühberentung, Erwerbslosenminderung, sozialer Wandel/soziale Ungerechtigkeit, Arm/Reich, Altersarmut, existentielle Bedingungen, Bildungsunterschiede, Schichtzugehörigkeit (RKI, 2009, Zentrum für Altersforschung).

6.6.1 Subjektive Gesundheit: Wie wird Gesundheit im Alter wahrgenommen?

Die Bewertung des eigenen Gesundheitszustandes durch Ältere (subjektive Gesundheit) wird ganz anders beurteilt als objektiv nachweisbare Krankheitsbefunde. Die Vorstellung von Gesundheit im höheren Alter wird weniger als die Abwesenheit von Krankheit, sondern vielmehr als das Freisein oder die Verringerung von quälenden Beschwerden und funktionalen Einschränkungen angesehen. D. h. werden anhaltende Herzschmerzen durch Medikamente beseitigt, fühlen die Patienten sich besser bzw. gesund, auch wenn damit eine dauerhafte Medikamenteneinnahme verbunden ist. Leichte anhaltende Symptome, z. B. Schmerzen in den Knien und beim Laufen, werden eher dem Altersprozess zugeschrieben als einer Krankheit (Arthrose, Rheuma), wodurch trotz objektiver Symptome die Gesundheit dann als positiv eingestuft wird. Objektive Symptome werden also mehr dem Alter als einer Krankheit zugeschrieben. Hierbei ist sicher die eigene (positive) Haltung gegenüber dem Alter und »altersbedingter Gesundheit« entscheidend. Die »neuen Alten« versuchen sich mit gesundheitlichen Beschwerden zu arrangieren. Sie nutzen Hilfsmittel und Hilfsangebote, um verlorengegangene Funktionalität wieder herzustellen. Eine gewisse Lebenszufriedenheit, psychische und soziale Ressourcen spielen dabei eine erhebliche Rolle. Und auch im Alter sind Gesundheitsprävention (regelmäßige Arztbesuche, Gesundheitskontrollen) und Gesundheitsförderung (Bewegung, Ernährung) von Bedeutung, ob und wie man »gesund altert«.

In den letzten Jahrzehnten des 20. Jahrhunderts hat sich nachweislich die Gesundheit alter Menschen verbessert. Aber es gibt eine paradoxe Entwicklung: Die Anzahl der demenziell veränderten und erkrankten Personen ist absolut gewachsen (vgl. RKI 2009, Zentrum für Altersforschung).

6.6.2 Funktionale Pflege (ADL und IADL)

Um im Alter die so genannte Funktionale Gesundheit zu erlangen – also dass ältere Patienten wieder dazu in der Lage sind, typische Alltagsanforderungen zu bewältigen und am gesellschaftlichen Leben teilnehmen – ist neben der Altersmedizin vor allem die Funktionale Pflege notwendig geworden. Anders ausgedrückt: Wenn Krankheit (beginnende Demenz) oder Folgen einer Krankheit (nach Apoplex) dazu führen, dass es zu funktionalen oder kognitiven Einschränkungen kommt, die Aktionsspielräume und Mobilität einschränken, werden Menschen hilfe- oder pflegebedürftig. **In der Pflege wird dementsprechend zwischen Aktivitätseinschränkungen im Alltag (ADL= Activities of Daily Living) und IADL (Instrumental Activities of Daily Living) unterschieden.**

Tab. 6.1: ADL und IADL

ADL	IADL
Basisaktivitäten der Pflege und Versorgung der eigenen Person	**Komplexe Tätigkeiten**
Essen, Trinken Ernährung/Nahrungsaufnahme, Mund- und Körperhygiene Zahn/Prothesenpflege, Baden/Duschen/Waschen, Intimpflege/Toilettengang/(In)Kontinenz Tag/Nachtkleidung, sich an- und ausziehen, ins Bett/aus dem Bett Mobilität innerhalb der Wohnung Brille, Hörgerät (sensorische Beeinträchtigungen)	Versorgung innerhalb und außerhalb des eigenen Haushalts Einkaufen, Essen zubereiten, Abwasch, Sauber halten der Wohnung, Wäsche waschen, Umgang mit Telefon, Postverkehr, Finanzen, soziale Kontakte halten und pflegen, sich außerhalb der Wohnung bewegen, Arztbesuch

7 Psychologische Grundlagen menschlichen Verhaltens und Erlebens

7.1 Was ist Psychologie?

> **Wichtig**
>
> »Die Lehre von der Seele« ist der ursprüngliche Sinn des Wortes Psychologie. Die Definition setzt sich aus den griechischen Wörtern Psyche = Seele und Logos = die Lehre von (etwas) zusammen. Die moderne Psychologie führt den Begriff der Seele (Psyche) zwar noch in ihrer Definition, versucht ihn jedoch wissenschaftlich zu vermeiden. »Seele« gilt als laienhafter und somit als unwissenschaftlicher Begriff.

Entwicklung der Psychologie

Durch die relative Unerklärbarkeit der Seele, ihre Unergründbarkeit, ist sie eigentlich bis heute nicht wirklich wissenschaftlich fassbar für uns Menschen. Auf diese Weise haftet dem Seelenbegriff immer noch etwas Mystisches, Religiöses oder Romantisches an. In früheren Zeiten wurde versucht, die Seele mit Hilfe der Religion zu erklären: Man kannte die von Gott eingehauchte Seele, wusste um ihrer Unsterblichkeit und von der Seelenwanderung. In den Bereichen der romantischen Literatur und Philosophie sprach man von der feinen, empfindsamen Seele eines Menschen, sah diese als Sitz der Gefühle an und sagte, dass der Mensch ohne Seele tot sei.

Aufgrund der romantisch mystischen Erklärungsversuche ist die Psychologie stets bemüht, als eigenständige Wissenschaft neben bspw. Medizin oder Theologie bestehen zu können. Die philosophisch-religiösen Vorstellungen verändern sich in naturwissenschaftlich-medizinische Anschauungen. Die Psychologie versucht die Seele auf rein wissenschaftliche Weise, d. h. sachlich zu erforschen.

Um als wissenschaftliche Disziplin anerkannt zu werden, orientiert sich die Psychologie an der Naturwissenschaft und deren analytischen Methoden. Seelenheilkunde verwandelt sich einerseits in Medizin: in Neurologie (medizinische Wissenschaft vom Aufbau und der Funktion des Nervensystems) und Psychiatrie (als ein Spezialgebiet der Medizin, das sich mit der Erkennung und Behandlung von seelischen Störungen und Geisteskrankheiten befasst). Schließlich gelang es der Psychologie, sich im 20. Jahrhundert als eigenständiger Wissenschaftszweig zu etablieren.

Die wissenschaftliche Psychologie gliedert sich seitdem in folgende Hauptrichtungen (▶ Abb. 7.2):

Wissenschaftliche Psychologie

> **Hauptrichtungen der Psychologie**
>
> - **Tiefenpsychologie** (hierzu gehört die Psychoanalyse)
>   Verhalten und Erleben werden durch biologische Triebe gesteuert. Seelische Vorgänge prägen unbewusst unser tägliches Erleben und Verhalten. Nach Freud strebt der Mensch nach persönlicher Triebbefriedigung, die meist im Konflikt mit Gesellschaft, Normen und angepasstem Verhalten korreliert.
> - **Lern- und Verhaltenspsychologie – Kognitive Psychologie und Behaviorismus Verhaltenstherapie, Kognitive Therapie**
>   Individuelles Verhalten und Erleben wird auf geistige Prozesse zurück geführt: Denken, Lernen, Erinnern, Problemlösen, Schlussfolgern. Oder es wird auf objektiv sachlich beobachtbares und messbares Verhalten eingegrenzt nach dem Reiz-Reaktions-Schema
> - **Humanistische Psychologie** (Gestalttherapie, Gesprächstherapie)
>   Verhalten und Erleben basieren auf dem ganzheitlichen Menschenbild. Das Individuum wird als aktives Wesen verstanden, dass dazu fähig ist, seinen eigenen individuellen Weg zu finden, sich selbst zu verwirklichen und nach dem Guten streben.
> - **Systemische Psychologie** (seit Ende der 1970er Jahre) (Familien- und Paartherapie)
>   Diese psychologische Richtung versucht, menschliches Verhalten und Erleben (Wahrnehmen, Denken, Fühlen) als komplexe Systeme zu verstehen. Dabei wird der Mensch immer in Interaktion mit anderen offenen und geschlossenen Systemen begriffen (Menschen, Gruppen, Umwelt, soziales Netzwerk).

> **Wichtig**
>
> Der Schwerpunkt der Psychologie liegt in der Erforschung des individuellen menschlichen Verhaltens und Erlebens.

7.1.1 Menschliches Verhalten und Erleben

> **Definition**
>
> Unter **Erleben** versteht man Prozesse wie Emotionen, Stimmungen. Gemeint sind mehr innere, psychische Vorgänge: wie jemand fühlt, erinnert oder denkt (▶ Kap. 1.2.1).

Jeder Mensch hat eine ganz eigene Art, wie er sich selbst, die Welt in der er lebt und andere wahrnimmt/erlebt. Und jeder verhält sich in den unterschiedlichsten Situationen auf ganz individuelle Weise.

Auch **Sinneswahrnehmungen** wie Farben, Gerüche, Töne, Geschmack oder körperliche Reize (Berührung, Schmerz) bestimmen und beeinflussen unser Erleben. Die Körperempfindungen Schmerz, Kälte, Frieren, Schwitzen, Durst oder Hunger sind bei jedem Menschen, insbesondere während einer Krankheit, unterschiedlich stark ausgeprägt. Ein Patient ist sehr kälteempfindlich, der andere nimmt die Kälte im Patientenzimmer nicht so stark wahr wie sein Bettnachbar, der nach einer zweiten Decke verlangt.

Das **Verhalten** eines Menschen bezieht sich auf seine Motorik, Gestik, Mimik und auf physiologische Prozesse wie Schwitzen, Unruhe, Zittern. Erleben und Verhalten können sich auch ergänzen: zum Beispiel Ekel/Naserümpfen, Freude/Lächeln, Hunger/Magenknurren/Speichelfluss im Mund.

> **Wichtig**
>
> Das Verhalten ist äußerlich beobachtbar. Das Erleben eines Menschen ist ein innerer Prozess.

7.1.2 Erklärung des menschlichen Verhaltens und Erlebens

Verhaltensursachen

Die Ursache für unser Verhalten wird in zwei Quellen gesehen: In Persönlichkeitsfaktoren und situativen Reizen. **Persönlichkeitsfaktoren** entstehen durch Erfahrungen, Erbanlagen, Temperament, Charaktertyp, Einstellungen, Interessen, Vorlieben und Neigungen.

Zu **Situativen Reizen** gehört alles außerhalb des Individuums. Hierzu zählen Geschehnisse oder bestimmte Gegebenheiten, wie Sozialisation (d. h. wie/wo jemand aufgewachsen ist, welchen Reifeprozess er durchläuft von der Kindheit bis zum Erwachsenenalter), Umweltbedingungen, Klima, Gerüche, Licht, Lärm.

Solche äußeren Reize haben »innere Auswirkungen«. Für jemanden, der in der Stadt aufgewachsen ist, ist der Verkehrslärm zur Gewohnheit geworden – er nimmt diesen kaum wahr. Ist er dagegen auf dem Land, bemerkt er die Stille. Einer Person, die in ländlicher Umgebung aufgewachsen ist, fallen der Lärm und die Reizüberflutung der Stadt sofort auf. Persönlichkeitsfaktoren und/oder situative Reize können innere Regungen wie Ideen, Kreativität, Erinnerungen, Schmerzen, Entscheidungen und Befürchtungen beeinflussen oder steuern. Beide Faktoren bedingen sich auch wechselseitig.

Wirkungen von Reizen

Beispiel: Einflüsse auf das Verhalten: Ein erneuter Krankenhausaufenthalt (= situative Reize: Umgebung/bevorstehende Operation/Schmerzen) kann bei einem pessimistischen Menschen (= Charaktertypus, schlechte Erfahrungen beim ersten Klinikaufenthalt) Angst auslösen.

Ein Mensch, der zu Aggressionen neigt (= Persönlichkeitsfaktor), kann besonders aggressiv sein, wenn er Lärm ausgesetzt ist (= situativer Reiz). Umgekehrt bewirkt Urlaub (= situativer Reiz) durch die positive innere Haltung und Freude (= persönliche Einstellung) ein hohes Maß an Erholung.

Individuelle Aspekte ←→ **Situativer Kontext**

Vorhandene Erfahrungen
- gute/schlechte
- keine

Charaktertypus
- eher ruhig/aufbrausend
- eher sensibler Typ/zurückhaltend
- eher aggressiv, nervös, reizbar
- steht gern im Mittelpunkt
- ängstlich/selbstbewusst

Individuelles Verhalten

Ort/Umgebung
- Zuhause
- Krankenhaus

Situation
- krank/gesund
- Schmerzen
- Diagnose
- Prognose
- vor/nach OP

Zeitfaktor
- über Wochen bettlägerig
- erst kurz oder schon seit Wochen in der Klinik

Lärm/Ruhe

Einzel-/Mehrbettzimmer

Kassen-/Privatpatient

Abb. 7.1: Wechselwirkung von individuellen und situativen Aspekten und ihr Einfluss auf menschliches Verhalten

Zwei Patientenbeispiele veranschaulichen Abbildung 7.1:

Patientenbeispiele

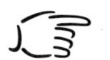

Beispiele: Wechselwirkungen: Eine Patientin hat schlechte Erfahrungen während ihres letzten Krankenhausaufenthalts gemacht. Als sie erneut ins Krankenhaus eingewiesen wird, steht sie den Pflegekräften und Ärzten misstrauisch gegenüber. Zusätzlich hat sie starke Schmerzen, und die noch ungewisse Prognose nach dem operativen Eingriff belasten sie erheblich. Die gesamte Situation Krankenhaus ist bereits zu Beginn negativ vorbelastet. Als sie erfährt, dass sie in ein Dreibettzimmer verlegt werden soll, ist sie nahe daran am liebsten die Klinik zu verlassen. Da sie von Natur aus sensibel und ängstlich ist, schluckt sie alles hinunter und vertraut sich nicht der Pflegekraft Britta an, die ihr eigentlich sehr freundlich vorkommt. Die schlechten Erfahrungen, die individuellen Charaktereigenschaften und die Krankenhaussituation beeinflussen das Verhalten und Erleben der Patientin erheblich.

Herr Meyer ist seit einem Jahr in Abständen regelmäßig zur Chemotherapie auf Station. Mittlerweile ist ihm diese Station »heimisch« geworden; er kennt das freundliche Personal, den Ablauf und die Räumlichkeiten. Obwohl der Patient eher ein nervöser, leicht reizbarer Persönlichkeitstyp ist, haben die zahlreichen Krankenhausaufenthalte und die damit verbundenen Erfahrungen ihn in seinem Verhalten und Erleben nachhaltig positiv beeinflusst.

7.2 Unterschied zwischen Alltagspsychologie und wissenschaftlicher Psychologie

Alltagspsychologisches Wissen

Die Psychologie unterscheidet grundsätzlich zwischen **Alltagspsychologie = Laienpsychologie** und wissenschaftlicher Psychologie. Unser so genanntes alltagspsychologisches Wissen haben wir im Laufe unserer Sozialisation durch Erfahrungen und Situationen im Umgang mit anderen Menschen entwickelt. Wir verfügen dadurch über eine Art **Erfahrungsschatz** im Umgang mit unseren Mitmenschen. Wir sind dazu in der Lage, andere »irgendwie« einzuschätzen und unser Verhalten und Handeln auf sie abzustimmen. Mit Hilfe unseres alltagspsychologischen Wissens können wir unser **tägliches Handeln** und den Umgang mit anderen unbewusst oder gezielt beeinflussen. Wir verfügen über eine Art psychologischen Menschenverstand – ohne uns genauer mit Psychologie auseinander gesetzt zu haben. Diese Laienpsychologie, die wir alle **unbewusst** im Alltag anwenden und nutzen ist äußerst lebenspraktisch. Sie erweist sich als sehr hilfreich im täglichen Umgang miteinander, erleichtert unsere Kommunikation und schützt uns, da wir den anderen und Situationen einzuschätzen vermögen und uns so darauf einstellen können.

> **Wichtig**
>
> Die Alltagspsychologie ist unsere intuitive Art und Weise, wie wir auf andere zugehen oder ihnen aus dem Weg gehen, miteinander umgehen oder uns vor ihnen schützen.

Da dieses alltagspsychologische Wissen auf individuell-persönliche Erfahrungen basiert ist es **subjektiv**. Das heißt, wir nehmen die eigene Person, die eigenen Erfahrungen, als Maßstab um andere zu beurteilen. Wir sind nicht objektiv, bauen Vorurteile und Bewertungen ein, ohne den anderen vielleicht näher zu kennen oder ihm (und uns selbst!) eine Chance zu geben, einander offen (vorurteilsfrei) neu zu begegnen. Hierdurch können dann Missverständnisse, Verletzungen und Kommunikationsstörungen entstehen. Wir unterliegen möglicherweise Selbsttäuschungen, da wir dazu tendieren, nur das wahrzunehmen, was wir wahrhaben wollen. Das bedeutet, dass wir allein die eigene Person als Maßstab für unser psychologisches Wissen nehmen.

Kritik an der persönlichen Alltagspsychologie

Die **Wissenschaftliche Psychologie** stellt an sich den Anspruch der **Objektivität,** der Allgemeingültigkeit und der **Messgenauigkeit,** um Daten und Aussagen objektiv ermitteln zu können. Sie befasst sich auf nicht wertende, sondern objektiv-neutrale und somit auf rein wissenschaftliche Weise mit dem Menschen.

Wissenschaftliche Psychologie

In dieser Auseinandersetzung mit der menschlichen Persönlichkeit soll der Mensch sowohl in seiner Einzigartigkeit (Individualität) als auch in den Gemeinsamkeiten von Individuen betrachtet und erforscht werden. Mit letzterem wird der Frage nach Gemeinsamkeiten bei möglichst vielen Menschen nachgegangen beziehungsweise gesucht. Hier soll dem wissenschaftlichen Kriterium der **Allgemeingültigkeit** entsprochen werden:

Was lässt sich auf möglichst viele Menschen anwenden (trifft auf eine große Anzahl von Personen zu) und kann deshalb als allgemeingültig anerkannt werden?

7.3 Ziele und Methoden der Psychologie

Um objektive, allgemeingültige Aussagen über den Menschen ermitteln zu können, hat die Psychologie bestimmte Methoden und Verfahren entwickelt. Alle dienen dazu, unser menschliches Verhalten und Erleben zu erklären.

Die Hauptaufgaben der Psychologie verfolgen daher das Ziel, menschliches Verhalten zu beschreiben, zu erklären, vorherzusagen und möglicherweise zu verändern oder zu beeinflussen.

> **Wichtig**
>
> Ziele der Psychologie sind die Beschreibung, Erklärung, Vorhersage und Veränderung/Beeinflussung menschlichen Verhaltens.

Verdeutlichung der Aufgaben/Ziele der Psychologie

Beschreibung: Wie würde ich eine Person beschreiben? Was ist typisch für sie/ihn? Was sind Besonderheiten, Vorlieben, Typisches, Charakteristisches, individuelle Eigenschaften einer Person?

Erklärung: Warum verhält eine Person sich auf eine bestimmte Art und Weise verhält (Ursachen, Gründe). Wie/warum sich ein Mensch auf eine bestimmte Weise verhält, beeinflusst uns in unserem Tun, Verhalten oder den Konsequenzen bezüglich dieser Person (z. B. Mitleid, Rücksicht, Respekt, Geringschätzung).

Veränderung/Einflussnahme: Wenn ich mich in einer bestimmten Weise verhalte, kann ich sein/ihr Verhalten positiv/negativ beeinflussen (fördern, hemmen, konstant halten, stören, in eine bestimmte Richtung lenken). So kann ich ihn/sie gezielt beruhigen, aufregen, ärgern...

Vorhersage: Wahrscheinlich wird er/sie sich so oder so verhalten. Ein bestimmtes Verhalten bzw. Verhaltensalternativen sind von der betreffenden Person zu erwarten. Z. B. reagiert sie eher verständnisvoll; sie wird ärgerlich werden. Vorteil: Ich kann mich darauf einstellen, z. B. wenn ich weiß, dass die Person bei Kritik eher aufbrausend reagiert.

Praxisbeispiel: Psychologie zwischen Pflegefachkraft und Arzt: Pflegefachkraft Andrea arbeitet seit Jahren mit Dr. Haller zusammen. Als sie ihn in eine Krankenakte vertieft sieht, denkt sie, dass er immer genau überlegt, was die beste Therapie für einen Patienten sein könnte (→ Beschreibung eines Menschen).

Vor einem Jahr kam es durch eine Medikamentenallergie bei einem Patienten zu einem anaphylaktischen Schock. Seitdem verhält Dr. Haller sich übertrieben penibel, wenn es um die Medikamentendosierung seiner Patienten geht (→ Erklärung, warum sich jemand auf eine bestimmte Art verhält).

Da Andrea um den Unglücksfall weiß und sie sich daraus sein eigensinniges Verhalten bei der medikamentösen Therapie der Patienten erklären kann, begegnet sie ihm mit Verständnis (→ Ihr Verhalten ist durch die mögliche Erklärung, warum der Arzt sich so verhält, beeinflusst).

Während sie geduldig auf den Therapieplan wartet, sind ihre Kollegen oft ungehalten über den Arzt. Sie schätzen ihn als unsicher ein, und bringen ihm deshalb Geringschätzung entgegen. Während der Zusammenarbeit haben sie sich an die Eigenschaft ihres Stationsarztes jedoch gewöhnt und können schon vorhersagen, dass der Arzt ziemlich empfindlich reagieren wird, falls sie ihn bitten sich mit der Dosierung der Medikamente nicht so lange aufzuhalten (→ Vorhersage, wie sich jemand wahrscheinlich verhalten wird).

Seit Pfleger Theo sich darauf eingestellt hat, dem Arzt Zeit zu gewähren – und Dr. Haller weiß, dass der Pfleger ihn in Ruhe überlegen lässt, funktioniert die Zusammenarbeit – und der Arzt ist von sich aus bemüht, so schnell wie möglich die Medikamente festzulegen (→ Veränderung/Einflussnahme; positive Einflussnahme durch die Pflegefachkräfte → hat zu einer Veränderung des Verhaltens beim Arzt geführt).

> **Wichtig**
>
> Beschreibung, Erklärung, Vorhersage und Veränderung/Einflussnahme treffen auf wissenschaftliche Psychologie ebenso zu wie auf Laienpsychologie.

7.4 Wie kann menschliches Verhalten und Erleben wissenschaftlich erfasst werden?

Um die vier Ziele der Psychologie – Beschreibung, Erklärung, Vorhersage und Veränderung/Beeinflussung – zu erreichen, geht es nun um die Fragestellung: Wie kann menschliches Verhalten und Erleben wissenschaftlich erfasst werden?

In der wissenschaftlichen Psychologie gelingt dies mit Hilfe von verschiedenen **Testverfahren, Experimenten und speziellen Untersuchungsverfahren**. Alle Methoden erfassen dabei einerseits die Gemeinsamkeiten und Unterschiede des menschlichen Verhaltens und Erlebens zwischen Menschen, andererseits wird der Schwerpunkt auf den einzelnen Menschen in seiner individuellen Art, seinen persönlichen Veränderungen oder konstanten Erlebens- und Verhaltensweisen, gelegt.

Befragung

Gewinnung von persönlichen Daten durch Interviews, Fragebögen, Anamnesen.

Methoden der Wissenschaftlichen Psychologie zum Erfassen menschlichen Verhaltens und Erlebens

Beobachtung

- Selbstbeobachtung/Selbstwahrnehmung
  Eigene Gefühle, Eindrücke, Vorstellungen über mich.
  Wie sehe ich mich oder wie nehme ich mich selbst wahr?
  Kritik: Nicht genügend Distanz zu sich selbst, keine objektiven Aussagen = subjektive Wahrnehmung.
- Fremdbeobachtung/Fremdwahrnehmung
  Wie nehmen andere mich wahr, wie nehme ich andere wahr?
  Kritik: Wenn Menschen wissen, dass sie beobachtet werden, neigen sie dazu sich nicht natürlich zu verhalten.

Experimente

Laborexperiment = Beobachtung unter besonderen/künstlichen Bedingungen

Feldexperiment = Experimente in natürlicher menschlicher Umgebung

Der Rosenthal-Effekt = Wechselseitige Beeinflussung des Versuchsleiters und der Versuchsperson aufeinander und damit auch auf das Experiment. Es kann deshalb zu falschen Ergebnissen kommen.

Längsschnittuntersuchungen

Man erfasst individuelle Veränderungen und Beständiges/Konstantes im Lebenslauf eines Menschen → Erfassung intra-individueller Unterschiede

Querschnittsuntersuchungen

Man erfasst Unterschiede und Gemeinsamkeiten zwischen verschiedenen Personen → Erfassung inter-individueller Unterschiede

Test

Eigentlich eine Sonderform des Experiments. Tests bestehen aus einer Reihe von Reizvorlagen (worauf wir in einer bestimmten Art und Weise reagieren); das können Bilder, Wörter, Fragen, bestimmte Aufgaben sein. Meist werden hiermit bestimmte Fähigkeiten wie zum Beispiel Konzentration oder Geschicklichkeit geprüft.

Praxisbeispiele aus der Pflege

Wenn Patienten die Diagnose einer schweren Krankheit erhalten, kann man beobachten, dass es Unterschiede im Bewältigungsverhalten mit einer Erkrankung gibt: Ein Patient reagiert mit Verzweiflung, glaubt nicht an Heilung und verliert seinen Lebensmut. Eine anderer entschließt sich nach dem Herzinfarkt, diese Krise als Chance zu begreifen und zukünftig bewusst stressfreier zu leben.

Selbstwahrnehmung und -beobachtung; Fremdwahrnehmung und -beobachtung

Anne, Pflegefachkraft, meint von sich selbst, dass sie sehr einfühlsam und fürsorglich mit Patienten umgehen kann. Ihre Kollegin dagegen hat schon oft beobachten können, wie wenig Anne die Ressourcen von Patienten erkennt und fördert. Sie neigt dazu, Patienten schnell alles abzunehmen und sie dadurch unselbstständig zu halten.

Beobachtung in der Pflege

Beobachtung und Wahrnehmung sind in der Pflege insbesondere im Bereich der **Krankenbeobachtung** von Bedeutung. Einerseits fällt hierunter die detaillierte medizinisch-pflegerische Krankenbeobachtung wie Aussehen, Allgemein- und Ernährungszustand, Vitalfunktionen, Temperatur und ähnliches, andererseits geht es um die spezielle Beobachtung von Schmerzen, dem Krankheitsverhalten, der psychischen Verfassung, also um mehr psychologische Beobachtung über das Verhalten und Erleben von Patienten. Hierhin gehört das einfühlsame Beobachten und Wahrnehmen von Ängsten (z. B. vor Untersuchungen, OPs), von Sorgen über die Krankheit, Unstimmigkeiten zwischen Mitpatienten oder gegenüber Kollegen.

Im Pflegealltag sollte die Krankenbeobachtung kontinuierlich, aber möglichst unauffällig durchgeführt werden. Patienten fühlen sich schnell verunsichert oder machen sich Sorgen, wenn man sie beobachtet. Neben dem Pflegepersonal führt – unbewusst – auch der Patient selbst an sich Krankenbeobachtung durch. Er kennt sich und seinen Körper am besten! So kann er sehr gut selbst Veränderungen körperlicher oder seelischer Art an sich wahrnehmen.

Die Selbst- und Fremdwahrnehmung ist auch unter Kollegen, im Pflegeteam und im Umgang beziehungsweise der Ausbildung von Pflegeschülern wichtig. Psychologisches Wissen kann hier, einfühlsam und kompetent eingesetzt, von Nutzen sein.

Geforscht wird unter künstlichen (z. B. Schlaflabor) oder natürlichen Bedingungen (z. B. in der Schule). **Labor-/Feldexperiment**

Die Befragung ist wichtiger Bestandteil der Pflege. Die Pflegeanamnese bei der Aufnahme neuer Patienten ist ein solches Beispiel. Persönliche Informationen über einen Menschen werden erfragt. Auch die ärztliche Anamnese ist eine Art »Interview« speziell zur Krankengeschichte des Patienten. **Befragung**

7.5 Grundrichtungen der Psychologie

	Psychologie in der Wissenschaft		
Tiefenpsychologie	Behaviorismus Lern- und Verhaltenspsychologie	Humanistische Psychologie	Systemische Psychologie

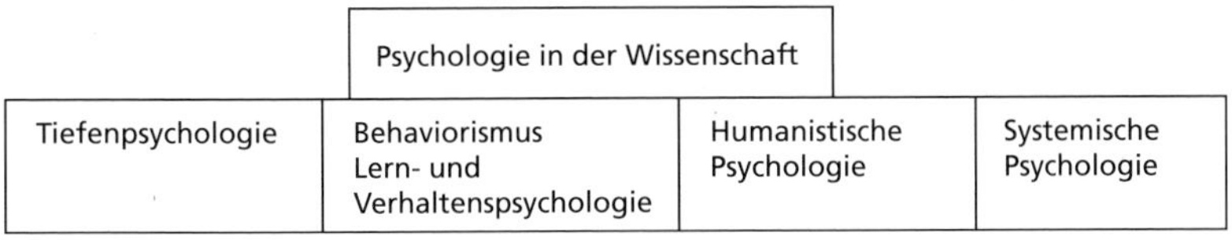

Abb. 7.2: Wissenschaftliche Richtungen der Psychologie

Die Psychologie gliedert sich in die Hauptgebiete: Hauptgebiete

- Tiefenpsychologie
- Lern- und Verhaltenspsychologie
- Humanistische Psychologie
- Systemische Psychologie

7.5.1 Tiefenpsychologie

Die **Tiefenpsychologie**, begründet Anfang des 20. Jahrhunderts von **Sigmund Freud**, befasst sich vorrangig mit dem **Unbewussten**. Freud versuchte die Seele des Menschen, sein Verhalten und Erleben, durch unbewusste seelische Prozesse in uns Menschen zu erklären. Er vertrat die These, dass Menschen sich aufgrund von **Trieben** verhalten. Auf Freud geht die wohl bekannteste Therapieform, die Psychoanalyse, zurück. Mit Hilfe von tiefenpsychologischen Verfahren, wie Traumdeutung, Hypnose oder dem Freien Assoziieren soll ein Zugang zu unbewussten seelischen Prozessen (Erfahrungen aus der Kindheit, verborgene Wünsche oder Fantasien) gefunden werden.

7.5.2 Lern- und Verhaltenspsychologie

Die **Lern- und Verhaltenspsychologie** wird unter dem Oberbegriff **Behaviorismus (aus dem englischen behavior = Benehmen, Verhalten)** zusammengefasst, sie geht auf die Psychologen **Watson und Skinner** zurück. Diese Richtung entwickelte sich ab den 1950er Jahren, die **kognitiven** Ansätze ab etwa 1965. Im Behaviorismus wird davon ausgegangen, dass jedes Verhalten und Erleben gelernt wird. Die Lern- und Verhaltenspsychologie betrachtet den Menschen als eine Art »**Reiz-Reaktions-System**«. Damit ist gemeint, dass wir Menschen auf bestimmte Reize reagieren, also uns aufgrund bestimmter Reize (Geruch, Bilder, Erinnerungen) in einer bestimmten Art und Weise verhalten oder Dinge erleben. Kurz gesagt: Wir lernen etwas und verhalten uns daraufhin in einer bestimmten Weise. Die Lernpsychologie unterscheidet verschiedene **Lernformen**:

Reiz-Reaktions-Lernen

- Reiz-Reaktions-Lernen
  Beim **Reiz-Reaktions-Lernen**, oben bereits angesprochen, reagieren wir auf einen bestimmten Reiz: Injektion → Schmerz → Angst; eine Folge des Lernens in diesem Fall kann sein, dass ein Patient bereits beim Anblick von Spritzen Angst bekommt.

  Lernen kann auch durch **positive oder negative Verstärkung** erfolgen: Wird ein Kind für etwas gelobt oder belohnt, lernt es daraus; wenn es sich wiederholt in einer bestimmten Art und Weise verhält, erfolgt eine Belohnung. Ebenso funktioniert dieser Vorgang im negativen Sinn durch Tadel oder Bestrafung.

  In beiden Fällen geschieht das Lernen durch positive oder negative Verstärkung und führt dadurch zu einem bestimmten (gelernten) Verhalten. Man könnte auch von negativen/positiven Konsequenzen sprechen:

  Ein Patient → injiziert kein Insulin → er bekommt eine hyperglykämische Entgleisung: Der Diabetespatient lernt an den negativen Konsequenzen/negativer Verstärkung sich zukünftig genau an regelmäßige Injektionen zu halten.

- Modell-Lernen
  Eine weitere Lernform ist das **Modelllernen**. Menschen beobachten ein bestimmtes Verhalten und **imitieren** es. Ein kleines Kind beobachtet, wie seine Eltern mit Besteck essen (Eltern dienen als Modell). Daraufhin probiert das Kind aus, auch mit seinem Löffel zu essen, es macht es den Eltern nach. Es verhält sich wie die Eltern.

  Aus der Lern- und Verhaltenspsychologie entwickelten sich entsprechend die Kognitiven (**kognitiv = denken**) Therapien sowie die reine **Verhaltenstherapie**. Mit Hilfe von Lernprogrammen und der Veränderung bestehender (den Menschen einengenden oder behindernden) Verhaltensmuster sollen Erlebens- und Verhaltensweisen konditioniert (beigebracht, erlernt, verlernt) werden.

Modell-Lernen

7.5.3 Humanistische Psychologie

Die dritte Hauptrichtung der Psychologie ist die **Humanistische Psychologie (human/humanistisch im Sinne von: der Menschenwürde entsprechend, menschlich, Streben nach Menschlichkeit)**. Sie geht auf die Psychologen **Maslow** und **Rogers** zurück (1960er Jahre). Im Mittelpunkt dieser Psychologie steht der Mensch an sich. Sie versteht den Menschen in einem ganzheitlichen Sinn, in einer Einheit aus Körper, Geist und Seele. Sie vertritt die Ansicht, dass der Mensch weder allein aus unbewussten Trieben oder Wünschen in seinem Verhalten und Erleben bestimmt wird, noch dass jedes menschliche Verhalten letztlich gelernt wird oder eine logische Folge (Reaktion) auf einen vorausgegangenen Reiz ist.

Die Humanistische Psychologie spricht dem Menschen individuelles, selbstbestimmtes, selbstverantwortliches Handeln und Erleben zu. Sie begreift Menschen als aktiv, entscheidungsfähig und handlungsorientiert mit einem angeborenen Streben, sich selbst zu verwirklichen, zu wachsen, Ziele zu verfolgen und Sinn im Leben zu finden.

Aus dieser Psychologie, die sich erst zwischen 1950/60 in den USA entwickelte, gehen als bekannteste die Therapieformen **Gesprächstherapie**, die **Gestalttherapie** und das **Psychodrama** hervor.

7.5.4 Systemische Psychologie

Erst ab Ende der 1970er/Anfang der 1980er Jahre bildeten sich systemische Ansätze aus der **Systemtheorie** (Maturana, Varela 1982) heraus. Diese **setzten dem dominant naturwissenschaftlichen Denken ein vernetztes und ganzheitliches Denken entgegen.** Es war fraglich geworden, ob die übliche lineare Denkweise, dass alles eine logische Ursache habe und daraus bestimmte Konsequenzen folgen müssen, d. h. dass alles logisch erklärbar und berechenbar sei, noch Gültigkeit besaß. Bisher wurde grundsätzlich davon ausgegangen, dass das Ursache-Wirkungsprinzip für alles Erklärungen auf »Warum«-Fragen liefern konnte, z. B.: Auf einen Reiz folgt eine Reaktion:

Ich rieche Speisedüfte → das löst Hunger aus
Ein Magen-Darm-Virus → verursacht Übelkeit und Erbrechen
Fettreiches Essen → führt zu Übergewicht

Warum es zu Hunger, zur Magenverstimmung oder zu Übergewicht gekommen ist, kann nach dieser Auffassung immer auf bestimmte Ursachen zurückgeführt werden.

Kritik der üblichen Denkmuster

Dem setzt das systemische Denken entgegen, dass nicht nur eine logische Ursache etwas auslöst, sondern dass **mehrere Elemente und deren gegenseitige Beeinflussung** untereinander (**Wechselwirkung/Rückbezüglichkeit**) in Betracht gezogen werden müssen. Vieles könnte zu einem Herzinfarkt geführt haben: Nicht eine spezielle Ursache wie fettreiches Essen, Übergewicht, Rauchen oder Stress allein, sondern mehrere dieser Parameter zusammen und deren wechselseitige-gegenseitige Einflussnahme (fettreiche Nahrung → führt zur Arterienverkalkung, die wiederum das Herzinfarktrisiko erhöht) könnten als Folge einen Herzinfarkt bewirken. Alles wird insgesamt vernetzter gesehen, als Zusammenspiel vieler Elemente, die dynamisch und im prozesshaften Verlauf aufeinander einwirken. Vor diesem Erklärungsmuster wandelt sich das einseitige »warum« in ein vielseitiges »wie«: Wie konnte die Krankheit entstehen? Welche Faktoren könnten als mögliche Ursachen zusammengenommen Krebs ausgelöst haben?

Vernetzung

Die Vorstellung, dass viele Dinge dieser Welt in einem komplexen, vernetzten Zusammenhang stehen und auf diese Weise Systeme bedingen, hat sich inzwischen bestätigt. Überall existieren Systeme, die aus vielen Elementen bestehen (Komplexität), die miteinander in Beziehung stehen (Vernetztheit) und so selbstständig aufeinander einwirken (Selbstrückbezüglichkeit). Auf diese Weise können die verschiedensten Systeme unabhängig und selbstständig funktionieren (Selbstorganisation = Autopoesis von griech. autos = selbst und griech. poiein = schaffen) und sich selbst erhalten.

Es bedarf nicht viel Fantasie und Aufmerksamkeit, um plötzlich überall eine Vielzahl von Systemen zu erkennen. Mit Hilfe der systemischen Sichtweise wurde die Vernetzung in zahllosen Bereichen unserer Welt in Form von Systemen entdeckt: Ein Individuum, der menschliche Organismus, Krankheiten (Entstehung/Verläufe), Organsysteme, ein Pflegeteam, die Krankenhaushierarchie, die Klinikorganisation, eine Familie, Kommunikation, Mobbing – alles kann auf die Vielseitigkeit von Systemen und deren typische Konzeption aus Komplexität, Vernetztheit, Rückbezüglichkeit, Selbstorganisation und Selbsterhaltung zurückgeführt werden.

 Beispiele aus der Pflege: Ein Pflegeteam aus examiniertem Personal und Schülern in Zusammenarbeit mit den Ärzten (Stationsärzten/Assistenzärztinnen/Ärzte im Praktikum) bilden gemeinsam das System einer Station. Alle Personen des Pflegepersonals, der Ärzteschaft, Krankenhausleitung und Patienten sind Teile des Gesamtsystems »Krankenhaus«. Viele weitere Abteilungen mit ihren einzelnen Stationen machen das System eines Klinikums aus. Aber erst in der Vernetzung mit anderen Bereichen wie dem Labor- oder Küchensystem ist es schließlich vollständig und funktioniert in gegenseitiger Abstimmung aufeinander als Ganzes. Alle sind miteinander vernetzt und beeinflussen einander.

Ein anderes vernetztes System ist beispielsweise der menschliche Körper. Der menschliche Organismus besteht aus Körper, Geist- und Seele, besitzt aber seinerseits kleinere Organsysteme (Subsysteme): das Herz-Kreislaufsystem oder das Nervensystem, diese wiederum besitzen alle Zellsysteme u.s.f.

Da Systeme hierarchisch organisiert sind, kann man sie – je nach Ausgangspunkt – abwärts oder aufwärts betrachten und jeweils kleinere oder nächst größere Subsysteme erkennen:

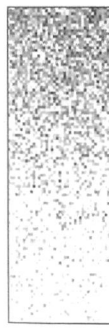

Menschlicher Organismus/Mensch

Organsystem (kleinere und größere)

Organ

Zelle

Zellorganellen

Moleküle

Atom

Abb. 7.3: Beispiel für Strukturen mit zunehmender Komplexität

Für die Systemische Psychologie bilden die Annahmen der Systemtheorie die Grundlage für psychische Betrachtungsweisen über den Menschen. Psychische Prozesse oder Erkrankungen, menschliches Verhalten und Erleben können auf viele Faktoren zurückzuführen sein und zu seelischen und körperlichen Krankheiten führen. Hieraus entwickelte sich schließlich der Zweig der **Psychosomatik**. Wenn der Mensch als ein Wesen aus Körper-Geist-Seele verstanden wird, kann auch den multikausalen/multifaktoriellen Ursachen von Krankheiten umfassender begegnet werden. In der traditionellen Schulmedizin standen zu lange nur der Körper, biologische, biochemische Krankheitsauslöser im Zentrum der Betrachtungen von Therapie und Heilung. Unsere Welt, unsere Probleme und unsere Krankheiten sind insgesamt komplex(er) und vernetzt(er) geworden.

Aus der Systemischen Psychologie entstanden als **Therapieformen** die **systemische Familientherapie und Paartherapie**. Die systemische Familientherapie betrachtet die Vernetzung und gegenseitige Beeinflussung durch Vater, Mutter → (= System Eltern) in Zusammenhang mit den Kindern (= System Geschwister) im ganzheitlichen System der Familie. Wird beispielsweise die Mutter, ein Element dieses Systems, krank, so

Psychosomatik

gerät dadurch das gesamte Familiensystem in Veränderung – und die gegenseitige Vernetzung wird deutlich.

> **Wichtig**
>
> Der Blick der systemischen Psychologie ist nicht mehr nur auf Ursachen, Symptome und deren Folgen gerichtet, sondern darüber hinaus wird nach den gegenseitigen Zusammenhängen untereinander geforscht. Man könnte es auch so ausdrücken: Die **Warum**-Frage (Warum konnte sich eine Krankheit entwickeln, was ist die Ursache?) hat sich in ein Forschen nach dem **Wie** verändert: Wie konnte es zum Krebs kommen, welche Zusammenhänge zwischen Körper und Seele haben hierbei eine gegenseitige Beeinflussung gespielt?

7.5.5 Positive Psychologie

> **Definition**
>
> Seit Ende der 1990er Jahre gibt es die **Positive Psychologie** (USA; Seligmann) Diese psychologische Schule verlässt nach ihrem eigenen Anspruch den bisherigen Forschungsschwerpunkt der defizitären und krankmachenden Aspekte und wendet sich der Erforschung dessen zu, was den Menschen allgemein stärkt und das Leben lebenswerter macht. Ziel ist die Förderung von Lebenszufriedenheit, Wohlbefinden, Resilienz und persönlichen Stärken. Die Positive Psychologie knüpft an Inhalte der Humanistischen Psychologie an. Aspekte sind bereits in der ressourcenorientierten Psychotherapie zu finden.

7.6 Teilbereiche der speziellen Psychologie

Verschiedene Zweige

Neben den vier Richtungen der Psychologie – Tiefenpsychologie, Lern- und Verhaltenspsychologie, Humanistische Psychologie und Systemische Psychologie – existieren weitere Zweige.

> **Wichtig**
>
> Die **Allgemeine Psychologie** befasst sich mit den psychischen Funktionen von Verhalten und Erleben, die allen Menschen gemein sind. D.h. sie umfasst das Grundwissen über Ziele, Aufgaben, Methoden

> der Psychologie samt Definitionen, Test- und Untersuchungsverfahren.
> Darüber hinaus gibt es die **speziellen Teilgebiete der Psychologie, die sich in Funktions- und Anwendungsbereiche unterteilen lassen.**

Die Funktionsbereiche gehen den Fragen nach, wie etwas »psychologisch funktioniert« oder abläuft: Wie – wieso – warum und wann verhalten Menschen sich in einer bestimmten Art und Weise?

Funktionsbereiche

In den **Anwendungsbereichen der Psychologie** geht es schließlich um »**praktische Psychologie**«. Damit ist gemeint, wo spezielles psychologisches Wissen oder psychologische Erkenntnisse angewandt werden:

Anwendungsbereiche

Wo wird – sozusagen – die Theorie in die Praxis umgewandelt? Beispiele für Anwendungsbereiche der Psychologie sind:

- Klinische Psychologie
- Medizinische Psychologie
  - Gerontopsychologie
  - Gesundheitspsychologie
- Sozialpsychologie
- Pädagogische Psychologie
- Kommunikationspsychologie
- Arbeits- und Organisationspsychologie
- Wirtschaftspsychologie
- Verkaufspsychologie

Für die Pflege können die psychologischen Aspekte menschlichen Verhaltens und Erlebens hilfreich sein. Es ist wichtig zu wissen, dass Krankheit, Kranksein, Schmerzen, therapeutische und pflegerische Maßnahmen sowie (Neben-) Wirkungen von Medikamenten die Verhaltens- und Erlebensweisen des Patienten stark beeinträchtigen oder verändern können. Viele Menschen »benehmen« sich im Krankheitszustand anders als im Alltag. Ebenso spielt das individuelle Krankheitserleben oder die Krankheitsbewältigung eine wichtige Rolle für das Verhalten von Patienten.

Fazit für Pflegende

Das Pflegepersonal kann durch psychologisches Wissen *positiv* auf den Patienten *einwirken*, indem es versucht, sich in die Situation des Patienten einzufühlen (Empathie): Psychologisch-pädagogisch qualifiziertes Pflegepersonal kann dann Patientenverhalten und Erleben zuordnen (Angst, Unsicherheit, Aggression) und verstehen. Auf diese Weise kann dazu beigetragen werden, den Krankenhausaufenthalt so zu gestalten, dass dem Patienten mit Verständnis, Geduld und Einfühlungsvermögen begegnet wird. Es kann gezielt und sinnvoll auf den Patienten und dessen Genesungsprozess Einfluss genommen werden.

7.7 Auswahl spezieller Teildisziplinen der Psychologie für die Pflege

7.7.1 Entwicklungspsychologie

Definition

Die Entwicklungspsychologie untersucht die in der Psychologie beschriebenen Bereiche in Abhängigkeit vom individuellen Lebenslauf des Menschen.

Psychologische Entwicklung des Menschen

Zeitlich möglichst genaue Beschreibung und Erklärung individueller Entwicklungsverläufe

- Entwicklung
  - in der Säuglingszeit/Kindheit
  - in der Jugend/Pubertät
  - im Erwachsenenalter
  - im Seniorenalter (Gerontopsychologie)

Wichtige Themen
- Reifungsphasen und Lernen
  - Entwicklung des Denkens (Intelligenz)
  - Entwicklung der Persönlichkeit
  - Entwicklungsphasen/Entwicklungsstörungen

7.7.2 Persönlichkeitspsychologie (Differenzielle Psychologie)

Definition

Die Persönlichkeitspsychologie untersucht das Erleben und Verhalten des Menschen vorwiegend unter dem Gesichtspunkt individueller Unterschiede (Differenz).

Beispiele für individuelle Unterschiede
- persönliche Eigenheiten (Individualität eines Menschen)
- verschiedene soziale Herkunft (Sozialisation, Familienherkunft, Wohnsituation, Umwelt, Schule, Bildung, Beruf)
- spezielle Merkmale, z. B. Intelligenz

Anwendung persönlichkeitspsychologischer Ergebnisse
- bei **Eignungsuntersuchungen**
- in der **Betriebspsychologie**
- in der **Schulpsychologie**
- in der **Verkehrspsychologie**

7.7.3 Sozialpsychologie

> **Definition**
>
> Die Sozialpsychologie ist die Wissenschaft vom Erleben und Verhalten von Individuen in ihren sozialen Bezügen, d. h. in ihren Beziehungen zu anderen.

Die Sozialpsychologie befasst sich demzufolge mit dem Verhalten und Erleben von:

- Individuen (z. B. Pflegefachkraft zu anderen Pflegenden)
- Gruppen (Pflegefachkraft zum Pflegeteam)
- Kulturen (Pflegende zu ausländischen Patienten)
- Kommunikation
- Sozialisation (Anpassung des Individuums an Normen von Gruppen oder der Gesellschaft)
- Soziale Einstellungen
- Vorurteile und Stereotypen/Stigmatisierung
- Rollenverhalten
- Entstehung von Aggressionen und Konflikten

Wichtige Themen der Sozialpsychologie

7.7.4 Klinische Psychologie

> **Definition**
>
> Die Klinische Psychologie ist ein spezielles Teilgebiet der Psychologie, das sich insbesondere auf den Bereich des Krankenhauses, auf Beratungsstellen und psychiatrische Einrichtungen bezieht. Schwerpunkt ist die Diagnostik, bestimmte Untersuchungsverfahren und psychologische Tests zur Beurteilung und Erfassung psychologischer Parameter, z. B. zur Einstufung oder Klassifikation spezieller Krankheitsbilder (klinisch-diagnostisches Gespräch, klinische Testdiagnostik).

- Erforschung, Diagnostik, Klassifikation spezieller psychiatrischer Krankheitsbilder (Sammelbegriff für Methoden, mit denen eine vergleichende Beurteilung und Beschreibung von psychischen Merkmalen möglich ist)
- Prävention (Vorbeugende Maßnahmen) von Störungen
- Medizin, medizinische Diagnostik
- Psychosomatik
- Krisenartige Belastungssituation (Operationen, Trauer)
- Verarbeitungsprozesse schwerer und chronischer Erkrankungen

Wichtige Arbeitsgebiete

Wichtige Anwendungsbereiche

Wichtige Tätigkeitsbereiche
- Alle Bereiche des Sterbens (z. B. Todesangst)
- (Psychiatrische) Krankenhäuser
- Erziehungs-, Ehe- und Familienberatungsstellen
- Drogenberatungsstellen
- Rehabilitationseinrichtungen

7.7.5 Medizinische Psychologie

Definition

Dieses Teilgebiet ist die Psychologie für die verschiedenen medizinischen Bereiche; als Psychologie für Mediziner ist sie Prüfungsfach im Medizinstudium.

Wichtige Themen
- Arzt-Patient-Beziehung (psychische Aspekte)
- Arzt- und Patientenrolle
- Psychologische Vorbereitung auf medizinische Maßnahmen und Eingriffe (z. B. bei Narkosen, Operationen, Untersuchungen, die bei Bewusstsein erfolgen)
- Geschulte Gesprächsführung; psychologische Verarbeitungsprozesse von körperlichen Erkrankungen, besonders bei schweren und chronischen Erkrankungen verstehen; Handlungsalternativen und Umgangsweisen mit Patienten erlernen
- Psychologische Aspekte des Todes und des Sterbens (Patienten, Angehörige, Berufsgruppen)
- Schmerzforschung (Diagnostik, Therapie)
- Psychologische Situation im Krankenhaus für Ärzte, für Patienten

Gesundheitsprävention, Gesundheitsförderung, Gesundheitsverhalten

7.7.6 Gesundheitspsychologie

Definition

Gesundheitspsychologie ist die Wissenschaft vom Erleben und Verhalten des Menschen im Umgang mit der eigenen Gesundheit. Dabei stehen riskante ebenso wie präventive Verhaltensweisen, psychische und soziale Einflüsse sowie deren Wechselwirkungen auf körperliche und psychische Gesundheit im Mittelpunkt. Das heißt auch, wie durch Änderung der Verhaltensweisen eines Menschen Gesundheit und Krankheit positiv oder negativ beeinflusst werden können. Der entscheidende Ansatz der Gesundheitspsychologie ist es, die Gesundheit (und nicht die Abwesenheit von Krankheit) in den Mittelpunkt zu stellen. Ziel der Gesundheitspsychologie ist, das Erleben und Verhalten von Menschen in Bezug auf Gesundheit/Krankheit zu **be-**

> schreiben, zu **erklären** und zu **optimieren** (vgl. Lippke und Renneberg 2006, Schwarzer 2004).

7.8 Psychologie in Abgrenzung zu anderen verwandten Wissenschaften

7.8.1 Soziologie

> **Definition**
>
> Soziologie ist die Wissenschaft von **Gruppen**, sozialen Institutionen, Organisationen und deren Beziehungen und Wechselwirkungen untereinander. Sie untersucht Formen, Strukturen, Normen, Regeln von der Kleingruppe bis zu Völkern.

- Sozialpsychologie:
  - geht vom Individuum (nicht von einer Gruppe) aus
  - erfasst, wie dieses auf die Umwelt reagiert
- Soziologie:
  - geht von der Gruppe (nicht vom einzelnen Menschen) aus
  - untersucht speziell: Gruppenformen (Zweiergruppe, Großgruppe, Kleingruppe), Gruppenstrukturen, Gruppenziele, Normen)
- Soziale Schichtung
- Sozialisation (wie und wo jemand aufgewachsen ist)
- Bevölkerungsstruktur und Bevölkerungsentwicklung (Demografie)

Abgrenzung

Wichtige Themen

Gesundheitssoziologie befasst sich mit Teilgebieten der Gesundheitswissenschaften (► Kap. 3.1), den gesellschaftlichen Ursachen von Gesundheits- und Krankheitsverhältnissen, d. h. mit sozialen Ausgangsbedingungen von Krankheiten (z. B. Lebensumstände, Lebenssituation, Arbeits- und Wohnsituation), sowie mit Strategien der Optimierung der Verhältnisse für Gesundheit und der Vermeidung von Krankheit (Hurrelmann/Richter 2013).

Medizinische Soziologie steht in engem Zusammenhang mit der Medizin. Sie befasst sich mit der Analyse, der Entwicklung und dem Verlauf von Krankheiten in Ergänzung der biologischen und medizinischen Bedingungen – unter besonderer Berücksichtigung der sozialen, kulturellen, ökonomischen und ökologischen Verhältnisse eines Patienten/einer Gruppe. Sie untersucht die gesellschaftlichen Einflüsse auf Entstehung und Verlauf von Krankheiten (Cockerham 2010, Hurrelmann/

Richter 2013). Das beinhaltet auch die Untersuchung des gesellschaftlichen Gesundheitssystems/der Gesundheitsversorgung (z. B. Privat- und Kassenpatienten), der allgemeinen Gesundheitsprävention sowie die Interaktionen zwischen Ärzten, Therapeuten, Pflegefachkräften sowie Kranken und ihren Angehörigen (Bradby 2009).

7.8.2 Pädagogik

> **Definition**
>
> Pädagogik ist die Wissenschaft von der Ausbildung und Erziehung des Menschen (Früherziehung, Erwachsenenbildung u. a.) und deren Institutionalisierung (z. B. Kindergärten, Vor-Schulen; Volkshochschulen, Fort- und Weiterbildungsinstitute).

Ziele der Pädagogik — Ziel der Pädagogik ist die langfristige, kontinuierliche und absichtsvolle Förderung des Menschen in seinem individuellen Verhalten und Erleben. Darüber hinaus die Ausbildung von individueller Reife, Selbstständigkeit, Gewissens- und Moralbildung sowie sozialer Kompetenz, Werten und Normen der Gesellschaft.

Arbeitsgebiete — Erziehung erfolgt vorrangig durch Eltern und Erzieher. Im Laufe des Lebens werden die erzieherischen Aufgaben übernommen von Pädagogen, Lehrern, Ausbildern und den entsprechenden Institutionen im schulischen Bereich (Grundschule und alle folgenden Schulzweige) sowie im außerschulischen Bereich (Kindergarten, Vorschule, Universität, Fort- und Weiterbildungsinstitute, Volkshochschule und andere Bildungseinrichtungen).

7.8.3 Psychiatrie

> **Definition**
>
> Psychiatrie ist eine Teildisziplin der Medizin, die sich mit der Prävention, Diagnostik, Therapie und Rehabilitation psychischer und psychosomatischer Erkrankungen und Störungen beschäftigt.

Behandlungsmethoden
- Psychische Erkrankungen werden mit Psychotherapie oder Medikamenten (Pharmakotherapie/Psychopharmaka, Neuroleptika) bzw. häufig durch die Kombination beider Therapieverfahren behandelt. Auch der soziale Aspekt der Lebensumwelt des Kranken findet heute bei der Behandlung Berücksichtigung (Soziotherapie).
- Teilweise Nutzung von Verfahren wie Autogenes Training, Entspannungsverfahren, Hypnose, Verhaltenstherapie.

7.8.4 Sozialpsychiatrie

> **Definition**
>
> Sozialpsychiatrie bezeichnet den Zusammenhang der komplexen Bedingtheit seelischer Störungen und anderer Faktoren. Zunehmend werden neben biologischen und psychologischen auch soziale Aspekte bei der Entstehung und dem Verlauf psychischer Erkrankungen oder Störungen berücksichtigt. Der Bereich der Sozialpsychiatrie befasst sich mit der systematischen Erforschung dieser Zusammenhänge.

- Entwicklung und Anwendung psycho-sozialer Methoden zur Behandlung und Prävention psychischer Krankheiten
- Verbesserung institutioneller Rahmenbedingungen; Einrichtung psychosozialer Dienste, Beratungsstellen, gemeindenahe psychiatrische Einrichtungen, Eingliederungshilfen für psychisch Erkrankte (Reintegrationsmaßnahmen)
- gesellschaftliche Integration (Inklusion) statt Stigmatisierung und Ausgrenzung

Anwendungsbereiche

7.8.5 Psychosomatik

> **Definition**
>
> Psychosomatik ist eine Teildisziplin der Medizin, die davon ausgeht, dass Körper und Seele/Geist miteinander in Wechselbeziehung stehen und Störungen, Symptome und Krankheiten auslösen können.

- Infektionskrankheiten (z. B. Herpes simplex)
- Störungen des Verdauungstraktes (z. B. Gastritis, Colitis ulcerosa)
- Herz- und Kreislauferkrankungen (z. B. Herzphobie, Herzinfarkt)
- Atemerkrankungen (z. B. Asthma)
- psychosomatische Störungen (z. B. Magengeschwür, Bandscheibenvorfall, Schulter-Nacken-Verspannungen, Neurodermitis, Migräne, Hypertonie u. a.)

Typische psychosomatische Krankheitsbilder

7.8.6 Psychotherapie

> **Definition**
>
> Wörtlich bedeutet Psychotherapie »Behandlung der Seele«. Sie stellt einen Sammelbegriff für die Vielzahl von psychologisch-therapeuti-

schen Methoden und Richtungen dar, die zur Heilung von seelischen Störungen angewandt werden.

Therapie erfolgt über einen längeren Zeitraum in Form von so genannten Therapiesitzungen. Es wird unterschieden zwischen Einzel- und Gruppentherapie.

Therapieverfahren
- Tiefenpsychologische Therapieverfahren: Psychoanalyse, Bioenergetik, Transaktionsanalyse
- Verhaltenstherapeutische Verfahren: Verhaltenstherapie; lerntheoretisch fundierte Methoden, z. B. Desensibilisierung und Angstbewältigung, Trainings
- Kognitive Verfahren: Modelllernen; Rational-Emotive Therapie, Kognitive Verhaltenstherapie
- Humanistische Verfahren: Gesprächstherapie, Gestalttherapie, Psychodrama
- Systemische Verfahren: Familien- und Paartherapie.

7.8.7 Psychohygiene

Definition

Psychohygiene ist sozusagen »Seelischer Gesundheitsschutz«. Ähnlich wichtig wie Hygiene für die Erhaltung körperlicher Gesundheit ist, verfolgt Psychohygiene das Ziel seelische Gesundheit zu schützen und zu stärken. Wichtige Begriffe sind Resilienz, Kohärenz und Salutogenese.

Strategien psychischer Gesundheit
- Entspannungsverfahren, Progressive Muskelentspannung, Autogenes Training, Atemübungen, Mediation, Yoga, Sport, Kreativität (Kunstwerke betrachten, malen, Musik hören, musizieren, Texte oder Tagebuch schreiben)
- Selbstbelohnung nach erbrachten Leistungen (Wellness, Hobbies, gutes Essen, Ausflüge unternehmen, Freunde treffen, sich etwas Schönes gönnen)

7.9 Konfliktpsychologie und Mediation

> **Wichtig**
>
> Für die meisten Menschen haben Konflikte etwas Bedrohliches, Negatives an sich und sind mit Ängsten verbunden. Vielfach wird deshalb versucht, Konflikte zu vermeiden, um Auseinandersetzungen aus dem Weg zu gehen. Menschen gehen unehrlich miteinander um, obwohl etwas Unausgesprochenes, eine Verletzung, ein Missverständnis zwischen ihnen existiert. Dabei sind Konflikte etwas ganz normales, sie sind Teil des menschlichen Zusammenlebens in Freund- und Partnerschaften, zwischen Kollegen oder Nachbarn. Viele verfügen jedoch über unschöne Konflikterfahrungen vom hässlichen, eskalierten Streit bis zur persönlichen Niederlage von einem Gewinner und einem Verlierer.

Konflikt stammt aus dem Lateinischen »confligere« oder »conflictus«: aneinander geraten, kämpfen. Allgemein bedeutet Konflikt, dass zwei Personen aneinander geraten, z. B. durch widersprüchliche Meinungen, unterschiedliche Sichtweisen oder Werte, die als unvereinbar erscheinen. Dabei können Vorurteile, Machtdemonstration, Rivalität, Manipulation oder Besserwisserei versteckte Motive sein. So kann es vorrangig um eine Sache gehen, in Wirklichkeit aber spielen häufig versteckte Beweggründe eine entscheidende Rolle (Konfliktpotenzial). Das heißt, in Konflikten wird das, worum es eigentlich geht, das Konfliktpotenzial, nicht ausgesprochen (Tabuisierung). So entwickeln sich Aggressionen, Ablehnung oder Widerstand zwischen den streitenden Parteien, und ein Streit eskaliert, da eine konstruktive Lösung, bei dem gemeinsam nach befriedigenden Ergebnissen gesucht wird, von vornherein ausgeschlossen wird.

Was ist ein Konflikt?

> **Wichtig**
>
> Konflikte können **intrapersonell** (Widersprüche in mir selbst als Pflegende), **interpersonell** (Unvereinbarkeiten mit einer Kollegin/im Pflegeteam), **sozial** (Bedürfnis- oder Wertekonflikt) oder **organisatorisch** (innerhalb/durch die Institution Krankenhaus) bedingt sein.

Konfliktarten/Konfliktanlass

Abb. 7.4:
Modell von Konfliktebenen

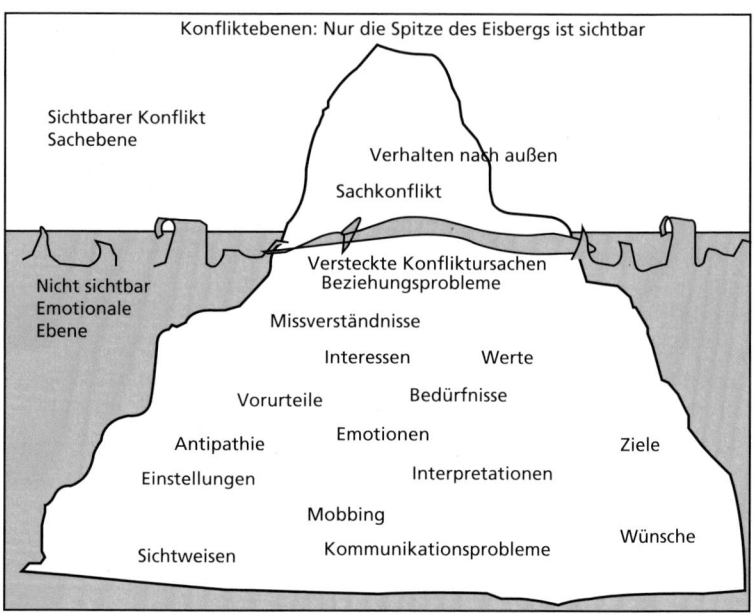

Tab. 7.1: Konfliktarten und Anlässe		
Konfliktarten und Anlässe	
Beziehungskonflikte	Die gestörte Beziehung untereinander
Rollenkonflikte	Wenn jemand sich nicht entsprechend seiner Rolle verhält
Interessenkonflikte	Die unterschiedlichen Bedürfnisse zwischen Menschen
Entscheidungskonflikte	Wenn wichtige Entscheidungen anliegen, die bestimmte Folgen nach sich ziehen
Wertekonflikte	Unterschiedliche Wertvorstellungen treffen aufeinander (Lebens- und Weltanschauung, Ethik, Prinzipien, Grundsätze)
Zielkonflikte	Unvereinbare Ziele/Interessen/Absichten
Beurteilungskonflikte	Unterschiedliche Beurteilung, wie ein Ziel erreicht werden kann
Verteilungskonflikte	Wenn um den (größeren) Anteil einer Sache gestritten wird (von Geld bis Liebe)

 Beispiele aus der Pflegepraxis: Im Pflegealltag gibt es jede Menge »Konfliktpotenzial«. Immer wieder geraten Pflegende, Patienten, Ärzte und Angehörige aneinander, weil unterschiedliche bis unvereinbare Vorstellungen, Erwartungen, Ziele, Gefühle oder Bedürfnisse aufeinanderprallen. Zwei Ärzte und eine Betroffene sind sich in der weiteren Therapie einer Krebserkrankung im fortgeschrittenen Stadium uneinig, obwohl die Patientin über ein Patiententestament verfügt. Pflegeleitung und Pflegeteam sind sich in der Urlaubs- und Wochenendplanung uneins. Eine Pflegefachkraft kann aufgrund ihres Burnouts ihrer Rolle nicht mehr gerecht werden. Ein Angehöriger und ein Patient streiten über die Zeit nach der Entlassung aus der Klinik: Zurück nach Hause oder in ein Pflegeheim? Wegen der angekündigten Streichung von Planstellen herrscht zwischen den Kollegen auf der Intensivstation Konkurrenzdruck und unkollegiales Verhalten.

Konflikte lösen – Konfliktmanagement

Das Ziel von Konfliktmanagement ist es, gemeinsam den Konflikt zu benennen, zu bearbeiten und Lösungen zu finden, die für die Beteiligten annehmbar sind. Methoden für Konfliktmanagement sind beispielsweise das Konfliktgespräch mit einer neutralen Person, Gewaltfreie Kommunikation (GFK), Supervision oder Mediation. Heute wird in der Konfliktbearbeitung vor allem Wert auf eine friedliche und positive Schlichtung gelegt (Win-Win-Situation). Nachfolgend soll die Mediation vorgestellt werden (vgl. Schwarz 2013; Montada 2013; Rosenberg 2012).

Mediation ist ein konstruktives Verfahren im Umgang mit Konflikten. Mit Hilfe einer neutralen Vermittlerperson (Mediator/in), die zwei beteiligte Parteien bei der Konfliktlösung als Klärungshelfer unterstützt, sollen beide Personen als Gewinner aus der Situation hervorgehen. Es wird eine Lösung angestrebt, die für beide Seiten befriedigend ist.

Die faire **Konfliktbearbeitung** durch den Mediator geschieht dadurch, dass

- beide Parteien gehört werden,
- dass sich beide gegenseitig ihre Situation/Ansicht schildern,
- dass der Hintergrund (Konfliktursache) des Konflikts angesprochen und aufgedeckt wird.

Destruktiv

A gegen B oder   A → B   jede Partei sieht nur sich selbst
B gegen A   B → A   spricht und handelt nur aus seiner Sicht
                           des Konflikts
                           Immer ist nur der andere das Problem...

Konstruktiv

↙ A
Konflikt/Mediator   Beide sehen den Konflikt und sprechen darüber:
↖ B   der Mediator steht neutral zwischen beiden und
                     will eine gemeinsame Lösung finden, die für beide fair ist

Abb. 7.5: Vergleich destruktiver und konstruktiver Umgang mit Konflikten

8 Motive und Bedürfnisse

8.1 Motivationspsychologie – was Menschen zum Handeln bewegt

Gegenstandsbereich Ein Teilgebiet der Psychologie stellt die **Motivationspsychologie** dar. Sie befasst sich mit der Erforschung und Erklärung des **zielgerichteten menschlichen Verhaltens**. Es geht um die Beweggründe, das Wozu und Warum, das Menschen veranlasst bestimmte Dinge zu tun/zu lassen – oder welche Ziele sie damit verfolgen.

8.1.1 Motiv und Motivation

> **Definition**
>
> Menschen nehmen **Motive** als physiologische oder psychologische Bedürfnisse wahr, es besteht ein Defizit von etwas (Hunger, Liebe, Sicherheit) und sie wünschen einen Ausgleich dieses Mangels (Essen/satt sein; Zuwendung; materielle Sicherheit durch Geld). Wird wieder ein Gleichgewicht erreicht, dann ist das Bedürfnis befriedigt.

Synonyme Begriffe Alle diese Wörter können synonym für »Motiv« stehen: Anlass – Anstoß – Grund – Ursache – Veranlassung – Antrieb – Ansporn – Wille – Leitgedanke – Drang – Bedürfnis – Interesse – Wunsch.

> **Definition**
>
> **Motivation** bezeichnet den **Prozess** oder Handlungsvorgang von der Wahrnehmung eines Bedürfnisses (durstig sein) bis zu dessen Befriedigung (Durst gelöscht). Hierzu zählen beispielsweise Überlegungen wie, sich etwas zu trinken zu kaufen, alle Handlungen, um einen Kaffee zuzubereiten, die Wahl des Getränks oder der Entschluss vielleicht in ein Café zu gehen.
>
> Bei der folgenden Wortliste handelt es sich um Beweggründe für menschliches Verhalten. Irgendetwas gibt uns Grund, Anstoß oder Antrieb, um bestimmte Dinge zu tun. So kann Durst die Ver-

anlassung dazu sein, etwas zu trinken; Müdigkeit weckt in uns den Wunsch nach Schlaf.

Beispiel: Eine Person hat Hunger (Motiv/Bedürfnis) → Ziel: Satt werden (Bedürfnis befriedigen) → sich etwas zu Essen einkaufen/kochen/etwas essen (Motivation) → Satt sein (Bedürfnis befriedigt)

8.1.2 Motivkonflikt und Motivverschiebung

Definition

Ein **Motivkonflikt** liegt vor, wenn jemand sich nicht entscheiden kann, zu Hause schnell einen Kaffee zu trinken und dabei für seine Prüfung zu lernen oder sich möglicherweise lieber eine Pause gestattet und in Ruhe einen Milchkaffee in seinem Lieblingscafé gönnt. Beide Alternativen haben ihre Vorteile – und die Person gerät in einen Motivkonflikt.

Zur **Motivverschiebung** kommt es, wenn ein ursprüngliches Motiv oder Bedürfnis nicht befriedigt werden kann. Hierzu ein Beispiel: Frau Müller bekommt im Alltag kaum Aufmerksamkeit, Liebe und Zeit von ihren Enkeln geschenkt, sobald aber ihre »Omi« krank ist, sind sie zur Stelle. So wird Frau Müller immer häufiger krank und wird schließlich ins Krankenhaus eingeliefert. Sie ist darüber aber nicht unglücklich, da auf diese Weise nun ihre Bedürfnisse gestillt werden. Die Enkel kommen beinahe täglich zu Besuch und nehmen sich viel Zeit für ihre kranke Großmutter.

8.1.3 Wie entsteht Motivation?

Motive und die damit einhergehende Motivation sind für Menschen nicht sichtbar. Dennoch wissen wir, dass sie existieren und Menschen zielgerichtet und absichtsvoll handeln, um ihre Bedürfnisse zu befriedigen. Man unterscheidet zwischen intrinsischer und extrinsischer Motivation, zwischen der Stoß- und Zugtheorie.

Intrinsische Motivation bedeutet so viel wie »innerlich dazu angestoßen« werden etwas zu tun. Dieser innere Anstoß, hervorgerufen durch innerpsychische oder physiologische Vorgänge, wird auch als **Stoßtheorie** bezeichnet. Jemand kann innerlich zum Essen angetrieben werden, weil er Hunger hat.

Intrinsische Motivation

Extrinsische Motivation dagegen meint zielgerichtetes Verhalten aufgrund äußerer Reize, die die persönliche Motivation stärken: Eine Stelle als Pflegeleitung ist mit mehr Ansehen und Gehalt verbunden. Diese

Extrinsische Motivation

Vorstellungen treiben Britta erheblich dazu an, den Lehrgang für die leitende Pflegeposition zu absolvieren, sie wird von dieser Idee angezogen. Entsprechend besagt die **Zugtheorie**, dass Menschen dazu angezogen werden können, Dinge zu tun.

Unbewusste Motive – Unbewusste Motivation

Manche der Beweggründe, warum Menschen etwas Bestimmtes tun, sind jedoch unbewusst. Wir versprechen uns, wir vergessen eigentlich wichtige Dinge und wir träumen unsere Wünsche oder Befürchtungen. Hierhinter verstecken sich unbewusste Motive, die wir möglicherweise zu unterdrücken versuchen oder die sich in der Realität nicht verwirklichen lassen.

Beispiele: Motivation: Als die Pflegefachkraft Anja vor ihrer Kollegin nicht zugeben mag, dass sie manchmal einfach *große Lust* hat, dem arroganten Stationsarzt ihre Meinung zu sagen, verspricht sie sich »anscheinend« und sagt statt dessen, dass sie *großen Frust* hat, dem Arzt ihre Meinung zu sagen.

8.2 Menschliche Bedürfnisse – die Bedürfnishierarchie

Der Psychologe Maslow entwickelte 1954 die Idee von einer **Bedürfnispyramide**. Hiernach existieren fünf Kategorien von Bedürfnissen, die je nach existenzieller Wichtigkeit hierarchisch angeordnet sind. Erst wenn grundlegende, lebenswichtige Bedürfnisse des Menschen zumindest teilweise befriedigt sind, entsteht der Wunsch die nächsthöheren Motive zu erfüllen. Menschen erreichen selten einen Zustand der Zufriedenheit im Sinne einer totalen Bedürfnisbefriedigung: sobald ein bisher angestrebter Wunsch befriedigt ist, entsteht bereits ein neues Bedürfnis. Aber selbst gesetzt dem Fall, dass auch dies erfüllt ist, wird der Mensch erneut etwas als Ziel anstreben wollen.

Die primären bzw. Grundbedürfnisse – Biologische und physiologische Bedürfnisse des Menschen

Auf der untersten Ebene der Bedürfnispyramide stehen an erster Stelle die **primären Bedürfnisse**. Sie sind biologisch-physiologisch determiniert und dienen der **Lebenserhaltung** des Menschen. Aus ihnen entwickeln sich Hunger, Durst, Schlaf, Schmerzfreiheit, Bedürfnis nach Sauerstoff zum Atmen.

Die sekundären Bedürfnisse – Soziale Grundbedürfnisse – Das Bedürfnis nach Sicherheit

Sind die lebenswichtigen Bedürfnisse gestillt, entstehen ab der zweiten Ebene der Pyramide **sekundäre Bedürfnisse**, die nicht an rein biologische Mangelzustände gebunden sind und im Laufe der Sozialisation eines Menschen erlernt und erfahren (und damit befürchtet werden). Im Vordergrund steht hier das **Motiv der grundsätzlichen Sicherheit des Menschen**: körperliche Unversehrtheit, Schutz vor Kälte und Hitze, wirtschaftlich-materielle Sicherheit, Sicherheit im Wohnen/Zuhause.

An dritter Stelle steht das **soziale Bedürfnis nach Liebe und Geborgenheit, Anerkennung und Freundschaft**. Hier stehen Beziehungen und der Kontakt zu anderen Menschen im Vordergrund (und die Befürchtung vor Einsamkeit, Alleinsein, Isolation, Ablehnung).

Sind die Bedürfnisse nach sozialer Sicherheit erfüllt, folgen Wünsche nach sozialer Anerkennung und Wertschätzung wie Selbstwert, Selbstbewusstsein, Streben nach Leistung, Wissen, Kompetenz, Anerkennung und Wertschätzung durch andere Menschen, sowie der Gesellschaft, in der ein Mensch lebt.

Primäre und sekundäre Bedürfnisse werden auch als **Defizitbedürfnisse** bezeichnet; sobald diese Wünsche nicht oder ungenügend erfüllt sind, empfinden Menschen Mangelzustände; insbesondere psychische Störungen können sich hieraus entwickeln.

Wachstumsbedürfnisse – Das Streben nach Selbstverwirklichung steht an der Hierarchiespitze der Bedürfnisse: privat, beruflich, Kreativität, Ausschöpfen der individuellen Fähigkeiten und Möglichkeiten, Spaß und Erfüllung, Diese bezeichnet man als **Überfluss- oder Wachstumsmotiv**.

Höhere soziale Bedürfnisse – Das Bedürfnis nach Anerkennung und Wertschätzung

Wachstumsbedürfnisse – Das Streben nach Selbstverwirklichung

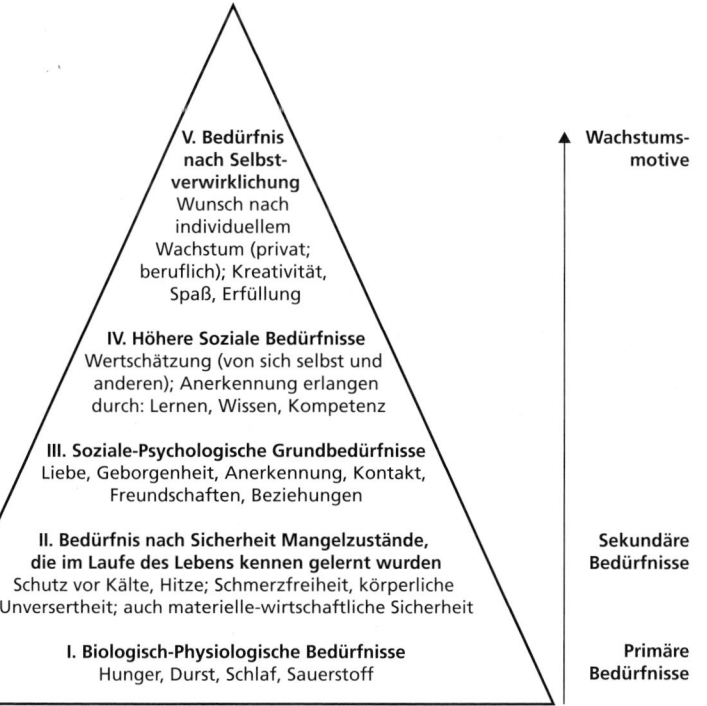

Abb. 8.1:
Hierarchie der menschlichen Bedürfnisse

8.3 Bedürfnisse im Krankenhaus

Die primären und sekundären Bedürfnisse existieren – in unterschiedlicher individueller Ausprägung – bei allen Menschen. Die Hierarchie der Bedürfnisse lässt sich außerdem auf bestimmte Bereiche oder Personengruppen übertragen und entsprechend verändern. Werden diese auf den Bereich Krankenhaus, professionelle Pflege und damit auf das Pflegefachpersonal und den Patienten angewandt, könnte es so aussehen, wie in Tabelle 8.1 wiedergegeben:

Die Gegenüberstellung macht die Unterschiedlichkeit derselben Motive, beispielsweise anhand der physiologischen Grundbedürfnisse, bei Pflegefachpersonal und Patienten recht deutlich. Entscheidendes Kriterium sind hierbei Gesundheit und Krankheit. Wer krank ist, hat natürlicherweise ganz andere Bedürfnisse als jemand, der gesund ist.

8.3.1 Patientenbedürfnisse

Krankheitsphase – Primäre Bedürfnisse

Beim Patienten geht es akut um die Befriedigung und Erfüllung seiner primären Bedürfnisse, da diese erheblich durch die Krankheit bedroht sein können: Nahrungsaufnahme, Trinken, Atmen von Sauerstoff oder das Schlafbedürfnis können durch Erkrankungen massiv beeinträchtigt sein. Da sie physiologisch-biologisch lebensnotwendig sind, treten die – meist bei Gesundheit vorherrschenden höheren Bedürfnisse – zeitweilig für die Schwere, Art und Dauer einer Krankheit in den Hintergrund. Jetzt sind einzig und allein die primären Bedürfnisse von Belang. Was nützen materielle Sicherheit oder Selbstverwirklichung, wenn jemand Hunger hat, kaum Luft bekommt, körperlich schwer krank ist?

Rekonvaleszenz

Je besser es dem Patienten geht und je mehr er sich seiner Gesundung nähert, verändern sich (wieder) seine Bedürfnisse. Sind die primären Bedürfnisse nicht mehr akut und dauerhaft bedroht, ist eine gewisse Schmerzfreiheit (durch Medikamente) und körperliche Unversehrtheit (Versorgung von Wunden/Verletzungen) gewährleistet, dann entstehen sehr schnell wieder Wünsche auf der nächsten Stufe der Bedürfnishierarchie. Beispielsweise ist der Patient nun wieder offen für Kontakt und Späße zu Mitpatienten und Pflegenden. Er hat das Bedürfnis versorgt zu werden, über seine Krankheit Bescheid zu wissen, und entwickelt die Motivation zu lernen mit seiner Krankheit und der Situation im Krankenhaus umzugehen. Er möchte schließlich nicht mehr nur als der schwerkranke Krebspatient behandelt werden sondern als Herr Meyer und als Mensch wertgeschätzt werden.

8.3 Bedürfnisse im Krankenhaus

Bedürfnisse des Patienten	Bedürfnishierarchie	Bedürfnisse von Pflegenden
Sich auch mit den Folgen der Krankheit weiterhin positiv entwickeln; sich neu orientieren; kreativer Umgang mit der Krankheit	Selbstverwirklichung V.	Berufliches Interesse sich fortzubilden; durch Lehrgänge Aufstiegsmöglichkeiten (Pflegeleitung; Fachpflegefrau für Anästhesie/Intensivpflege)
Sich auch mit körperlichen Leiden und Gebrechen selbst wertschätzen und von anderen anerkannt werden wollen	Höhere soziale Bedürfnisse (Wertschätzung/ Anerkennung) IV.	Durch qualifizierte Pflege und durch die Berufsrolle Wertschätzung und Anerkennung von Kollegen und Patienten wünschen
Kontakt zu Kollegen, Patienten und Ärzten; gutes Arbeitsverhältnis im Stationsteam	Soziale-Psychologische Grundbedürfnisse (Liebe, Kontakt) III.	Kontakt; Beziehung zum Pflegepersonal und anderen Patienten; Besucher Geborgenheit/versorgt werden durch Pflegepersonal; Zuwendung
Körperliche Unversehrtheit durch Wundversorgung, qualifizierte Pflege; materielle Sicherheit während der Krankheit durch Krankenkasse; Rehamaßnahmen	Bedürfnis nach Sicherheit II.	Materielle wirtschaftliche Sicherheit durch feste Anstellung; gesichertes Einkommen, Rentenversicherung
Bedürfnisbefriedigung der Grundbedürfnisse: Essen, Trinken, Luft, Schmerzreduzierung, Ruhe, Schlaf	Biologisch-Physiologische Grundbedürfnisse (Hunger, Sauerstoff) I.	Grundsätzliches Bedürfnis nach geregelter Dienst- und Freizeit; Erholungsphasen zwischen den Schichten zum Regenerieren. Pausen zum Essen, Trinken

Tab. 8.1: Bedürfnisse im Krankenhaus (von unten beginnend)

Die unterschiedlichen Stufen der Bedürfnisse eines Patienten sind für die qualifizierte Pflege sehr hilfreich und nützlich. Sie lassen klar erkennen, was im Moment vorrangig für den jeweiligen Patienten ist und ermöglichen es innerhalb der unterschiedlichen Pflegesituationen so genannte Pflegebedürfnisse des Patienten abzuleiten. Bei Asthmapatienten ist das lebensbedrohliche primäre Bedürfnis zu atmen und Sauerstoff zu erhalten existenziell wichtig; die Gabe einer Sauerstoffmaske ist hierbei die resultierende Pflegemaßnahme. Sobald der Kranke Luft erhält, lässt sich die Erleichterung und Dankbarkeit über die Pflegemaßnahme (und damit der Bedürfnisbefriedigung) in der einsetzenden körperlichen und seelischen Beruhigung des Patienten leicht erkennen.

Ebenso wie der Patient die Befriedigung verschiedenster Motive anstrebt, hat auch das Pflegepersonal berufliche und individuelle Bedürfnisse und sucht ebenfalls nach deren Befriedigung.

8.3.2 Bedürfnisse des Pflegepersonals

Obwohl Pflegende dieselben primären Bedürfnisse wie Patienten haben, sind diese weniger stark ausgeprägt und mehr im Hintergrund. Da die Pflegekraft nicht krank ist, ihre lebenserhaltenden Bedürfnisse erfüllt sind, liegen ihre Motive eher auf höheren Ebenen. Im Vergleich zum Patienten möchte sie auf der untersten Stufe der Bedürfnishierarchie Pausen zum Essen/Trinken, Ausruhen vom Laufen und Arbeiten auf Station, Austausch mit Kollegen. Sie benötigt eine Erholungs- und Schlafenszeit zwischen ihren Schichtdiensten/Nachtdiensten, um sich seelisch-körperlich regenerieren zu können. Je nachdem auf welcher Ebene die Pflegefachkraft verstärkt Defizite oder ein Mangelbedürfnis empfindet, sucht sie nach Befriedigung.

Beispiel: Mangelbedürfnis: Julia, Pflegefachkraft, fühlt sich kompetent in ihrem pflegerischen Aufgabenbereich, sie erhält aufgrund ihrer qualifizierten Pflege bei Patienten und Kollegen gleichermaßen Anerkennung und Wertschätzung. Dennoch fühlt sie sich in ihrer Tätigkeit nicht befriedigt. Sie hat das Bedürfnis, sich mehr selbst zu verwirklichen und ist motiviert, das Modell der ganzheitlichen Pflege auf ihrer Station umzusetzen. Sie interessiert sich für Weiterbildungen in diesem Bereich und strebt es darüber hinaus an, endlich die Ausbildung zur Pflegeleitung zu absolvieren. Wenn sie beides schafft, steigen ihre Chancen sich selbst und ihre Pläne von ganzheitlicher Pflege zu verwirklichen.

8.4 Attribution: »Warum«-Fragen des Menschen

8.4.1 Das menschliche Bedürfnis nach Antworten und Erklärungen

Neben den Defizit- und Wachstumsbedürfnissen existiert ein menschliches Bedürfnis nach Erklärungen auf »**Warum-Fragen**«. Insbesondere bei negativen, traurigen und schmerzvollen Ereignissen wie unerwartete Krankheiten, plötzlicher Tod, Trennungen, Abschied oder Streit **suchen Menschen nach Antworten auf das Warum**. »Warum« konnte das passieren und warum musste das gerade mir geschehen? Welcher Sinn steckt dahinter? Gibt es eine Erklärung für diesen Schicksalsschlag?

Gerade Patienten stellen sich Fragen wie:

- Warum muss gerade ich sterben?
- Weshalb habe ausgerechnet ich Krebs?

Die Antworten oder Erklärungen für solche Fragen nach den Gründen gehören in das Forschungsgebiet der Attributionstheorien. Alle möglichen Gedanken – die Suche nach Antworten auf diese Fragen, werden als Attributionsprozesse bezeichnet.

> **Wichtig**
>
> Attribution ist Teil der Laienpsychologie. Die Tendenz, Geschehnisse auf zugrunde liegende Ursachen zurück zu führen, verhilft dazu »wieder Ordnung und Sicherheit« ins Leben zu bringen, dass beispielsweise durch Krankheit ins Ungleichgewicht geraten ist. Bekommen Ereignisse wie Krankheiten, Sterben und Krisen eine (für die Person akzeptable) sinnhafte Erklärung, hat sie das Gefühl die ungewohnte Situation wieder kontrollieren zu können.

8.4.2 Ursachenvielfalt, Patientenverhalten und Attribution

Die Wissenschaft unterscheidet folgende Bestimmungsgrößen:

- Die **Ursache liegt in der Person selbst (intern)** oder in der **Umwelt (extern)**
  Beispiel: Der Patient sucht nach einem Verkehrsunfall bei sich nach Gründen, denn er ist alkoholisiert gefahren und musste bereits einmal den Führerschein für längere Zeit abgeben (intern).
- Der Patient sucht den Grund beim anderen Autofahrer, der den Unfall verursacht hat (extern).
- Die Ursache ist veränderbar (variabel) oder unveränderbar (stabil)
  Beispiel: Bei einem Patienten stellt sich Altersdiabetes ein. Die Therapie erfolgt mit Hilfe von Insulintabletten. Der Patient hatte sich ein Leben lang ungesund ernährt und der Diabetes ist eine unveränderbare (stabile) Folge seines Verhaltens. Bei einer anderen Patientin mit Herzinfarkt liegen die Ursachen in ihrem stressigen Beruf. Sie stellt sich die Frage, ob an der Ursache (Arbeit) zukünftig etwas verändert werden kann (Veränderbarkeit) und sie auf diese Weise einen weiteren Infarkt verhindern könnte.
- Die Ursache kann grundsätzlich kontrolliert werden (Möglichkeiten der Beeinflussung) oder ist nicht kontrollierbar (nicht beeinflussbar)
  Beispiel: Bei Nina wird juveniler Diabetes festgestellt. Insulinmangel

ist die Ursache. Diese kann beeinflusst werden, indem Insulin injiziert wird, die Ernährungsgewohnheiten entsprechend umgestellt werden und die Patientin lernt selbstständig mit der Erkrankung umzugehen. Bei bestimmten Erkrankungen liegen jedoch genetische Defekte vor, sodass die Ursache nicht beeinflussbar ist, z. B. das Fehlen einer Niere. Bei allen Erklärungsmöglichkeiten kann es Überschneidungen geben. Entscheidend ist grundsätzlich die Betroffenheit des Patienten. Denn Attribution zieht je nach Ursachenzuschreibung bestimmte Verhaltenskonsequenzen nach sich.

Wichtig

Darüber hinaus wird durch die Einstellung des Patienten (d. h. wie er der Ursache gegenübersteht) der Heilungsprozess maßgeblich beeinflusst. Die aktive, kooperative Bereitschaft (Compliance) des Patienten spielt bei der Genesung, für Rehabilitationsmaßnahmen sowie für die zukünftige Einstellung zur Krankheitsverhütung bzw. Gesundheitserhaltung eine wesentliche Rolle. Sieht ein Patient keine Möglichkeit, etwas an der Krankheitssituation zu verändern, dann wird seine Mithilfe während der Therapie eher passiv, vielleicht sogar ablehnend sein. Zeigt er keine Einsicht, zur Krankheit beigetragen zu haben (Rauchen, fettreiches Essen, Schlaf- und Bewegungsmangel) oder sucht er die Gründe in externen Erklärungen (Arbeitsbedingungen, Umwelt, andere haben »Schuld«), dann verhält er sich dementsprechend (raucht/trinkt weiter, gefährdet möglicherweise seine Gesundheit weiterhin).

Individuelle Unterschiede

Wichtig

Attributionsprozesse verlaufen individuell. Dieselbe Krankheit, ein ähnliches Schicksal kann von zwei Menschen ganz unterschiedlich attribuiert werden. Der eine neigt dazu aufzugeben und zu verzweifeln, für den anderen bedeutet es »jetzt erst recht« etwas zu verändern und zu handeln. Auch **Schuldzuschreibung** und Heilung können hierbei in einem engen Zusammenhang stehen: Gibt sich jemand selbst oder anderen die Schuld an seiner Situation? Ist er selbst verantwortlich oder macht er andere verantwortlich?

Darüber hinaus steht Attribution immer im Bezug zum **Selbstwertgefühl**. Sucht jemand (passende) Gründe, die sein Selbstbild und seinen Selbstwert nähren? Welche Erklärungen passen in sein Selbstbild? Wählt er bestimmte Attributionen, um sich zu schützen? Gibt jemand äußeren **Gründen** (externe Attribution) die Schuld für sein Schicksal, um sein Selbstwertgefühl aufrecht zu (er)halten? Glaubt er, die Ursachen sind unveränderbar, um bestimmte Verhaltenskonsequenzen zu vermeiden (mit dem Rauchen aufhören)?

So verschieden die Attributionen sind – sie beeinträchtigen das Gesundheits- und Krankheitsverhalten. Das eigene Verhalten und die persönliche Einstellung haben Einfluss auf Gesundheit und Krankheit. Folgende Fragen sollen diesbezüglich zum Nachdenken anregen:

Anregung zur Selbstreflexion

- Glaube ich, dass ich wieder gesund werden kann?
- Sehe ich die Krankheit als Strafe?
- Fasse ich die Krankheit als Chance zur Veränderung auf?
- Fühle ich mich der Krankheit ausgeliefert?
- Habe ich das Gefühl, dass ich etwas zum Heilungsprozess beitragen kann?
- Liegt es auch in meiner (Selbst-)Verantwortung, wieder gesund werden zu wollen?
- Habe ich einen Widerwillen gegen die Therapiemethode?
- Kann ich meine Krankheit besser annehmen, weil ich selbst Schuld bin?
- Kann ich meine Krankheit einfach nicht akzeptieren, weil meine Krankheit ohne mein eigenes Verschulden verursacht ist?

9 Wahrnehmung und Wirklichkeit – psychologische Aspekte

Einführung

Der Schwerpunkt der Psychologie liegt in der Beschäftigung mit dem menschlichen **Verhalten und Erleben** (▶ Kap. 7). Im Laufe des individuellen Lebens wird beides durch eine Vielzahl von Faktoren beeinflusst und geprägt. **So hat jeder Mensch (s)eine individuelle Art und Weise, wie er sich selbst, die Welt, in der er lebt und andere Menschen wahrnimmt oder mit diesen in Kontakt tritt.**

Subjektivität – wie jeder Einzelne seine Welt wahrnimmt

Die hieraus resultierenden (positiven/negativen) Erfahrungen und die von der Person abhängigen Erlebnisse prägen einen Menschen auch darin, wie er sich schließlich ein ganz eigenes Bild von der Realität macht. Jeder Mensch hat seine Welt-Sicht, seine »individuelle Brille« mit der er die Welt in der er lebt wahrnimmt/sieht. Hierbei ist es wichtig zu wissen, dass jeder Mensch davon ausgeht, dass genau seine Sicht der Welt der Realität entspricht – und diese auch von allen anderen Menschen so gesehen und mit ihm geteilt wird.

Die Art, wie Menschen ihre Welt wahrnehmen, steht in engem Zusammenhang damit, wie sie sich ein Bild von der Wirklichkeit machen. Lange Zeit ist die Wissenschaft davon ausgegangen, dass es nur eine objektive Realität gibt, die für alle Menschen gleich ist. Bei der Auseinandersetzung mit den Fragen, wie es zur Entwicklung und Bildung von Wirklichkeit beim Menschen kommt, wie unterschiedliche/mehrere Personen die Wirklichkeit auf ganz verschiedene Weise wahrnehmen können, gelangte die Wissenschaft schließlich zu der Erkenntnis, dass es **keine objektive Wirklichkeit** gibt. Damit ist gemeint, dass jeder die Welt auf seine Weise wahrnimmt, seine individuelle Welt-Sicht hat; und dies auf einzigartige Weise und genau stimmig für den jeweiligen Menschen.

Es gibt keine objektive Wahrnehmung

Die bisherige Auffassung, dass Menschen durch Wahrnehmen, Beobachten und Erleben ein objektives Abbild der Realität konstruieren wurde in Frage gestellt. **Da es keine Wahrnehmung unabhängig vom jeweiligen Beobachter geben kann, kann es folglich auch keine wertfreie und objektive sondern nur eine subjektive, individuell bewertete Wirklichkeit geben.** Das wiederum heißt: Wenn unsere Wirklichkeit etwas »Subjektives« ist, so kann es entsprechend viele verschiedene Wirklichkeiten geben. Wir kennen die unterschiedlich geprägte Weltsicht von Optimisten und Pessimisten (der einen Welt, in der beide leben!): Für den Optimisten ist das Glas noch halb voll – für den Pessimisten ist dasselbe Glas schon fast leer.

Jeder Mensch hat seine eigene Wirklichkeit

Die Wirklichkeit ist also eine individuelle Konstruktion dessen, was Menschen als solche ansehen. Sie gestalten diese durch Eindrücke, Erfahrungen oder Beobachtungen, die in ihre Erfahrungswelt hineinpasst und integriert werden können. Deshalb können menschliche Sichtweisen nie objektiv, wahr oder richtig sein. Sondern sie sind viabel, das heißt, jeweils der individuellen Wirklichkeit angepasst und für den betreffenden Menschen wirklich wahr! Die Erkenntnis, wie wirklich die Wirklichkeit ist oder dass die Wahrheit jedes einzelnen Individuums eine Wahrheit für sich bedeutet – hatte bereits Picasso, indem er es so ausdrückte: Wenn es nur eine Wahrheit (Wirklichkeit) gäbe, könnte man nicht hundert Bilder über dasselbe Thema malen.

Erst durch Abstimmung mit den Bildern anderer Menschen kann eine gewisse objektive Realität entstehen. Diese gegenseitige Abstimmung erfolgt durch Kommunikation, Kontakt, Erfahrungs- und Erlebensaustausch der Menschen untereinander.

9.1 Wahrnehmungspsychologie und Wahrnehmung

Definition

Der Frage, wie Individuen sich selbst und ihre Umwelt erleben und damit wahrnehmen, beschäftigt die Wahrnehmungspsychologie. Einerseits versucht diese zu erforschen und zu erklären, wie der **Wahrnehmungsvorgang** des Menschen biologisch-physiologisch abläuft oder wie sich Wahrnehmungsfehler entwickeln. Andererseits untersucht man dabei die psychischen und sozialen Faktoren, welche die menschliche Wahrnehmung maßgeblich beeinflussen: Welche subjektiven Empfindungen oder Einstellungen spielen bei der Wahrnehmung eine wichtige Rolle?

Definition

Wahrnehmung lässt sich definieren als ein bio-psycho-sozialer Vorgang, durch den der Mensch Informationen aus seiner Umwelt (äußere Wahrnehmung) und aus seiner emotional-psychischen Welt (innere Wahrnehmung, Gefühlswelt) erhält und sich daraus seine individuelle Wirklichkeit gestaltet (Welt-Sicht).

9 Wahrnehmung und Wirklichkeit – psychologische Aspekte

Äußere und innere Wahrnehmung

Wahrnehmung wird grundsätzlich unterschieden in äußere und innere Wahrnehmung. **Äußere Wahrnehmung** bezieht sich auf die Erforschung, wie **Reize** über die Sinnesorgane wahrgenommen und verarbeitet werden:

Der Ablauf menschlicher Wahrnehmung

Aus der Umwelt kommende biologisch-physikalisch-chemische Reize werden als **Sinnesreize** über die Rezeptoren des entsprechenden Sinnesorgans (Auge) wahrgenommen und dem adäquaten Zentrum (z. B. Sehzentrum) im **Gehirn** zugeleitet. Hier erfolgt die bewusste Wahrnehmung mit dem Ziel, eine entsprechende **Reaktion** im Organismus/beim Individuum auszulösen: Ein neuer visueller Reiz (Bild) aus der Umwelt kann z. B. als zu dunkel bewirken, dass sich die Pupillen umstellen und den Lichtverhältnissen anpassen; die folgende kognitive Verarbeitung führt zu dem Impuls, Licht anschalten; es resultiert als motorische Reaktion der Griff zum Lichtschalter.

Im zentralen Nervensystem werden die angekommenen Reize zu Sinneseindrücken, zu subjektiven Empfindungen verarbeitet. Es können Gefühle wie Freude oder Abwehr entstehen. Hierzu gehört auch die **innere Wahrnehmung**, welche die **subjektiven Empfindungen** der Menschen wie Hunger, Schlaf, Durst ausmacht. Die subjektive Wahrnehmung wird darüber hinaus stark von persönlichen Einstellungen, Erfahrungen oder Vor-Urteilen beeinflusst. Jeder Mensch hat sein eigenes Ab-Bild der Wirklichkeit und nimmt seine Sichtweise der Welt als Grundlage seiner individuellen Wahrnehmung. Durch das Zusammenspiel mehrerer Reize, das Zusammenwirken aller Sinneskanäle und der individuellen Empfindungen der subjektiven Wahrnehmung erfolgt schließlich eine ganzheitliche Wahrnehmung.

Wahrnehmung in der Pflege – Krankenbeobachtung

Bedeutung für die Pflege

Innere und **äußere Wahrnehmung** sind für die Pflege von erheblicher Bedeutung. Bei der äußeren Wahrnehmung spielt die genaue **Patientenanamnese** und **Krankenbeobachtung** eine wichtige Rolle. Bereits in der Anamnese des Patienten wird gezielt auf die **Funktion der Sinnesorgane** eingegangen. Es wird nach Sehstörungen (Nah- oder Fernsichtigkeit; eingeschränktem Sehvermögen bis Blindheit), nach Brille oder Kontaktlinsen sowie nach Hörstörungen (Schwerhörigkeit, Taubheit) und Hörgerät gefragt. Die Geschmackssinne finden weniger Berücksichtigung und werden nur bei der Kostauswahl oder diätetischen Maßnahmen (z. B. Abneigung gegen bestimmte Speisen, Allergien gegen Milcheiweiß oder aus religiösen Gründen) erkundet. Der Geruchssinn findet Beachtung (z. B. schlechter Atem, Schweißgeruch, Wundgeruch). Der kinästhetische Wahrnehmungsbereich ist aufgrund von medizinisch-neurologischen Parametern von Bedeutung (neurologische Wahrnehmungsstörungen aufgrund von Unfällen, Knochenbrüchen oder Wirbelsäulenschäden). Wahrnehmungsstörungen können außerdem auf neurologisch-psychiatrische Erkrankungen (M. Parkinson, Multiple Sklerose, Bewusstseinsstörungen, Sinnestäuschungen, Halluzinationen) zurückgeführt werden. Darüber hinaus können Medikamentennebenwirkungen und Suchtmittelmissbrauch wahrnehmungsverändernde Wirkungen haben.

Die **innere Wahrnehmung** ist wichtig für das **Verhalten und Erleben des Patienten** (Kap. 5). Von grundlegender Bedeutung sind die Linderung oder Bedürfnisbefriedigung wie beispielsweise bei Schmerzen die Schmerzbekämpfung. Diese existenziellen Grundbedürfnisse schränken die Wahrnehmung erheblich ein. Die menschlichen Bedürfnisse nach Trost, Zuwendung, Zuhören und Akzeptanz der eigenen Person sind gerade durch die Situation des Krankseins, des Patientenstatus, des Abhängigkeitsverhältnisses zu Pflegepersonal und Ärzten stark ausgeprägt.

Krankenbeobachtung ist beständig Teil qualifizierter Pflege und in die Pflegetätigkeiten integriert.

> **Wichtig**
>
> Beobachten heißt gezielt wahrnehmen. Krankenbeobachtung ist das **bewusste Wahrnehmen des Patienten, seines physischen und psychischen Zustandes aufgrund der Erkrankung.**

Krankenbeobachtung über die Sinnesorgane

- Augen beobachten z. B. Wundheilung, Veränderungen der Haut und Schleimhäute, das Aussehen von Haltung/Bewegungen, Mimik und Gestik bei Schmerzen, Ernährungszustand, Ausscheidungen
- Ohren z. B. Schmerzäußerungen, Atemgeräusche, Husten, Veränderungen der Sprache
- Nase z. B. veränderter Geruch von Körperausscheidungen oder bei Gewebszerfall
- Tastsinn z. B. Puls, Temperatur, Schmerz bei Berührung oder Bewegung, Schwellungen, Verhärtungen

Mehr zur Krankenbeobachtung in Kapitel 10.6.2 und 10.6.4.

Individuelle Einstellungen und Vorurteile können bei der menschlichen Wahrnehmung zu so genannten **Wahrnehmungsfehlern** führen. Darüber hinaus sind **Stimmungen** wie Ängste, Depressionen, Freude, Zuversicht oder Pessimismus für die Zeit der Krankheit, Genesung und den Verlauf der Therapie entscheidend.

Vorurteile gegenüber Ärzten (Halbgötter oder Kurpfuscher), Pflegepersonal (sind wie im Hotel Bedienstete) oder bestimmten Krankheiten bzw. Patienten (Krebskranken, Aids-Infizierten, Alkoholikern, psychiatrisch Erkrankten) führen zu einer eingeschränkten Wahrnehmungsbereitschaft. Hierdurch kommt es oftmals zu zwischenmenschlichen Pro-

Wahrnehmung wird beeinflusst durch Einstellungen, Vorurteile, Stimmungen

blemen innerhalb des Krankenhauses; sie stellen für den Pflegeberuf eine enorme Herausforderung dar.

9.2 Grundwissen Sinnesorgane

Reizaufnahme

Aus unserer Umwelt treffen Unmengen von Sinnesreizen und Informationen auf unsere Sinnesorgane und unser Gehirn ein. Jedoch verfügen die menschlichen Sinnesorgane nur über eine beschränkte Aufnahmekapazität an Reizen und vermögen deshalb nicht alle zu verarbeiten. Beispielsweise kann das Ohr nur innerhalb bestimmter Frequenzbereiche (20 Hz–20 kHz) Schallwellen aufnehmen oder das Auge nur innerhalb bestimmter Wellenlängen sensibel auf Licht/Bilder pro Sekunde (30–50 Sinnesreize/Sekunde) reagieren – diese Bereiche nennt man **Wahrnehmungsschwellen**. So sind adäquate, das heißt dem menschlichen sensiblen System entsprechende, bestimmte Reizinformationen notwendig um unseren Wahrnehmungsorganen zugänglich sein zu können.

Aufgrund der Fülle von Reizen, dem begrenztem Fassungsvermögen und den Wahrnehmungsschwellen ist es nicht möglich, dass jeder ankommende Reiz auch verarbeitet wird. Durch das Zusammenspiel von Sinneszellen, Sinnesorganen und den entsprechenden Zentren im Gehirn mit nachfolgender Reaktion existieren »Entlastungsmaßnahmen« für die Reizaufnahme und deren Verarbeitung. Man könnte es auch so ausdrücken, dass der menschliche Organismus seine Wahrnehmung organisiert. Mit Hilfe der nachfolgend dargestellten Auswahl an Beispielen soll verständlich werden, wie Wahrnehmung organisiert wird.

9.2.1 Organisationsprinzipien der menschlichen Wahrnehmung

Reizgruppierung und Reizmuster

Unser Gehirn ist dazu in der Lage aus einzelnen bekannten Reizen Gemeinsamkeiten wahrzunehmen, diese zu übergeordneten Reizgruppen zusammenzufassen und hieraus ein Reizmuster zu entwickeln:

- Vorgang: Einzelner Reiz → wird wieder erkannt → wird einer Reizgruppe zugeordnet → übergeordnetes Reizmuster wird entwickelt
- Beispiel: Klang → wird mit bereits bekannten und stimmigen Klängen verglichen und hierdurch wieder erkannt → wird entsprechenden ähnlich klingenden Reizgruppe zugeordnet → Folge von Klängen/Lied wird als Ganzes gehört.

Das Gruppieren von Sinnesreizen und die Bildung von Reizmustern kennen wir aus zahlreichen Alltags- und Lebenserfahrungen. Klänge werden zu Musik (Singen, ein Musikinstrument »beherrschen«), einzelne Wörter werden zu Sätzen zusammengefasst (Sprechen, Lesen und Schreiben lernen), die Vielzahl von schnell aufeinander folgenden einzelnen Punkten lässt uns Bilder erkennen und schließlich Filme sehen (**Reizverschmelzung**). Durch Wiederholung, Übung und Routine erkennt man z. B. beim Erwerb der Schriftsprache immer einfacher und schneller einzelne Buchstaben, die zu Wörtern und Sätzen geformt werden. Zusätzlich haben wir zu dem Wort »Stuhl« ein entsprechendes Abbild im Kopf. Wir sehen einen Stuhl als Bild, als Sitzmöbel, in unserer geistigen Vorstellung, nicht die einzelnen Buchstaben des Wortes »Stuhl«.

Adaption bedeutet so viel wie **Anpassungsvermögen**. In der Wahrnehmungspsychologie spricht man von Reizadaption, wenn ähnliche Reize über einen längeren Zeitraum andauern und sich dadurch die Sensibilität der Sinneszellen vermindert.

Reizadaption

Beispiele hierfür wären, dass wir nach einer gewissen Zeit in der Dunkelheit wieder Umrisse sehen und erkennen können. Unsere Augen haben sich an die anhaltende Dunkelheit adaptiert. Irgendwann nehmen wir die Dunkelheit nicht mehr als solche wahr, sondern »gewöhnen« uns an die veränderten Lichtverhältnisse. So hören wir nach einer gewissen Zeit den Straßenlärm nicht mehr, wir nehmen die Gerüche im Krankenhaus (Desinfektionsmittel) im Gegensatz zum Patienten kaum noch wahr.

Die Wahrnehmung einzelner Reize kann überlagert oder maskiert werden. Wenn parallel Reize auftreten, dominiert meist ein Reiz den anderen. Sehr dominant sind Gerüche in bestimmten Geschäften wie bei Tee- und Kaffeeläden, Parfümerien oder in Imbissbuden. Hier werden alle anderen Reize (Gerüche) überdeckt. Im medizinischen Bereich geschieht dies häufig durch Desinfektionsmittel oder Äthergeruch (Klinik, Zahnarztpraxis). Mit Hilfe von Gewürzen wird der Eigengeschmack einzelner Nahrungsmittel maskiert. Viele unangenehm schmeckende Medikamente werden durch Zugabe von anderen Geschmacksstoffen maskiert: Halslutschtabletten werden mit Lemongeschmack versetzt, die frühere Grippeschluckimpfung wurde mit Zucker geschmacklich überlagert.

Reizmaskierung

Mit Hilfe der Organisationsprinzipien der Wahrnehmung besitzen wir die **Fähigkeit**, z. B. im visuellen Bereich **Bilder verschiedenster Art zu ganzen Gestalten zu bilden**. Wir ordnen uns das was wir sehen zu einem passenden Ganzen. So neigen wir dazu, Gestalten zu schließen oder zu ergänzen. Ist beispielsweise ein Kreis nicht rund und geschlossen, dann ist etwas für uns nicht »stimmig«. Im Laufe des Lebens hat unser Gehirn eine unvorstellbare Menge an Bildern aus den Reizen der Umwelt gespeichert. Ankommende Wahrnehmungen werden auf diese Weise erkannt, verglichen oder/und ergänzt. Wir unterscheiden auch zwischen Figur (Gestalt) und Hintergrund. Meist nehmen wir Objekte

Gestaltbildung

vor einem Hintergrund wahr. Die schwarze Schrift dieses Buches nehmen Sie vor dem hellen Hintergrund des Papiers wahr (**Figur-Grund-Prinzip**).

Das Figur-Grund-Prinzip trifft darüber hinaus auch für den Bereich der akustischen Wahrnehmung zu. Wir können uns auf einer Party mit jemandem unterhalten (Gestalt), obwohl es sehr laut ist (Hintergrund). Menschen verfügen über die Tendenz, den Dingen einen Sinn geben zu wollen. Deshalb müssen Gestalten gut und sinnvoll geformt sein, um in ihre innere Wahrnehmung zu passen. Unstimmigkeiten und unmögliche Gestalten führen zu Wahrnehmungsirritationen. Gelingt das nicht, dann »kippt« die Wahrnehmung. Bekannt ist dieses Phänomen aus so genannten optischen Täuschungen und Kippfiguren, die sich von zwei Seiten betrachten lassen. Hier ist die menschliche Wahrnehmung überfordert.

> **Wichtig**
>
> Wahrnehmung dient als Orientierungshilfe für unsere Leben. Durch gespeicherte Abbilder der Wirklichkeit wird beispielsweise unser alltägliches Routinehandeln erheblich erleichtert. Wenn die Räume und Abmessungen unserer Wohnung oder der Platz täglicher Gebrauchsgegenstände im Gehirn gespeichert sind, dann können wir uns »blind« durch die Wohnung »tasten« oder brauchen nicht mehr lange nachzudenken, wo die Zahnbürste liegt.

9.2.2 Wahrnehmungsverarbeitung

Durch die **Organisationsprinzipien** der menschlichen Wahrnehmung **Reizgruppierung, Reizmuster, Adaption, Maskierung** und den Grundlagen der **Gestaltbildung** sowie der eingeschränkten Auffassungsgabe (Reize/Sekunde) und den Wahrnehmungsschwellen adäquater Reize der menschlichen Sinnesorgane wird bereits eine erhebliche Filterung der eingehenden Reizmengen erreicht.

Darüber hinaus werden Wahrnehmungsvorgänge erleichtert und verkürzt, um eine Entlastung des Gehirns und einen Schutz vor Reizüberflutung zu erreichen. Gerade in unserer hektischen, schnelllebigen, sich ständig verändernden Zeit voller Reizüberflutungen (Werbung Lärmbelästigung, Straßenverkehr, Stress, Umweltreize) ist es für das Gehirn des Menschen enorm wichtig, ein relativ konstantes Weltbild aufrechterhalten zu können. Die Vereinfachung der Wahrnehmungsvorgänge und die Abgleichung/das Wiedererkennen von Bekanntem (Reizmustern, Abbildern der Weltsicht) erweist sich als außerordentlich wichtig für die Orientierung des Menschen in seiner Umwelt.

9.2.3 Der erste Eindruck – wie Menschen einander wahrnehmen

Irgendwann treffen einander fremde Menschen das erste Mal aufeinander. Die ersten Sekunden dieser Begegnung vermitteln einen unmittelbaren Eindruck, den sie sich voneinander machen. Innerhalb kürzester Zeit nehmen wir Eigenschaften wie die äußere Erscheinung, Kleidung, Haltung, Stimme, Gestik und Mimik – also vor allem nonverbale Signale – wahr. Während des Erstkontaktes nimmt man unbewusst auch die individuellen Eigenarten, bestimmte Reaktionen oder Verhaltensweisen des anderen wahr, »registriert« charakterliche Merkmale wie Humor, Freundlichkeit, Aggressivität oder Sensibilität. Da dieses schnell entworfene Gesamtbild über einen fremden Menschen innerhalb von Augenblicken geschieht, über die bewusste Wahrnehmung hinausgeht und mehr intuitiv abläuft, kommt es sehr oft zu Fehleinschätzungen. Es wird deshalb auch von »der Problematik des ersten Eindrucks« gesprochen. Einerseits haben die Informationen und Eindrücke, die man zuerst erhält einen prägenden und damit stabilen Einfluss auf die nachfolgende Meinungsbildung und ist somit nur schwer zu korrigieren.

Vor- und Nachteile des ersten Eindrucks

Beispiel: Ersteindruck: Lisa, examinierte Pflegefachkraft, erlebt Frau Wehner erstmals, als diese mit Verdacht auf Herzinfarkt auf die Intensivstation eingeliefert wird. Sie nimmt die Patientin als ängstlich, kränklich und ungehalten wahr. Nach einigen Tagen, als sie die Patientin während einer Verordnung sozusagen auf den zweiten Blick und nicht in der akuten Notfallsituation betreut, stellt sie überrascht fest, dass Frau Wehner »ganz anders« ist, nämlich eine selbstbewusste und freundliche Person.

Andererseits ist bei der ersten Begegnung immer der situative Kontext von Bedeutung. In welcher Situation und wo treffen sich zwei Menschen? Erlebe ich den Stationsarzt nach dem Nachtdienst bei der Visite müde und ungeduldig gegenüber der Pflegeschülerin, die zu ersten Mal die Visite begleitet, oder nehme ich ihn freundlich und offen wahr, als ein Pflegeschüler ihm bei einer Punktion eines Patienten assistiert?

Zusammenhänge der Situation

> **Wichtig**
>
> Wir sollten das (einmal) beobachtete Verhalten eines Menschen in einer bestimmten Lage nicht ohne weiteres auf andere Momente übertragen und es dadurch generalisieren.

Eine weitere Fehleinschätzung geschieht durch Verallgemeinerungen von Verhaltensweisen und Charaktereigenschaften. Nur allzu oft neigt man dazu, einen fremden Menschen, der einer bereits bekannten Person ähnelt, mit dieser zu vergleichen und Rückschlüsse zu ziehen (...der erinnert mich an/...die ist genauso wie...). Darüber hinaus existieren

Verallgemeinerungen

Verallgemeinerungen gegenüber bestimmten Gruppen, wodurch man dazu neigt, den Einzelnen nicht mehr in seiner Individualität wahrzunehmen (▶Kap. 10.1.4: Stigma, Vorurteile).

Beispiele für Verallgemeinerungen: Verallgemeinerungen können sein: Pflegende sind liebe, hilfsbereite, fleißige und naive Personen. Ärzte sind Halbgötter in Weiß. Alkoholkranke Patienten – da ist einer wie der andere. Geriatrische Patienten sind immer pflegeintensiv.

9.3 Wahrnehmungsfehler

Die menschliche Wahrnehmung unterliegt einer Vielzahl von beeinflussenden Aspekten. Wahrnehmung setzt sich aus äußerer, innerer und sozialer Wahrnehmung zusammen. Die äußere Wahrnehmung kann durch Funktionsstörungen der Sinnesorgane zu fehlerhaften Wahrnehmungsprozessen führen. Die innere Wahrnehmung beinhaltet, dass Stimmungen, Gefühle oder Bedürfnisse erheblichen Einfluss auf das Verhalten und Erleben ausüben und dadurch die Wahrnehmung beeinflussen. Z. B. durch ein vorherrschendes Durstgefühl ist die Wahrnehmung darauf fokussiert, dieses Bedürfnis rasch zu befriedigen. Soziale und psychische Aspekte bei Wahrnehmungsvorgängen zählen zur sozialen Wahrnehmung. Hierbei geht es darum, wie man Personen, Prozesse, Situationen, Gruppen oder Institutionen wahrnimmt. Der individuelle Erfahrungsschatz ist dabei entscheidend: Wie ist jemand aufgewachsen? Was hat einen Menschen und die damit verbundenen Erfahrungen geprägt? Wie wirken sich sozialisationsbedingte Aspekte auf die persönliche Wahrnehmung aus?

> **Wichtig**
>
> Es wird deutlich, dass die Wahrnehmung eng an die Person des Wahrnehmenden gebunden ist. Menschen nehmen auf ganz individuelle Weise wahr. Neben den stark subjektiven Anteilen der Wahrnehmungsbildung sind also intraindividuelle und auch situative Einflüsse von Bedeutung. Bei dieser Fülle von mitbestimmenden und beeinflussenden Faktoren bei allen Wahrnehmungsprozessen kann es schnell zu Wahrnehmungsverzerrungen und Wahrnehmungsfehlern kommen.

Die Wahrnehmungspsychologie spricht von drei typischen Vorgängen, die zu **Wahrnehmungsfehlern** führen können:

- Auswahl (Selektion)
- Subjektive und situative Einflüsse
- Ergänzung und Strukturierung

Die psychisch-sozialen Anteile bei Wahrnehmungsvorgängen spiegeln sich in bestimmten Selektionskriterien wider. So neigen Menschen dazu, eher das wahrzunehmen, was sie gerne wahrnehmen möchten, was gut in ihr Weltbild und in ihre Vorstellungen von oder über etwas oder jemanden passt. Hierzu ergänzend nehmen sie auch gerne wahr, was sie schon immer, also aus Gewohnheit wahrgenommen haben, und sind deshalb oft in ihrer Wahrnehmung eingeschränkt und unflexibel (**individuell-habituelle Auswahl**).

Auswahl/Selektion

Je nachdem in welcher Stimmung Menschen sich vorrangig befinden, werden Situationen verzerrt wahrgenommen. Die »Weltsicht« einer Person wird erheblich dadurch beeinträchtigt, durch welche Brille man die Welt sieht: Bin ich verliebt, optimistisch, glücklich, dann empfinde ich meine Umwelt und Mitmenschen überwiegend freundlich. Fühle ich mich niedergeschlagen, habe ich Ärger auf Station, dann macht mir meine Arbeit keinen Spaß und ich empfinde die Patienten sehr pflegeintensiv (**subjektiver und situativer Wahrnehmungseinfluss**).

Subjektive und situative Einflüsse

Motivation, Interesse und Bedürfnisse steuern unsere subjektive und situative Wahrnehmung erheblich. Bin ich motiviert und interessiert, gute Pflege zu leisten, werde ich aufmerksam Pflegefehler vermeiden oder an Verbesserungen interessiert sein. Habe ich das Bedürfnis in einem fairen Pflegeteam zu arbeiten, nehme ich sehr aufmerksam wahr, wie die Kollegen mit einander umgehen, sich unterstützen und kooperativ zusammen arbeiten.

Die Wahrnehmungsergänzung dient dazu, unsere Wahrnehmung zu vervollständigen. Bei der Übergabe wird über eine neue Patientin gesprochen. Ein Kollege hört »nur«, dass es sich um eine ältere, übergewichtige und gehbehinderte Frau handelt. Aufgrund dieser wenigen Angaben denkt er sich, dass sie wahrscheinlich bettlägerig, unbeweglich und folglich dekubitusgefährdet ist. Er zieht daraus den Schluss, dass diese Patientin bestimmt pflegeaufwändig ist, dass sie sicherlich auf Diät gesetzt werden wird. Hierbei handelt es sich allein um Ergänzungen zu wenigen Erstinformationen. Und obwohl er die neue Patientin noch nie gesehen hat, neigt er dazu sich bereits ein ganzes Bild von ihrer Person zu machen, die vorhandenen Informationen zu einem stimmigen Ganzen zu strukturieren (▶ Kap. 9.2.1: Gestaltbildung).

Ergänzung und Strukturierung

Im folgenden Abschnitt sollen die **häufigsten Wahrnehmungsfehler** dargestellt werden. Es sind:

- Sympathie- und Antipathiefehler
- Körperausdruck und Persönlichkeit
- Halo-Effekt
- Kontrastfehler
- Logische Fehler

9 Wahrnehmung und Wirklichkeit – psychologische Aspekte

Sympathie- und Antipathiefehler

Wenn Menschen einander begegnen und der erste Eindruck eine unmittelbare Empfindung hinterlässt, entscheidet man bereits, ob man den anderen sympathisch oder unsympathisch findet. Häufig tragen auch nachfolgende Begegnungen unterstützend zu dieser Entscheidung bei. Bei der **Wahrnehmung** uns **unsympathischer Mitmenschen** sind wir unverhältnismäßig kritisch und geneigt, ihnen bereits in einer negativen Haltung gegenüber zu treten. **Durch Sympathie/Antipathie wird Wahrnehmung subjektiv gefiltert.**

Körperausdruck und Persönlichkeit

Nehmen wir Menschen wahr, achten wir unbewusst auf die äußere körperliche Erscheinung (groß, klein, dünn, alt, Frisur, Bart, Brille, Kleidung), auf Gestik (Handbewegungen) und Mimik (Gesichtsausdruck, Zornesfalten, Stirnrunzeln, Lächeln, Augen). Die Körpersprache – die den nonverbalen Anteil der menschlichen Kommunikation ausmacht – vermittelt uns ohne Worte z. B., ob ein Mensch krank ist, sich müde fühlt, Kopf-, Bauch- oder Zahnschmerzen hat. Vom körperlichen Ausdruck eines Menschen ziehen wir Schlüsse auf seine Persönlichkeit.

Übung: Stellen Sie sich zwei Menschen/Patienten vor, den einen mit aufrechter Körperhaltung, den anderen mit krummem Rücken und hängenden, nach vorn gezogenen Schultern. Wie unterschiedlich wirken beide auf Sie? Was schließen Sie von der Haltung auf die Persönlichkeit? Inwieweit ist es tatsächlich möglich, den körperlichen Ausdruck eines Menschen (richtig) zu deuten und ihn nicht auf eine falsche Weise wahrzunehmen?

Besonders bei fremden Menschen kann es zu Wahrnehmungsfehlern kommen. Für Pflegepersonal ist es wichtig zu wissen, dass der **Körperausdruck** des Patienten **durch Krankheit oder Schmerzen** verändert ist. Teilweise macht die Medizin und Pflege sich dies zu Nutze, denn körperliche Anzeichen liefern Krankheitssymptome oder diagnostische Parameter: Schonhaltung bei Magenschmerzen, Hinken bei Verstauchungen, Schwitzen bei Fieber u. a.

Halo-Effekt

Bei diesem Wahrnehmungsfehler geht es um eine **hervorstechende (individuelle)** Persönlichkeitseigenschaft, beispielsweise eine schrille laute Stimme, Ängstlichkeit, Selbstbewusstsein, Optimismus. Auch Dinge, die Teil einer Person sind – ein Gehstock, dicke Brillengläser, der Rollstuhl, ein pfeifendes Hörgerät – vermögen unsere Aufmerksamkeit stark auf sich zu ziehen. Bestimmte Aspekte können so **dominant** sein, dass sie uns in der Wahrnehmung beeinflussen können und wir uns deshalb von ihnen leiten lassen. Andere Persönlichkeitsanteile werden dadurch möglicherweise überdeckt. Vom selbstbewussten Chefarzt wird erwartet, dass er in einer reifen Weise mit seiner eigenen Krankheitsdiagnose umgehen wird. Das berufliche Selbstbewusstsein überdeckt die menschliche Angst vor Krankheit. Selbstbewusstsein als dominantes Merkmal wird auf andere Situationen übertragen.

Beispiel: Halo-Effekt: Ein Patient mit Gehhilfe und Hörgerät (dominante Anteile) führt beim Pflegepersonal zu der Assoziation, er sei sehr hilfsbedürftig, sicherlich das Hörgerät nicht funktionstüchtig sei und man müsse laut sprechen. Vielleicht hat der Patient sich jedoch auf ein

Leben mit Gehhilfe eingestellt und gelernt, gut damit umzugehen. Er legt sehr viel Wert darauf, verstanden zu werden und unterhält sich gern. Deshalb ist ihm das Hörgerät wichtig, und er achtet peinlich genau darauf, dass es funktioniert. Als eine Pflegekraft anfängt, lauter als nötig mit ihm zu sprechen und ihn »wie einen alten Opa zu behandeln« beginnt, reagiert der Patient ärgerlich. Die Gehhilfe und das Hörgerät wurden vom Pflegenden als hervorstechende Merkmale wahrgenommen und bestimmten das Patientenbild.

Kontrastfehler entstehen, wenn **aufeinander folgende** ähnliche Situationen **oder Personen** wahrgenommen werden. *[Kontrastfehler]*

Nachdem die Pflege von beatmeten Patienten zwei Wochen den Stationsalltag beherrschten, wird die ruhige Phase mit weniger pflegeintensiven Patienten als extrem leichte Arbeitszeit wahrgenommen; sie bildet gewissermaßen einen Kontrast zu den letzten Wochen. Diese überdeutliche Wahrnehmung gibt es auch dann, wenn wir routinemäßig unseren Stationsabläufen nachgehen und ein neuer Pflegeschüler auf die Station kommt. Für ihn sind die Abläufe noch unklar, er stellt Fragen, will Erklärungen. Wir stellen dabei vielleicht fest, wie sehr wir uns an unseren Pflegealltag und die Arbeitsroutine gewöhnt und Vieles gar nicht mehr wahrgenommen haben.

Logische Fehler entstehen, indem wir **bestimmte Vorstellungen über etwas oder** jemanden miteinander kombinieren. Wir haben unsere eigene Menschenkenntnis im Lauf des Lebens und der Berufstätigkeit entwickelt. So glauben wir, dass übergewichtige Menschen unsportlich sind, dass dünne junge Mädchen meist magersüchtig sind oder dass ruhige Menschen keine Wutanfälle haben. Bestimmten Persönlichkeitseigenschaften werden spezifische Zuschreibungen gemacht (höflich und bescheiden, frech und fordernd, krank und leidend). Deshalb kann es irritieren, dass ein lauter und frecher Mensch sich als eine sehr geduldige und tapfere Person erweist. *[Logische Fehler]*

> **Wichtig**
>
> Typische Wahrnehmungsfehler und Wahrnehmungsverzerrung entstehen durch
>
> - Auswahl/Selektion des Wahrnehmungspotenzials
> - Subjektive situative Komponenten, Stimmungen, psychische Befindlichkeit
> - Über tatsächliche Informationen hinausgehende Ergänzung, frei hinzufügend assoziiert
> - Strukturieren des Wahrgenommenen und es zu einem stimmigen Ganzen passend machen.

Wahrnehmung, Interpretation und Bewertung/Beurteilung stehen in einem engen Zusammenhang. Für eine möglichst objektive Pflegedoku-

Objektivierung der Wahrnehmung in der Pflegedokumentation

mentation ist es wichtig, dies unterscheiden zu können und Wahrnehmungsfehler zu (er)kennen. Das tatsächlich Wahrgenommene am Patienten wie Krankheitssymptome, Beobachtung des Krankheitsverlaufs, (Neben-)Wirkungen von Medikamenten oder die Verschlechterung des Krankheitszustandes des Patienten, sollten so wenig wie möglich Bewertung beinhalten und kaum Raum für subjektive Urteile und Interpretationsmöglichkeiten zulassen. Das Vermischen des Beobachteten mit Wahrnehmungsfehlern oder das Verzerren durch Ergänzung, Auswahl, Gewohnheit, Strukturieren können leicht zu Fehlinformationen und ungerechtfertigten Be-Urteilungen über Patienten führen.

9.4 Gestörte Wahrnehmung

Wahrnehmung und Handlungssicherheit

Die Wahrnehmung unterstützt Menschen in ihrem natürlichen Bedürfnis nach Sicherheit. Durch die Vorgänge der äußeren Wahrnehmung lernen sie sich zu orientieren. Sie orientieren sich mit Hilfe der Sinne. In einer bekannten Umgebung werden Handlungen automatisiert und laufen sicher ab. In der fremden Umgebung der Welt des Krankenhauses benötigen Patienten Zeit, da sie sich erst zurechtfinden müssen. Wie unsicher ältere Patienten sind, wenn sie durch eine Klinikeinweisung aus der oft lebenslang vertrauten Umgebung ihres Zuhauses gerissen werden, zeigt sich daran, dass sie oft orientierungslos und verwirrt wirken.

Übungen: Orientierungsstörungen oder Erkrankungen der Sinnesorgane haben einen massiven Einfluss auf das Verhalten und Erleben im Alltag. Die folgenden Fragen verdeutlichen die Wichtigkeit all der entwickelten Hilfestellungen, um die Wahrnehmung wieder so normal und funktionsfähig wie möglich herzustellen: Brillen, Kontaktlinsen, Hörgeräte, Gehhilfen/Rollatoren, Rollstühle, Prothesen, Augen-, Ohren- und Nasentropfen. Wie fühlen wir uns, wenn wir Augentropfen bekommen haben, nicht sehen können und jemanden als Begleitung beim Gehen benötigen? Wie verunsichert sind wir bei Seh- und Gleichgewichtsstörungen? Welche Ängste haben wir, wenn wir schlechter hören, andere nicht mehr verstehen können und unsere Kommunikation gestört ist? Wie wenig befriedigend ist es, wenn durch eine Erkältung Geruchs- und Geschmackssinn gestört sind? Wie fühlen wir uns bei Sensibilitätsstörungen z. B. wir unsere Füße nicht mehr spüren?

Wahrnehmungsveränderungen und Unsicherheiten

Bei der Beeinträchtigung der inneren Wahrnehmung durch psychische Einflüsse kann unser Leben und Alltag erheblich behindert werden; in Zeiten der Depression, der Suizidalität, der Trauer, des Sterbens anders als in Zeiten der Gesundheit, des Optimismus, der Sicherheit oder des Glücks, der Manie, der Euphorie oder der seelischen Stabilität. Die Wahrnehmung ist stark verändert durch schwere psychische Krankheiten wie Schizophrenie oder Wahnvorstellungen (akustische oder visuelle Halluzinationen). Bei Suchterkrankungen aller Art ist die Wahrnehmung motivationsgesteuert und bedürfnisorientiert eingeschränkt, um an das Suchtmittel zu gelangen.

Alles führt jedoch zu Irritation, Unsicherheit und Angst. Für den Umgang mit Patienten ist dies wichtig zu wissen, um mit Hilfe sinnvoller Pflegeziele Ressourcen zu stärken und gezielt auf Wahrnehmungsbeeinträchtigungen eingehen zu können. Anteile der inneren und sozialen Wahrnehmung des Kranken können krankheitsbedingt und durch den Krankenhausaufenthalt an sich stark verändert und beeinträchtigt sein. Der Patient ist mit seiner Aufmerksamkeit auf sich selbst, auf die Erkrankung, die Pflegebedürftigkeit, auf Mitpatienten, Pflegepersonal und Ärzte konzentriert und nimmt deshalb Alltägliches wesentlich intensiver wahr. Das Bedürfnis nach Pflege, Hilfe, Trost und medizinischer Versorgung steht für ihn im Vordergrund.

Ebenso wie es zu Reizüberflutung kommen kann und das Gehirn der Schutzmechanismen und Entlastung bedarf, verlangt es nach Anreizen, nach Reizstimulierung. Bei Reizentzug, Monotonie oder Reizverarmung treten schwere psychische Störungen auf. Zum Teil versuchen die Sinnesorgane und das Gehirn das Fehlende auszugleichen. Auf diese Weise können Sinnestäuschungen, Wahn-Sinn oder Gedächtnisstörungen entstehen.

Reizstimulative/ Reizarmut

Oft stellt das Krankenhaus eine reizarme Umgebung dar. Die steril und einheitlich gestalteten, wenig ansprechenden Krankenzimmer, die einheitliche Kleidung des Personals (Uniformität), die trostlosen langen Gänge haben nicht ohne Grund Farbe und Gestaltung dringend nötig gemacht, um mehr Abwechslung, Orientierung und Anreize zu bieten (unterschiedlich bunte Stockwerke, abwechslungsreiche Berufskleidung, farbige Krankenbetten und -zimmer, schöne Aufenthaltsräume, Kiosk, Bücherei, flexible Besuchszeiten). Gerade bei Langzeitpatienten, Bettlägerigen chronisch Erkrankten und Patienten in Isolationszimmern muss der Reizarmut mit kreativer Abwechslung, Stimulation und einfühlendem Verständnis begegnet werden.

Das Krankenhaus – eine reizarme Umgebung (?)

10 Kommunikation – zwischenmenschliche Beziehungen im Spannungsfeld von Pflege und Krankheit

Pflege ist Kommunikation – Pflegen heißt Kommunizieren

Können Sie sich Pflegen ohne Sprache vorstellen? Kommunikation ist ein wesentliches »Arbeitsmittel« in der Pflege. Kommunikation geschieht immer und überall

- im Pflegeteam und zu den Ärzten
- in Gesprächen mit Patienten
- während der Pflege am Patienten
- während der Assistenz bei pflegerischen und ärztlichen Maßnahmen
- im Kontakt mit Angehörigen

> **Wichtig**
>
> Ohne Verständigung, ohne Sprache oder nonverbale Kommunikation wäre die Tätigkeit mit Menschen überhaupt nicht vorstellbar. Mit Worten (verbal; freundliche Stimme, unfreundlicher Ton) und Gesten (nonverbal; beruhigend die Hand halten oder auf den Arm legen), mit Blicken (nonverbal; aufmunternd zuzwinkern) oder Mimik (nonverbal; Lächeln) kann im Kontakt zwischen Pflegenden und Patienten eine ganze Welt ausgedrückt werden. Mit Kommunikation kann Sympathie, Zuspruch, Aufmunterung, Trost, Information, Aufklärung und Mut vermittelt werden, ebenso wie Patienten Kränkungen, Beleidigungen, Kritik, Vorwürfe, Beschuldigungen, Antipathie, Traurigkeit oder Mutlosigkeit, Dankbarkeit und Freude ausdrücken können.

10.1 Was ist Kommunikation?

> **Definition**
>
> **Kommunikation** ist ein wechselseitiger Prozess, eine Interaktion, in der sich Lebewesen gegenseitig Nachrichten (Wörter, Zeichen, Laute, Gestik) übermitteln.

Wechselseitig bedeutet, dass gegenseitig Nachrichten (Aussagen) zwischen zwei oder mehreren Menschen ausgetauscht werden.

Interaktion bezieht sich auf das Hin und Her in einem Gespräch; einer sagt etwas – der andere antwortet darauf – daraufhin reagiert wieder der erste usw.

In der obigen Definition wurde bewusst das Wort »Lebewesen« ausgewählt, denn auch Tiere können kommunizieren. Der Unterschied zum Menschen liegt in seiner **Sprach- und Schreibfähigkeit**, die die Kommunikation flexibler, detaillierter – aber eben auch komplizierter gestaltet und zu Kommunikationsstörungen und Missverständnissen führt.

10.2 Verbale und nonverbale Kommunikation

Kommunikation wird ermöglicht durch Zeichen, Schriftsprache, Bilder oder die menschliche Sprache. Grundsätzlich unterscheidet man zwischen verbaler und nonverbaler Kommunikation.

10.2.1 Verbale Kommunikation

Verbale Kommunikation bezieht sich auf den sprachlichen Anteil, auf das gesprochene oder geschriebene Wort. Mittels Sprache oder Zeichen verständigen wir uns untereinander, agieren, beeinflussen und reagieren aufeinander, treten in gegenseitigen Kontakt, geben Informationen weiter und tauschen uns aus. Die Stimmsprache (gesprochenes Wort) und die Schriftsprache (geschriebenes Wort) werden mit Hilfe von Sprache und/oder Schrift (Zeichen) übermittelt.

Kommunikationsmittel oder **Medien/Übertragungsmittel** sind:

Kommunikationsmittel

- Das direkte »face to face«-Gespräch
- Gespräche über das Telefon (Festnetz/Mobil) oder per Computer

- Nachrichten/Informationen über die Medien: TV, Radio, Presse, Internet (Webseiten, Mails, Chats, Blogs, Posts)
- Botschaften durch Post/Briefe, E-Mails, Fax, SMS, Whatsapp

Explizite und implizite verbale Kommunikation

Im verbalen Kommunikationsanteil kann eine Aussage **explizit** oder **implizit** ausgedrückt werden.

Explizit bedeutet direkt und ganz klar formuliert. Zum Beispiel sagt ein Patient: »*Ich hätte gerne eine Schlaftablette zur Nacht.*«

Anders ist es bei **impliziten** oder versteckten Botschaften; es wird zwar sprachlich etwas geäußert, aber nicht wirklich deutlich gesagt. Der Sender/Sprecher sagt nicht, was er eigentlich will. »*Ich kann nicht so gut schlafen*« heißt eigentlich: »*Kann ich eine Schlaftablette haben?*« Obwohl sprachlich nicht ausdrücklich formuliert, wird die versteckte Botschaft dennoch vom Empfänger/Hörer genau verstanden.

10.2.2 Nonverbale Kommunikation

Ohne Sprache kommunizieren wir über:

- Gestik
- Mimik
- Stimme
- Augenbrauen
- Mund
- Kopf
- Hände
- Finger
- Arme
- Füße
- Beine
- Körperhaltung
- Gang
- Innere Haltung
- Gemüt
- Ausstrahlung
- Äußere Erscheinung
- Kleidung
- Statussymbole

Gestik

Die nonverbale Kommunikation umfasst alles nicht sprachlich Geäußerte. Nonverbale Zeichen beziehen sich vor allem auf Gestik und Mimik.

Gestik beinhaltet den Ausdruck der Hände, Arme, Beine und Füße. Gestik in Form von Körper-Haltungen (abweisend oder zugewandt) und Bewegungen sprechen eine eigene Sprache. Sie können die verbale Sprache begleiten, unterstützen, verstärken, ersetzen oder relativieren. Verschränkte Arme können eine ablehnende Haltung zum anderen

Kommunikationspartner bedeuten. Sie können – zusammen mit einem Kopfschütteln – das »Nein« einer Botschaft unterstützen und verstärken. Auch ein ablehnendes Kopfschütteln und/oder eine abwehrende Handbewegung für sich allein betrachtet können ein nonverbales »Nein« deutlich machen oder sogar ersetzen.

Die menschliche **Mimik**, welche ein Gespräch unbewusst begleitet, sagt oft mehr als die tatsächlich gesprochenen Worte. Häufig spiegeln sich die wahren Gedanken und Gefühle in unserem Gesichtsausdruck, unserem Blick, unseren Lippen (beides entspannt oder zusammengekniffen) oder in Stirnfalten (hochgezogen) wider.

Mimik

Wie ist der **Gesichtsausdruck** im Ganzen? Offen, misstrauisch, abwartend? Häufig wird das Geäußerte erst in Verbindung mit dem Gesichtsausdruck des Sprechenden eindeutig interpretierbar.

Die menschliche **Stimme** (Stimmqualität und Sprechweise) in der Art der Tonlage, Lautstärke, Betonung (ironischer Unterton in der Stimme) oder Formulierung (salopp, gekonnt, ungeschickt, freundlich formuliert) begleitet und ergänzt unsere Kommunikation.

Stimme

Auch der **Dialekt** oder die **Bedeutung bestimmter Wörter** spielen eine Rolle. Z. B. hat der deutsche Begriff Himmel im englischen Wortschatz unterschiedliche Bezeichnungen: sky oder heaven. Was meint der Sender/Sprecher, was versteht der Empfänger/Hörer?

Einige besondere Ausdrucksweisen wie **Weinen**, Lächeln, **Lachen**, **Schweigen**, Umarmungen und jemanden die Hand halten bedürfen keiner Worte. Oft ist es jedoch der situative Kontext, in dem eine Aussage von Bedeutung gemacht wird:

Weinen, Lachen, Schweigen

- Wo wird das Gesagte geäußert (privat/öffentliche Umgebung)?
- Sind andere (bestimmte, wichtige/unwichtige) Personen anwesend?
- Vor welchem Hintergrund erfolgt eine Äußerung?
- Wie ist die Situation des Senders/Sprechers? Also: Wo wird etwas gesagt? Wie wird etwas gesagt (sarkastisch, traurig, mahnend, fröhlich)?

Zum Beispiel erhält die Aussage »*Ich fühle mich sterbenskrank*« je nach situativem Kontext eine ganz unterschiedliche Bedeutung: Der eine hat Schnupfen und sagt es eher im Spaß, der andere ist ein schwer kranker Patient, und hier ist es die Wahrheit.

Einzelaspekte nonverbaler Kommunikation

Durch **Blickkontakt** und **Blickrichtung** kann der Gesprächsverlauf begleitet, reguliert oder abgebrochen werden.

Augen

Wie sind Blickkontakt und Blickrichtung? Sehen sich die Kommunikationspartner direkt an oder meidet einer den Blick des anderen? Wie ist der Augenaufschlag – gesenkt oder eher gegen die Decke gerichtet?

Körperhaltung und Bewegung	Ist der eine dem anderen gegenüber **zugewandt** oder **abgewandt**, offen oder verschlossen, aufrecht oder gebeugt in seiner Körperhaltung, seinen Bewegungen der Hände, Arme, Beine und Füße? Wie schnell, heftig, langsam, ruhig, zögernd oder kraftvoll ist die Bewegung?
Hände	Die begleitende oder ergänzende **Gestik** verdeutlicht oder verstärkt Botschaften. Sind die Hände offen oder geschlossen, zeigen die Handflächen nach oben? Werden die Hände in den Taschen vergraben? Verschränkt die Person sie vor der Brust oder legt sie schützend vor den Bauch, hält sie hinter dem Rücken? Sind sie in die Hüften gestemmt, spielen die Hände mit einem Stift? Wie ist das motorische Verhalten: mit den Fingern trommeln, mit dem Fuß wippen, auf dem Stuhl herumrutschen, zurückweichen, näher kommen.
Innere Haltung/Gemüt	Welche innere Haltung oder **Stimmung** begleitet die Botschaft: Fröhlichkeit, Liebe, Hass, Wut, Gelassenheit, Interesse, Desinteresse. Zeigen sich physiologische Reaktionen wie Erröten, Schwitzen, Gänsehaut, Zittern, Husten, Atemnot, Zittern, Nervosität, Kratzen. Sind die Gesten gehemmt oder offen?
Äußerliche Erscheinung	**Statussymbole** wie Titel, Anredeformen, Ausbildungen, Bildung, Kleidung oder Schmuck begleiten unbewusst einen Gesprächsverlauf. Dienstkleidung spielt im Krankenhaus eine wichtige Rolle. In der Praxis ist es unterschiedlich wie eindeutig Pflegepersonal, Ärzte, Reinigungspersonal und andere im medizinisch-pflegerischen Bereich Tätige gekleidet und damit durch ihre Kleidung gekennzeichnet sind. Berufskleidung ist kennzeichnend für viele Berufsgruppen: Militär, Polizei, medizinische Mitarbeiter, Koch, Mitarbeiter der Bahn oder Post.

Auch **das gesamte Äußere** (gepflegt, ungepflegt, Aufmachung/Outfit insgesamt) bestimmt durch Frisur, Kosmetik, Piercings, Tatoos, Größe, Körperhaltung, Kleidung, Gesichtsausdruck, vermittelt unbewusste Botschaften.

Einerseits erleichtern **Kleidung** und Äußerliches im alltäglichen Umgang miteinander die Kommunikation, wie beispielsweise die Zugehörigkeit zu bestimmten Gruppen (Beispiel: Dienstkleidung, Sportkleidung), andererseits trägt dies erheblich zu **Stigmatisierungen** und Vorurteilen gegenüber (unbekannten) Menschen(gruppen) bei (andere Kulturen, Religionen). Dies kann zu Ausgrenzung, Abgrenzung und Distanz führen.

Im Bereich von Pflege, Sozialarbeit und Medizin gerät man in Kontakt mit so genannten »**Randgruppen**« (Alkoholiker, Drogenabhängige, »Verrückte«, Obdachlose, Verwahrloste). Dabei wird man oft konfrontiert mit Vorurteilen, Stigmatisierungen, Aggressionen, Gewalt, Ekel, Scham, ungewollter Nähe und Intimität, Körperkontakt und persönlichen Grenzverletzungen.

Der berufsbedingte Kontakt und die daraus gewonnenen Erfahrungen führen nicht selten zu einem persönlichen Konflikt. Auf der einen Seite hat z. B. eine Pflegefachkraft die Erfahrung gemacht, wie aggressiv oder ungepflegt alkoholabhängige Menschen sein können, andererseits ist es die Aufgabe, trotz der Erfahrungen und den daraus aufgebauten

(Vor)Urteilen diese Menschen »vorbehaltlos« wegen ihrer Alkoholkrankheit zu pflegen.

> **Wichtig**
>
> Dies ist ein häufig nicht zu unterschätzender Konflikt in sozialen Berufen: Der Konflikt zwischen mir und meinem Beruf – zwischen helfen wollen/müssen und helfen können. Dies kann oftmals an die persönlichen Grenzen führen. Der offene Austausch im Pflegeteam, das Abwechseln mit der Betreuung bestimmter Patienten und der Bereich der Psychohygiene und Supervision sind hierfür elementar (▶ Kap. 7.9, 7.8.7 und 16).

Kongruente und inkongruente Zeichen

> **Definition**
>
> Neben expliziten (klar formulierten) oder impliziten (versteckten) Botschaften unterscheidet man kongruente und inkongruente Zeichen. Hierbei geht es um die Stimmigkeit zwischen den nonverbalen Anteilen (Mimik, Gestik, Körperausdruck) und dem tatsächlich Gesagten.

Verbale Aussage	Mimik	Bedeutung
»Mir geht's gut.«	☺	Aussage ist kongruent (übereinstimmend, echt), verbale und nonverbale Anteile stimmen überein
»Mir geht's gut.«	☹	Aussage ist inkongruent, (unstimmig, unwahr), Unstimmigkeit besteht zwischen Körpersignalen, Mimik und Gestik, ein Widerspruch zwischen nonverbalen Anteilen und dem tatsächlich Geäußerten.

Tab. 10.1: Kongruente und inkongruente Botschaft

10.3 Wie funktioniert Kommunikation?

Um Kommunikation besser zu verstehen, wurden zahlreiche Kommunikationsmodelle entwickelt (u. a. von Watzlawik 1969, 2011, Schulz von Thun 1981, 2010 u. a.).

Ein **einfaches Kommunikationsmodell** muss folgende Elemente beinhalten:

Kommunikationsmodelle

Tab. 10.2: Elementе eines Kommunikationsmodells

Element	Bedeutung
Sender/Sprecher	Wer macht eine Aussage, sendet eine Botschaft?
Empfänger/Hörer	An wen ist die Nachricht gerichtet?
Information	Was ist Inhalt der Nachricht, worum geht es?
Medium	Wie wird die Botschaft übermittelt? Sprache/Telefon/Gespräch/Brief/Fax/Email/Sms/Whatsapp/Skypen)
Effekt, Reaktion	Welche Wirkung hat die gesendete Botschaft beim Empfänger?
Wechselwirkung, Interaktion	Wie reagiert der Empfänger auf die Nachricht, was sagt er zum Sender? Wie gestaltet sich die weitere Kommunikation?

Ein einfaches Kommunikationsmodell mit obigen Elementen gestaltet sich folgendermaßen:

Abb. 10.1: Einfaches Kommunikationsmodell

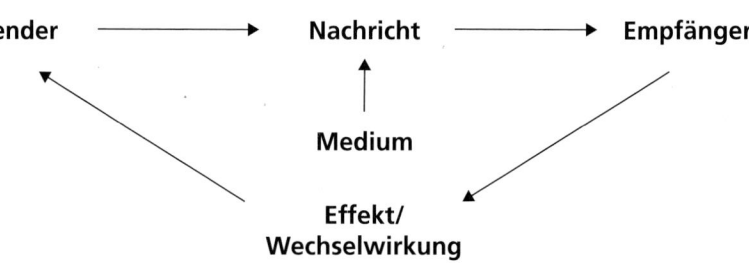

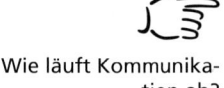

Wie läuft Kommunikation ab?

Beispiel: Kommunikationsablauf: Die Pflegefachkraft Anne K. (Sender) informiert Frau Eckhoff, eine Patientin ihrer Station, über die bevorstehende Untersuchung. Die Sachinformationen über die Untersuchung stellen die übermittelte Nachricht an die Patientin (Empfänger der Nachricht) dar. Das Medium oder Übertragungsmittel, mit welchem die Nachricht übermittelt wird, ist in diesem Fall die Sprache (verbaler Anteil) und die begleitende Mimik, Gestik und die Stimmlage (nonverbale Anteile). Die Aussagen von Anne K. bewirken einen Effekt, eine Reaktion bei Frau Eckhoff: Sie ist erleichtert und versteht jetzt, was in der Untersuchung auf sie zukommen wird. Als Reaktion oder Wechselwirkung auf das Gehörte antwortet die Patientin (nun selbst Sender) mit einem Lächeln und Kopfnicken (nonverbal), sie bedankt sich bei der Pflegenden (verbal) für das informative Gespräch (die Pflegende wird nun zum Empfänger). Zwischen beiden Kommunikationspartnern fand ein Gespräch statt, sie haben miteinander kommuniziert.

10.3.1 Die vier Seiten einer Nachricht

In ein und derselben Nachricht sind gleichzeitig viele verschiedene Botschaften enthalten. Während wir miteinander kommunizieren, nehmen wir diese Anteile unbewusst und auf verschiedene Weise wahr. Man könnte sagen, obwohl jemand »nur« etwas sagt oder schreibt, enthält diese Nachricht noch ganz andere, sozusagen versteckte Botschaften. Man hat herausgefunden, dass sich **vier Seiten hinter einer Aussage verbergen**: Sachseite, Appellseite, Selbstoffenbarungsseite und die Beziehungsseite.

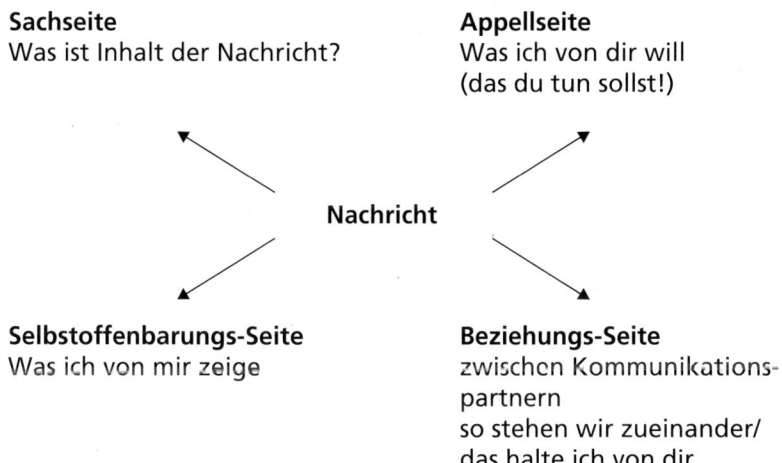

Abb. 10.2:
Die vier Seiten einer Nachricht

Beispiel: Die vier Seiten einer Nachricht: Anhand eines Beispiels sollen die vier Seiten erklärt werden.

Jan, Pflegekraft, kommuniziert mit einem Herzinfarktpatienten, der aus dem Bett aufgestanden ist. Er sagt: »*Herr Gimm, Sie haben Bettruhe!*«

- Die **Sachseite** gibt Informationen über den sachlichen Inhalt einer Nachricht. Das Beispiel enthält die Sachinformation, dass der Patient verordnete Bettruhe hat.
- Der **versteckte Appell** der Aussage heißt: »*Legen Sie sich bitte hin, Sie sollten im Bett bleiben!*«. Mit dem Appellaspekt will der Sender etwas Bestimmtes beim Empfänger erreichen oder bewirken. Er ist sozusagen eine verdeckte Aufforderung, etwas zu tun oder zu lassen.
- Der **Selbstoffenbarungsanteil** zeigt, was der Sender von sich selbst preisgibt. Hier offenbart sich der Ärger über die Nichteinhaltung der Bettruhe.
- Die Art der Beziehung zwischen Kommunikationspartnern wird durch den **Beziehungsaspekt** deutlich gemacht. Wie stehen sie zuein-

ander in Beziehung: Wie nah sind sie sich? Was halten sie voneinander?

Wie kann sich jeder durch die Art der Beziehung erlauben mit dem anderen zu sprechen (höflich, persönlich, frech?) In welcher Macht-Position stehen die Beteiligten sich möglicherweise gegenüber?

Im obigen Beispiel geht es um die **Beziehung zwischen Pflegepersonal und Patient.** Diese ist durch eine gewisse »Machtposition« der Pflegefachkräfte gegenüber den Patienten gekennzeichnet. So hat die Pflegende zum Wohl der Patienten die Macht, erzieherisch auf deren Verhalten einwirken zu können. Aus diesem Grund kann sich der Pflegende »erlauben«, Herrn Gimm in einer gewissen Weise zurecht zu weisen. Auch durch das pflegerisch-medizinische Fachwissen ist der Pflegende dem Patienten gegenüber in einer überlegenen Position. Er vermag die Folgen des Fehlverhaltens bei Herzinfarktpatienten abzuschätzen. Dieser Fachautorität ordnet sich der Patient entsprechend unter (▶ Compliance in Kap. 4).

Symmetrische und asymmetrische Beziehungen

Es gibt verschiedene Arten von zwischenmenschlichen Beziehungen. Man unterscheidet zwischen symmetrischen und asymmetrischen (komplementären) Beziehungskonstellationen.

Bei der **symmetrischen Beziehung** handelt es sich um eine ebenbürtige, gleiche Stellung der Kommunikationspartner. Beide sind sich einig, es bestehen keine Unterschiede, ein Streben nach Gleichheit und Gemeinsamkeit kennzeichnet die Kommunikationspartner. Kommunikationsstörungen können auftreten, sobald sich einer der Partner nicht mehr gleichwertig oder unterdrückt fühlt, oder aber der andere sich als der Stärkere offenbart (oder sich dafür hält) – das heißt, sobald sich einer der beiden neu definiert und Konkurrenz ins Spiel kommt. **Beispiele für symmetrische Beziehungen sind Freunde, Partner, Kollegen, ein Team.**

Komplementäre Beziehungen basieren auf der unterschiedlichen Position zweier Personen: Chef und Angestellter; Lehrer und Schüler; Mutter und Kind. Es sind einander entsprechende Beziehungen, die nur aufgrund dieser Konstellation überhaupt entstehen und funktionieren können. Ohne Lehrer gibt es keine Schüler – aber ohne Schüler gäbe es eben auch keine Lehrer. Leicht vorstellbar, wann und wie es hier zu Kommunikationsstörungen kommen muss: Wenn der vorher »Unterlegene« aus seiner Position herauswächst, wenn Kinder erwachsen werden, wenn Schüler die letzte Klasse abschließen, wenn Pflegeschüler plötzlich zu examiniertem Pflegepersonal werden. Die vorherige klare Selbstdefinition (who is who?) beider Kommunikationspartner beginnt zu bröckeln, und die anfängliche Akzeptanz der Rollen wird in Frage gestellt.

Werden die versteckten Botschaften aufgedeckt, dann sieht das Beispiel »Herr Gimm, Sie haben Bettruhe!« wie in Abbildung 10.3 aus.

Obwohl keine der verdeckten Botschaften tatsächlich ausgesprochen wird, nehmen beide Kommunikationspartner diese unbewusst wahr und reagieren entsprechend aufeinander. Der Patient legt sich schuldbewusst ins Bett zurück, der Pflegende ist wieder zufrieden.

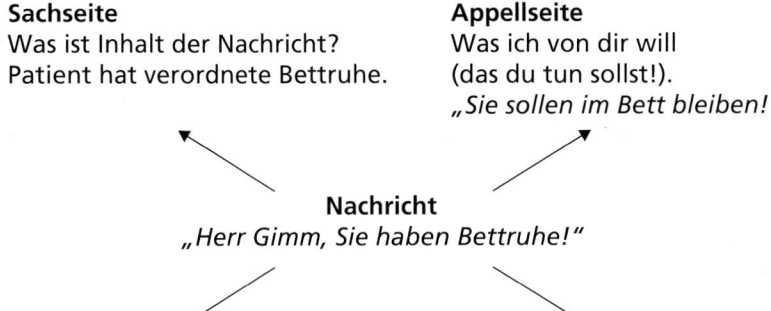

Sachseite
Was ist Inhalt der Nachricht?
Patient hat verordnete Bettruhe.

Appellseite
Was ich von dir will
(das du tun sollst!).
„Sie sollen im Bett bleiben!"

Nachricht
„Herr Gimm, Sie haben Bettruhe!"

Selbstoffenbarungs-Seite
Was ich von mir zeige.
Es ärgert mich, dass der Patient sich nicht an die Anordnungen hält!

Beziehungs-Seite
zwischen
Kommunikationspartnern:
so stehen wir zueinander/
das halte ich von dir.
Ich bin der Pfleger, du der Patient!
Ich weiß besser als du, was für Herzpatienten gut ist!

Abb. 10.3:
Die vier Seiten einer Nachricht, konkretisiert an einem Beispiel

10.3.2 Die vier Ohren des Empfängers

Wie kommt die Nachricht des Senders jedoch beim Empfänger an? Wie hört der Adressat das Gesagte?

Ebenso, wie es die vier Seiten des Senders gibt, spricht man von den vier Ohren des Empfängers. Sie entsprechen wieder den vier Anteilen Sach-, Appell-, Selbstoffenbarungs- und Beziehungsaspekt. Das heißt:

Perspektivenwechsel

> **Wichtig**
>
> Eine Botschaft hat nicht nur vier Sender-Aspekte, der Empfänger hört auch mit vier Ohren! Das Problem liegt darin, dass der Empfänger selbst (bewusst oder unbewusst) die Auswahl trifft, auf welchem Ohr er besonders sensibel hört und dementsprechend auf den Sender reagiert.

Es hat sich gezeigt, dass es individuell unterschiedlich ist, mit welchem Ohr manche Menschen intensiv oder verstärkt hören. Ganz allgemein hieß es lange, Männer hören eher auf dem Sachohr, Frauen auf dem Beziehungsohr. Man hat herausgefunden, dass es natürlich ist, dass Angehörige bestimmter Berufsgruppen so zu sagen einseitige Empfangsgewohnheiten entwickeln, also auf bestimmten Ohren verstärkt hören, auch wenn eine Nachricht eigentlich einen anderen Aspekt im Vordergrund hat. Personen in sozialen Berufen verfügen über ein ausgeprägtes Appellohr (Was kann ich für den anderen tun?), Lehrer dagegen hören auf dem Sachohr, Therapeuten neigen zum Beziehungsohr und achten auf den Selbstoffenbarungsaspekt des Klienten.

Beispiel: Die vier Ohren des Empfängers

Zurück zum obigen Beispiel. Der Patient könnte die Aussage des Pflegers ganz unterschiedlich hören. Je nachdem, mit welchem »Empfänger-Ohr« er sie hört:

»Herr Gimm, Sie haben Bettruhe!«

- **Sachohr** hört: Bettruhe heißt im Bett bleiben. Stimmt, das ist meine ärztliche Verordnung.
- **Appellohr** hört: Ich sollte mich schnellstens wieder hinlegen und an die Verordnungen halten.
- **Selbstoffenbarungsohr** hört: Oh, erwischt, ich bin kein braver Patient!
- **Beziehungsohr** hört: Sie sind hier der Patient, nicht Arzt oder Pflegekraft! Wir haben eine asymmetrische Beziehung, ordnen Sie sich entsprechend unseren Rollen unter.

10.3.3 Grundannahmen menschlicher Kommunikation: Die Kommunikationsgesetze

Theoretische Annahmen

Der führende Kommunikationswissenschaftler Paul Watzlawik (1969) hat **fünf Grundsätze über Kommunikation** aufgestellt:

Man kann nicht nicht kommunizieren

Es ist unmöglich, sich nicht kommunikativ zu verhalten.
Beispiel: Man hat jemandem mehrmals gesimst – es erfolgt keine Antwort. Keine Reaktion ist hier eben auch eine Reaktion. Jemand verhält sich, indem er nicht antwortet. Der andere will keinen Kontakt.

Jede Kommunikation hat einen Inhalts- und einen Beziehungsaspekt

- Jede Nachricht enthält immer einen Sachinhalt, d. h., eine bestimmte Information soll übermittelt werden.
- Jede Nachricht umfasst die persönliche Beziehungsdefinition der einzelnen Kommunikationspartner; sie drückt aus, wie die Beteiligten zueinander stehen.

Der Beziehungsaspekt spielt bei der zwischenmenschlichen Kommunikation die entscheidende Rolle, denn die Art der Beziehung zwischen den Partnern beeinflusst wesentlich deren Kommunikationsverhalten. Kollegen unter sich sprechen anders miteinander als beispielsweise Pflegeschüler und Praxisanleiterin, Ärzte sprechen mit Patienten anders als mit dem Pflegepersonal usw. (siehe symmetrische-asymmetrische Beziehungskonstellationen).

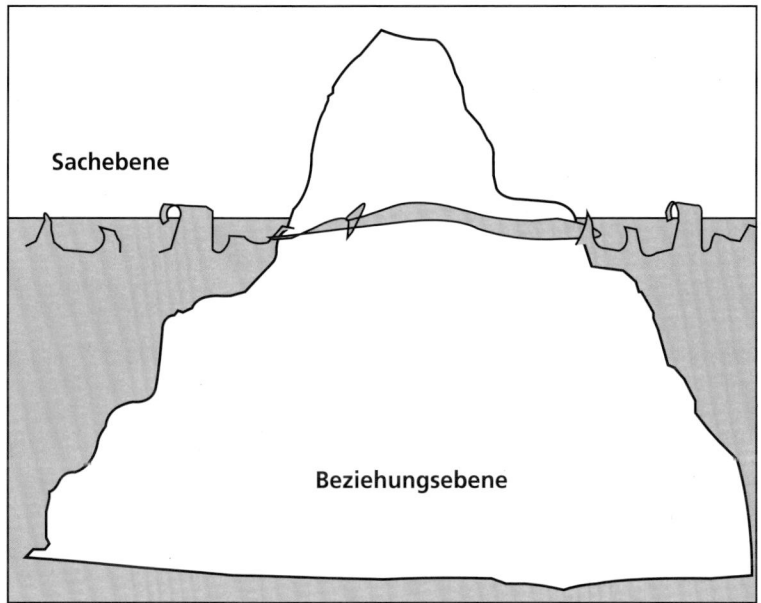

Abb. 10.4: Sach- und Beziehungsebene in der menschlichen Kommunikation – der Eisberg

Kommunikation ist ein nicht endender Kreislauf

Jedes Verhalten der Kommunikationspartner ist Ursache und Wirkung zugleich. Jede Botschaft zieht eine Reaktion nach sich. Sender und Empfänger wechseln sich ab. Dieser Kreislauf kann endlos fortgeführt werden.

Stellt sich die Frage, wer denn überhaupt angefangen hat zu kommunizieren, lässt sich häufig kein klarer Anfang finden:

Insbesondere bei der **Kommunikationsstörung**, die als **Interpunktion** bezeichnet wird, streiten die Partner oft darüber, wie sie auf den anderen reagieren und warum sie auf eine bestimmte weise reagieren/kommunizieren: »Ich tue das nur, weil du ... z. B.

»*Ich komme nur so spät vom Dienst nach Hause, weil du sowieso immer nörgelst*« –

»*Ich nörgle nur, weil du so oft Überstunden machst und deshalb so spät heimkommst.*«

Auf das **Beispiel des Infarktpatienten** bezogen könnte das folgendermaßen aussehen:

Beispiel: Der unendliche Kommunikations-Kreislauf: Herr Gimm liegt nach der »Zurechtweisung« stocksteif in seinem Bett. Pfleger Jan bemerkt dieses Verhalten und spricht den Patienten deshalb an. Herr Gimm sagt, er halte sich strikt an die Bettruhe. Die sei verordnet und gerade von ihm, dem Pflegenden, sei die Wichtigkeit doch betont worden. Der Pflegende reagiert daraufhin verärgert und sagt, er habe doch nur das Wohl des Patienten im Sinn gehabt, deshalb habe er ihn »zurechtgewiesen«...

Wer hat nun angefangen? Der Patient, weil er durch sein Verhalten die Kommunikation mit dem Pfleger initiiert hat – oder der Pflegende, weil er darauf reagiert hat?

Kein Verhalten ist Ursache des anderen. Jedes Verhalten ist vielmehr sowohl Ursache als auch Wirkung zugleich.

Kommunikation ist eindeutig und uneindeutig

Verschiedene Spielräume der Interpretation

Einerseits gibt es **eindeutige Inhalte** bei der Kommunikation. Hierzu verhilft uns unsere **detaillierte Sprache** und die allgemeingültigen Absprachen innerhalb einer Gesellschaft oder Kultur. So wissen alle, was ein Krankenhaus ist. Detailliert wird unterschieden zwischen Städtischen Krankenhäusern, Universitätskliniken und Privatkliniken. Diese Bezeichnungen sind willkürlich gewählt, eindeutig und präzise. Jeder weiß, was sie bedeuten.

Uneindeutig ist dagegen alles nichtsprachliche (nonverbale) wie **Gestik, Mimik** oder der darüber hinaus noch feiner unbewusst begleitende **paralinguistische Aspekt (Paralinguistik;** das die Sprache begleitende), wie **Stimmlage, Lautstärke** oder ein **ironischer Unterton** – eben **uneindeutige** Bemerkungen, die einen sehr weiten Interpretationsspielraum haben und z. B. gefühlsmäßig verunsichern können. Diese schwer fassbaren, aber sehr fein wahrgenommenen Anteile während eines Gesprächs beziehen sich meist auf den Beziehungsaspekt.

Kennen sich die Kommunikationspartner gut genug, um mit dem versteckten Humor umgehen zu können, oder bewirkt dieser eher Verunsicherung? Beispielsweise kann das Phänomen Lachen viel bedeuten: Freude, Anlachen, Auslachen, Schadenfreude, Lachen aus Unsicherheit.

Kommunikation ist symmetrisch oder asymmetrisch

Beziehungen sind entweder symmetrisch, gleichberechtigt/partnerschaftlich, oder **asymmetrisch (komplementär).** Das heißt, die Positionen der Gesprächspartner sind unterschiedlich, sie werden durch ein **Machtgefälle** definiert (Chef – Angestellter).

10.4 Kommunikationsstörungen

Wenn Menschen miteinander kommunizieren, kann es zu einer Vielzahl von Missverständnissen kommen. Typische Reaktionen sind dann: *So hab' ich das nicht gesagt; das habe ich anders gemeint; du verstehst mich einfach nicht; du hörst mir nicht richtig zu; wie hast du das eigentlich gemeint u.s.w.* Meistens endet die missglückte Kommunikation dann in Trotz, im Beleidigt sein, sich zurückziehen und unverstanden fühlen.

Da Kommunikation sehr komplex und vielseitig ist, können unzählige Kommunikationsstörungen auftreten. Vor allem kommen sie im Sender- und Empfängerbereich vor, sowie bei Missachtung der Kommunikationsgesetze.

10.4.1 Störungen im Senderbereich

Es kann vorkommen, dass der Sender unklare, nicht eindeutige Botschaften sendet, die zu Missverständnissen beim Empfänger führen.

Ein typisches Beispiel ist die in immer mehr Bereichen selbstverständlich verwendete Fachsprache (Computerfachsprache usw.). Im Krankenhaus wird häufig die medizinisch-pflegerische Fachsprache verwendet, über deren Vokabular aber der Patient nicht unbedingt verfügt. Das Pflegepersonal und die Ärzte senden dadurch für den Patienten unverständliche Informationen, die er nicht entschlüsseln oder verstehen kann. Dies führt häufig zu Angst und Unsicherheit beim Kranken, der sich selten traut nachzufragen oder sich in seiner Unkenntnis verstärkt Sorgen über seinen Krankheitszustand macht. Das Informieren, Anleiten und Aufklären des Patienten sollte deshalb in allgemein verständlicher Sprache erfolgen.

Unangemessene Verwendung der Fachsprache

Weitere **Störungen** beim Sender können praktisch im jedem der **vier Bereiche einer Botschaft (Beziehungs-, Appell-, Selbstoffenbarungs- und Sachaspekt)** auftreten:

Störungen in allen Bereichen einer Botschaft

- Der Sender definiert seine Beziehung zum Empfänger falsch (z. B. zu vertraulich).
- Eine Botschaft wirkt wie ein Appell, war aber nicht so gemeint.
- Der Sender stellt den Sachaspekt über den Beziehungsaspekt, und die Ebenen der Kommunikationspartner vermischen sich.
- Menschen versuchen immer wieder viele (eigentliche) Beziehungsstörungen auf der Sachebene auszutragen, anstatt auf der dazugehörigen Beziehungsebene.
- Beim Selbstoffenbarungsaspekt kann sich der Sender nach dem Motto »wie ich wirklich bin, das zeige ich dir nicht« hinter einer Maske verstecken. Durch Selbstoffenbarungsängste und Fassadenhaftigkeit – eben wenn Individuen eine Rolle spielen, die nicht die ihre ist – fühlt

der Empfänger unbewusst, dass etwas beim Sender nicht stimmt. Auf diese Weise werden uneindeutige Botschaften vermittelt.
- Es kann auch vorkommen, dass der Sachinhalt einer Botschaft nicht klar ist. Ist der Empfänger im Bild, worum es geht? Verfügt der Empfänger über das gleiche Bildungsniveau, die gleiche Sprache, dasselbe Fachwissen? Kann er den anderen überhaupt inhaltlich verstehen? Gibt es Sprachbarrieren?

10.4.2 Störungen im Empfängerbereich

Die ankommende Nachricht ist nicht allein das Werk des Senders, sie ist auch das, was der Empfänger daraus macht – interpretiert, hört (z. B. Appellohr) oder (miss)versteht. Störungen auf Seiten des Empfängers stehen im engen Bezug dazu, wie er die Nachricht deutet.

Verständnisfallen

Durch die **»individuelle Vierohrigkeit«** filtert der Empfänger die ankommende Nachricht. Hierbei spielen unbewusst die Wahrnehmung, Interpretation, Gefühle, Stimmungen und das Selbstwertgefühl eine erhebliche Rolle.

10.4.3 Störungen der Kommunikationsgesetze

Der dritte Störungsbereich liegt innerhalb der Kommunikationsgesetze (siehe 10.3.3). Wird von einem Kommunikationspartner eine Regel übertreten oder missachtet, treten unwillkürlich Störungen auf.

10.4.4 Paradoxe Botschaften (Double Bind)

Eine Sonderform bilden so genannte **paradoxe Botschaften**, die als **»Double Bind«** bezeichnet werden. Damit sind **widersprüchliche Doppelbotschaften** gemeint, die jemand aussendet.

Diese unklaren Botschaften enthalten immer mehr als eine Interpretationsmöglichkeit um auf sie als Empfänger zu reagieren. Jedoch: Wie man auch reagiert, es ist immer falsch und es ist immer Auslegungssache des Senders.

Beispiel: Ein Patient sagt z. B. zur Pflegekraft »*Ich sehe ja, Sie haben alle Hände voll zu tun, kümmern Sie sich nicht um mich!*«

Reaktionsmöglichkeit A: Die Pflegekraft ist erleichtert über das Verständnis des Patienten und nimmt dies dankend zur Kenntnis. Im Laufe des weiteren Stationsalltags schaut sie deshalb nicht wiederholt bei ihm ins Zimmer. Beim Verteilen des Abendessens spricht der Patient sie an und sagt leicht vorwurfsvoll »Na heute haben Sie sich aber gar nicht bei mir sehen lassen. Haben Sie mich vergessen?«

Reaktionsmöglichkeit B: Obwohl die Pflegekraft sehr viel zu tun hat mit mehreren Neuzugängen und einigen pflegeintensiven Patienten, ist sie bemüht, sich trotzdem um den Patienten zu kümmern. Deshalb schaut sie während seiner Infusionstherapie mehrmals nach ihm. Der Patient sagt daraufhin ärgerlich: »Ich habe Ihnen doch gesagt, kümmern Sie sich nicht um mich. Sie brauchen nicht nach mir zu sehen – Sie haben doch genug zu tun!«

Fazit: Egal, für welche Möglichkeit sich die Pflegekraft auch entscheidet, es ist immer die falsche Reaktion!

10.5 Wie können Kommunikationsstörungen verhindert oder behoben werden?

Störungen beim Sender, beim Empfänger oder durch Missachtung der Kommunikationsgesetze sollen gelöst und geklärt werden, um wieder eine gelungene Kommunikation zu erreichen.

Zielsetzung

Wenn wir über die Kommunikation selbst reden, nennt man das Metakommunikation (**meta = über, darüber**). Damit ist gemeint, dass gezielt solche Störungen angesprochen oder aufgedeckt werden. Kommunikationspartner sollten lernen die wahrgenommenen Unstimmigkeiten beim anderen anzusprechen und dadurch zu klären. Bei inkongruenten Botschaften kann gezielt danach gefragt werden »Was willst du wirklich? Wie meinst du das genau? Deine Mimik und das Gesagte stimmen doch nicht überein – ich verstehe nicht, was du mir sagen willst.«

Metakommunikation

Auf diese Weise können Unstimmigkeiten aufgelöst und Missverständnisse vermieden werden.

Erinnern Sie sich einmal an eine missglückte Kommunikation, z. B. während eines unangenehmen Gesprächs oder als Sie sich nicht verstanden gefühlt haben: Wo, wann, warum und mit wem treten Kommunikationsstörungen auf?

- Ist beispielsweise die *Beziehungsebene gestört* und müsste diese geklärt werden?
- Wie stehen die Beteiligten eigentlich zueinander? Verfügen sie über den gleichen Sachinhalt? Worum geht es hier eigentlich? Besitzen sie denselben Informations- und Wissensstand?
- Können Sie selbst erkennen, ob möglicherweise *einseitige Empfangsgewohnheiten* bestehen? Mit welchem Ohr hört der andere bzw. hören Sie vorzugsweise?
- *Wie* werden die Botschaften vom Sender übermittelt? Klar und deutlich? Sind die Nachrichten explizit, implizit, kongruent oder inkongruent? Wie nehmen Sie verbale und nonverbale Anteile wahr?
- Geben Sie dem Gegenüber eine Rückmeldung, ein Feedback, wie das Gesendete bei Ihnen angekommen ist.

Fragen und Anregungen zur Selbstreflexion

- *Woher* kommen die Missverständnisse? Liegen sie vielleicht weder beim Sender noch beim Empfänger, sondern am übertragenden Medium? Hat die Post einen Fehler gemacht, liegen Störungen in der Leitung vor (Telefon, Handy: gestörter Empfang). Sind die Übertragergeräte voll funktionsfähig?

Grundsätzlich sollte daran gedacht werden, dass zum Kommunizieren immer Sender und Empfänger gehören. Beide haben ihre Anteile an der missglückten Kommunikation. Beide haben die Möglichkeit, Störungen anzusprechen und aufzudecken.

10.6 Krankheit und Kommunikation

Im Folgenden soll auf die besondere Kommunikation während des Krankseins eingegangen werden.

10.6.1 Ausdrucksweisen des Körpers bei Krankheit

Körperausdruck

Wichtig

Die Vielfältigkeit der Kommunikation ohne Worte, die vor allem durch unseren Körper ausgedrückt wird, spielt in der Pflege eine zentrale Rolle. Der menschlichen Körpers dient als »Sprachrohr« für das Unausgesprochene eines Patienten, als Ausdrucksweise des kranken Körpers (Krankheitssymptome) oder der kranken Seele (Stimmung, Einstellung zur Krankheit) und besitzt somit eine Signalfunktion für die Krankenbeobachtung.

10.6.2 Krankenbeobachtung und Kommunikation in der Pflege

Krankenbeobachtung

Beobachten heißt gezielt wahrnehmen. Krankenbeobachtung ist das bewusste Wahrnehmen des Patienten, seines physischen und psychischen Zustandes aufgrund der Erkrankung. Krankenbeobachtung bedeutet auch, den Ausdruck des Körpers bei Krankheit, sozusagen die Körpersprache, zu verstehen. Mit Hilfe unserer Sinnesorgane und über die Aussagekraft der nonverbalen Kommunikation des Kranken können eine Vielzahl von wichtigen Parametern und **Informationen über** Krankheit, Krankheitszustand sowie Krankheitsverlauf gewonnen und kommuniziert werden. Der ständige Austausch dieser Informationen zwischen Pflegenden, Patienten und behandelnden Ärzten geschieht auf verbaler, nonverbaler und schriftlicher Ebene, z. B. bei Pflegehandlungen, im Pflegeteam, bei der Visite, in der Pflegedokumentation. Dadurch können Krankheiten oder Symptome erkannt, präventiv und gezielt verhütet oder entsprechende Maßnahmen ergriffen werden (Medikamentengabe, Prophylaxen, Sauerstoffgabe.). Pflegedokumentation, Pflegeplanung und -ziele basieren auf der geschulten Wahrnehmung, Beobachtungsgabe und Beurteilungsfähigkeit der Pflegefachkräfte – und den daraus resultierenden Maßnahmen am Patienten.

10.6.3 Nonverbale Ausdrucksweisen/Kommunikation des Körpers bei Krankheit

Aus medizinischer Sicht werden vorrangig krankheitsbedingte körperliche Funktionsstörungen beobachtet. So kann es durch bestimmte Krankheiten, Krankheitsfolgen oder durch (Neben-)Wirkungen von Medikamenten zu verschiedenen physiologischen Beeinträchtigungen kommen, beispielsweise zu **Veränderungen der Sprache** wie Lispeln, Stottern oder eine schleppende, verlangsamte Sprache bei Apoplexie, Nebenwirkungen von Neuroleptika oder Psychopharmaka. Die **Mimik** kann verzerrt oder entstellt sein bei Faszialislähmungen, Apoplexie, M. Parkinson oder es liegt die typische Mimik bei sterbenden Patienten vor. **Augenerkrankungen** führen bei Sender und Empfänger zu erheblichen Verunsicherungen in der Kommunikation. Bei Fehlstellungen der Augen weiß der Empfänger oft nicht, ob er auch wirklich gemeint ist und angesehen wird, was zu Kommunikationsstörungen führen kann.

Körperliche Funktionsstörungen

Körperhaltung und Bewegung: Erkrankungen des Halte- und Stützapparates beeinträchtigen und behindern die gesunde Haltung. Bei Bandscheibenschäden, Hexenschuss, Gangstörungen, Muskelzerrungen, Gelenkversteifungen wirken Menschen schnell steif und unbeweglich. Meist ist dadurch das gesamte Erscheinungsbild eines Menschen verändert. Schmerzen beeinflussen den Körperausdruck massiv. **Schonhaltungen** (angewinkelte Beine bei Schmerzen im Bauchbereich) oder **Fehlhaltungen** (Rundrücken) sind mögliche Folgeerscheinungen.

Neben den biologisch-physiologischen Zeichen sind aber auch die **seelischen Ausdrucksweisen** von Belang für die Pflege des Patienten. Hier zeigt sich z. B. das nicht sprechen mögen, das müde sein, der Wunsch nach Ruhe und wenig Kontakt oder Kommunikation auf nonverbaler Ebene recht deutlich. Manche Patienten verkriechen sich unter die Bettdecke, schlafen viel oder stellen sich schlafend, liegen mit dem Gesicht oder Körper zur Wand. Sie signalisieren hierdurch, dass sie in Ruhe gelassen werden wollen. Die **psychische Verfassung ist durch Krankheit** wesentlich beeinflusst. Bei schweren Krankheiten oder chronischen Leiden ist die Psyche erheblich in Mitleidenschaft gezogen. Viele Erkrankungen sind von seelischen Krisen, depressiven und mutlosen

Psychische Beeinträchtigungen

Stimmungen sowie seelischer Labilität gekennzeichnet. Für den Krankheitsverlauf, die Therapie und Genesung sind aber gerade die Gegenteile – Mut, Zuversicht und Optimismus – entscheidend. Hierbei wird deutlich, wie wichtig aufmunternde Worte und Gespräche für Patienten sind. Einfühlendes Verstehen und gekonnte Gesprächsführung sind deshalb für Pflegefachkräfte wesentlich.

Schmerzen

Im Bereich der **Mimik** erkennt man schmerzverzerrte Gesichter, man kann regelrecht sehen, dass der Patient wirklich **Schmerzen** hat. Manche Patienten weinen, stöhnen, wimmern oder schreien vor Schmerzen, wieder andere unterdrücken sie, reißen sich zusammen und versuchen fröhlich zu wirken. Unbewusst greifen viele Kranke nach der Schmerzstelle (Zahn- oder Bauchschmerzen). Hier finden sich die oben angesprochenen inkongruenten Botschaften. Wenn etwas nicht echt wirkt in der Kommunikation, wenn verbale und nonverbale Anteile nicht übereinstimmen, dann nehmen wir das sehr genau wahr. Neben den klagenden Patienten gibt es auch den Patiententyp, der seine Schmerzen nicht offen zeigt. Hier sind pflegerisches Geschick und Sensibilität wichtig. Auch bei männlichen Kranken, denen anerzogen wurde Schmerz aushalten zu müssen, ist dies ein wichtiger Aspekt.

Die **Augen** spiegeln oft den **Schmerz** oder das Leiden des Kranken unwillkürlich wider. Manchmal sprechen sie ihre eigene stumme Sprache von Leiden, Schmerzen, um Hilfe bitten oder drücken den Wunsch nach Trost aus.

10.7 Pflege: Beeinträchtigte Kommunikation bei Patienten

In der Pflege finden sich verschiedene körperliche, geistige und psychische Beeinträchtigungen der Kommunikation. Daneben existieren Verständigungsprobleme durch sprachliche Einschränkungen bei Patienten.

Körperliche Beeinträchtigungen

- Sehstörungen, Augenerkrankungen, Blindheit, Verlust oder Verlegen von Brille/Kontaktlinsen
- Hörfehler, Schwerhörigkeit, Taubheit, Hörgerät falsch eingestellt/ Batterien sind leer, Hörsturz
- Sprachfehler, Lispeln, Stottern, Stummsein
- Aphasie nach Apoplex

Geistige Beeinträchtigungen

- Bei Demenz oder im Alter: Vergesslichkeit, Wortfindungsstörungen, Sprachverarmung; Kommunikation durch kurze Sätze und Fragen
- Sedierung
- Bewusstlosigkeit
- Koma
- Hirnerkrankungen, die das Sprachzentrum betreffen

Psychische Beeinträchtigungen

- Sprachlosigkeit, Verstummen, Schweigen, aus dem Kontakt gehen, Rückzug

Verständigungsprobleme durch sprachliche Einschränkungen/ Sprachbarrieren

- Halsweh, Heiserkeit, Kehlkopf- und Stimmbanderkrankungen
- Kieferchirurgische Eingriffe
- Lähmungen Zunge, Stimmbänder, Faszialisparese
- Intubation

> **Tipp**
>
> Bei sprachlichen Barrieren können Hilfsmaterialien die Kommunikation unterstützen: Schreibtafel, Zeigetafel, Bildkärtchen, Fragebogen, Computer mit Spracherkennungsprogramm

Verständigungsprobleme durch verschiedene Sprache

»Die verstehen mich nicht und ich sie auch nicht.« = Patientenäußerung über Pflegende und Ärzte im Krankenhaus.

Sprachbarrieren können auch auf einen verminderten Sprach- und Wortschatz, der sozialen Schichtzugehörigkeit und des Bildungsgrads beruhen. Nach Bernstein (1958) gibt es den Restringierten Code (RC) und den Elaborierten Code (EC).

Sprachcodes

Der **Restringierte Code** beinhaltet eine einfache Sprache aus kurzen Sätzen, einem kleinen Wortschatz und »unsauberer Sprache« (»Gib mal her«, Weißt, eh«, »Eh, Alter«). Er findet sich in sozial niedrig gestellten, bildungsfernen Schichten.

Der **Elaborierte Code** findet sich in der mittleren und höheren Gesellschaft. Er zeichnet sich durch komplexen Satzbau, reichem Wortschatz und differenzierter Sprache wieder.

Beispiel: EC: »Warum sehen Sie mich so an?« RC: »Was guckst du?«

> **Tipp**
>
> Für Pflegende und Ärzte ist es wichtig, sich sprachlich so auszudrücken, dass der Patient sie versteht!

Fachsprache und Fremdsprache

Fachsprache Fremdsprache

Fachsprache aus Medizin und Pflege in der Kommunikation mit Patienten sollte erklärt, übersetzt oder möglichst nicht verwendet werden. »Das Karzinom nimmt eine große Raumforderung ein« oder »Ihre Aphasie ist Folge Ihres Apoplexes«. »Wir machen mit Ihnen Inkontinenztraining« oder »Mit der Aktivierenden Pflege wollen wir ihre ADL's stärken.«

Aufgrund der enormen Zuwanderung und Migration von Flüchtlingen werden künftig immer mehr Sprachbarrieren in Pflege und Medizin durch die unterschiedliche Muttersprache und Fremdsprachen entstehen.

Analphabetismus – Nicht Lesen und Schreiben können

Analphabetismus

Laut BMBF (Bundesministerium für Bildung und Forschung 2016) leidet jeder Siebte an Analphabetismus in Deutschland. D. h. 7,5 Millionen Menschen oder 14,5 % der erwerbsfähigen Bevölkerung können in Deutschland nicht oder nur unzureichend lesen und schreiben. Viele Menschen schämen sich dafür und versuchen ihren Analphabetismus vor anderen zu verbergen. Im Krankenhaus entstehen Kommunikationsstörungen beim Lesen und Schreiben von Aufnahmebögen, Fragebögen, Patienteninformationen, Einwilligungserklärungen oder Patientenaufklärungsbögen z. B. vor Operationen.

10.8 Körperkontakt und Kommunikation in der Pflege: Nähe und Distanz

Nähe und Distanz sind bei der Kommunikation **Ausdruck der Beziehungsebene** zwischen den Kommunikationspartnern.

Wie eng stehen zwei Personen zueinander, wie vertraut/höflich distanziert gehen sie deshalb miteinander um? Wie viel Distanz besteht zwischen beiden?

10.8 Körperkontakt und Kommunikation in der Pflege: Nähe und Distanz

Sozialpsychologisch werden **vier Arten** von Distanz unterschieden:

Verschiedene Arten von Distanz

- Die **intime Distanz** findet sich zwischen einander vertrauten Personen: Freunde, Liebes- und Lebenspartner, Geschwister, Familienmitglieder. Dieser Kontakt ist sehr eng, körperlich nah, gefühlsbetont oder intim.
- Die **persönliche Distanz** ist die häufigste im Alltags- und Berufsleben geltende. Sie besteht aufgrund eines unbewussten sozial erlernten und natürlich gewählten persönlichen Abstands zu anderen Personen. Manchmal ist dieser groß, manchmal wird er verringert. Er variiert im Bereich von ca. 50 cm bis 1,20 m.
  Intime und persönliche Distanz werden im Pflegeberuf zwangsläufig überschritten.
- Bei der **sozialen Distanz**, ab 1,20 m bis 2,70 m, liegt ein erheblicher Abstand zwischen den Kommunikationspartnern vor. Häufig ist er zwischen Gruppen anzutreffen. Es finden sich weder gefühlsmäßige Nähe noch körperliche Berührung. Abstand spielt hierbei eine zentrale Rolle.
- Die **öffentliche Distanz** (2,5 bis 4 m) gilt bei typischen Vortrags- oder Unterrichtssituationen wie in der Schule oder Universität. Sie wird heutzutage jedoch oft in den Bereich der sozialen-persönlichen Distanz verlagert (im Kreis diskutieren, Nähe zu Diskussionspartnern aufbauen, zu Schülern oder Studenten; Klein-Gruppenarbeit, persönliches Ansprechen der Teilnehmer).

Pflegepersonal übt vorwiegend am Körper des Patienten einen Hauptteil der pflegerischen Tätigkeiten aus, denn der Körper ist der Ort, an dem Gesundheit und Krankheit stattfinden. Der Körper ist (mit) das Individuellste und Persönlichste, was wir Menschen besitzen, was unsere Individualität ausmacht, und stellt deshalb einen hochsensiblen Bereich dar. Berufsbedingt muss jedoch gerade dieser Bereich oft überschritten oder ungewollt durch Pflegetätigkeiten verletzt werden. Kontakt, Beziehungsebene, Nähe und Distanz zwischen Patient und Pflegekraft sind hier ganz wesentliche Elemente.

Durch die Krankheitssituation und Pflegebedürftigkeit wird die unnatürlich nahe und intensive Beziehung zwischen Kranken und Pflegenden initiiert. Beide Personen sind einander fremd, müssen aber durch die Krankheit eng zusammen arbeiten und miteinander kooperieren. Ob man einander sympathisch ist oder nicht, ob man Vertrauen entwickeln kann oder nicht – der äußere Rahmen (Krankenhaus) sowie die Krankheitssituation schaffen eine Art künstliche Nähe und eine von unwillkürlichen Vertrauen und Körperkontakt geprägte Beziehung. Auch das gemeinsame Erleben und Durchstehen von existentiellen Krisen wie Chemotherapie, Krebsdiagnose, Sterben und Tod führen zu einer unnatürlich intensiven Beziehung zwischen Patient und Pflegenden.

10.9 Kommunikationstipps für Pfegende

10.9.1 Kommunikationstipps

- Sich Patienten und Angehörige mit Namen vorstellen, das ist ein aktives positives Signal für die pflegerische Betreuung des Patienten und wirkt ganz anders, als das Namensschild.
- Patienten immer mit Namen ansprechen (Aufbau von Vertrauen, Wertschätzung).
- Geste der Freundlichkeit: Patienten und Angehörige stets begrüßen und verabschieden.
- Sind Patienten in ihrer Kommunikation gestört und haben Probleme mit dem Sprechen: Geduld, Zeit und Ruhe ausstrahlen, damit der Patient ausdrücken kann, was er sagen will.
- Hilfsmittel anbieten und nutzen: PC (ipad, tablet) mit Spracherkennungsprogramm, Zeigetafel, Stift und Schreibblock am Nachttisch, Bildkärtchen – auch kreative Lösungen sind gefragt!
- Bei Pflegehandlungen nicht mit Dritten sprechen oder telefonieren, sondern dem Patienten zugewandt bleiben.
- Bei Inhalten die den Patienten betreffen, darauf achten, ob Dritte dabei Zuhörer sein könnten (Diagnosen).
- Möglichst in der Sprache sprechen, die der Patient versteht: Keine Fachwörter aus Pflege und Medizin, die Patienten nicht kennen. Die Sprache dem Patienten anpassen (RC/EC). Gegebenenfalls dolmetschen bei Fremdsprache. Bei Patienten, die nicht schreiben oder lesen können, Formulare vorlesen, erklären und gemeinsam ausfüllen. Scham der Betroffenen berücksichtigen.

10.9.2 Sprechmuster von Pflegenden – was Sie vermeiden sollten

- Meiden Sie **Verallgemeinerungen**: alle, nie, jeder, immer, niemand, andere.
  Jeder muss hier auf die Visite warten. »Alle kommen pünktlich zum Autogenen Training.« »Nie halten Sie sich an die Tabletteneinnahme.« – besser: »Bitte halten Sie sich an die Tabletteneinnahme.«
- Meiden Sie »**Warum-Fragen**«. Sie vermitteln bei dem Patienten Schuldzuweisungen und Rechtfertigungsdruck: »Warum klingeln Sie nicht/so viel?« »Warum haben Sie wieder nichts gegessen?« »Warum halten Sie Ihre Bettruhe nicht ein?« Besser: »Halten Sie bitte die Bettruhe ein.«
- **Keine Zeit!** Pflegestress und Zeitdruck drücken sich häufig in Schlüsselwörtern und -sätzen von Pflegenden aus: »Bin gleich zurück« »Geht gleich los!« »Ich komme nachher wieder.« »Den Verbands-

wechsel machen wir später.« »Augenblick, das muss ich mal eben die Kollegen fragen.« »Dafür haben wir jetzt keine Zeit.«
- **»Eigentlich« – was sagt das aus?** »Eigentlich haben Sie Bettruhe.« »Eigentlich habe ich jetzt Pause.« »Eigentlich sind Ihre Werte ganz gut.« »Eigentlich ist das nicht meine Aufgabe.«
- Machen Sie **keine Aussagen, die das Gegenteil beim Patienten bewirken:** »Machen Sie sich keine Sorgen!« »Das ist doch nur eine Routine OP.« Haben Sie keine Angst.« »Ich vergesse das nicht.« »Jetzt schlafen Sie mal.« »Jetzt entspannen Sie sich doch mal.« »Sie sind nicht allein damit.«

11 Gesprächsführung – ein zentraler Aspekt in der Pflege

11.1 Einführung

Kommunikation und Interaktion zwischen Pflegepersonal und Patient sind die Basis für alle Pflegetätigkeiten. Ohne Verständigung, ohne Sprache oder nonverbale Kommunikation ist die Tätigkeit an und mit Menschen überhaupt nicht vorstellbar. Insbesondere im psychosozialen, therapeutischen und pflegenden Bereich – den so genannten *helfenden Berufen* – spielt Kommunikation eine zentrale Rolle.

Definition

Ein spezieller Bereich der Kommunikationspsychologie ist das Gebiet der Gesprächsführung. Gesprächsführung ist die Kunst, Gespräche zu führen, zu beeinflussen, zu leiten oder zu steuern. Hierdurch können Gespräche gezielt und sinnvoll geführt werden und auf diese Weise effektiv sein, d. h. eine sinnvolle Wirkung erzielen.

Im Pflegealltag wird eine Vielzahl von Gesprächen geführt. Das Pflegepersonal kommuniziert ständig mit verschiedenen Personengruppen.

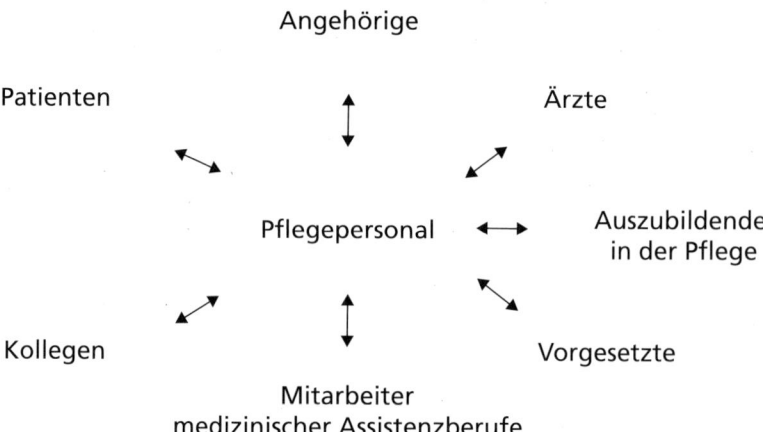

Abb. 11.1: Kommunikationspartner des Pflegepersonals

11.2 Gesprächsarten

Es gibt verschiedenste Anlässe, weshalb Gespräche geführt werden. Daraus ergibt sich eine Vielzahl von Gesprächsarten. Für die professionelle Pflege stehen an erster Stelle **Gespräche mit dem Patienten**. Sei es über Alltägliches, über Stationsabläufe oder das Informieren und Instruieren bei therapeutischen Maßnahmen, als auch über Ängste und Probleme bezüglich der Krankheit. Weitere spezielle Gespräche sind **Mitarbeitergespräche, Beurteilungsgespräche, Konfliktgespräche, Teamsitzungen, die Übergabe, Angehörigengespräche** sowie fachliche **Gespräche mit Ärzten**. In diesem Kapitel bezieht sich Gesprächsführung vor allem auf Patientengespräche.

Dennoch sind die Grundhaltungen der Gesprächsführung, die Gesprächsbausteine u. a. auf alle anderen Gesprächssituationen anwendbar beziehungsweise übertragbar.

Alltagsgespräche

> **Wichtig**
>
> Für den Patienten stehen vor allem Gedanken, Ängste und Sorgen über seine Krankheit im Vordergrund vieler Gespräche. Die Auseinandersetzung mit der Krankheit (Untersuchungen, Ergebnisse, Therapie, Medikamente, Folgen für das weitere Leben) und das Leben im Krankenhaus beschäftigen seine Gedanken- und Gefühlswelt.

Gesprächsthemen

Die individuelle Beschäftigung mit der Krankheitssituation ist wichtig, um Bewältigungsmöglichkeiten im Umgang mit der Erkrankung zu entwickeln (▶ Coping/Compliance in Kap. 4). Hierzu ist die Konfrontation und Auseinandersetzung mit Mitpatienten, Pflegepersonal und Ärzten unumgänglich; eine Menge diesbezüglicher Fragen und die Suche nach Antworten (▶ Attribution in Kap. 6) beschäftigen den Patienten unentwegt.

Vielfach wird der Auseinandersetzung jedoch bewusst oder unbewusst aus dem Weg gegangen, sie wird vermieden. In diesem Fall sollten Pflegende den Patienten durch **einfühlendes Verstehen** an die Bewältigung der Krankheit heranführen.

Gesprächshaltung

So ergeben sich einerseits **problemorientierte Patientengespräche** über alles, was mit der Krankheit in Zusammenhang steht. Andererseits kann es jedoch nicht gesundheitsfördernd sein, sich nur noch selbst zu beobachten und sich unentwegt mit der Krankheit auseinander zu setzen. Dies erzeugt nur zusätzlichen Stress und Ängste. Deshalb sind Gespräche die Ablenkung bieten und dazu verhelfen können, die Gedanken des Patienten zu zerstreuen, von nicht geringer Bedeutung. **Plau-**

dereien über **Alltägliches**, über Bücher, Filme, Fernsehen, das Essen, das Wetter, der Klatsch in den Zeitschriften oder die aktuellen Nachrichten sind unerlässlich. Auch Gespräche über die Arbeit, die Situation Zuhause, die Familie u. a. helfen den Patienten aus der permanenten Beschäftigung mit seiner momentanen Krankheitssituation heraus und im wahrsten Sinne auf andere Gedanken zu kommen.

Gesprächszwecke

Vor diesem Hintergrund wird die Bedeutung von **Alltagsgesprächen** deutlich. Diese Gespräche geben dem Patienten Sicherheit, vermitteln positive Gefühle in der durcheinander geratenen Welt und haben eine hohe Entlastungsfunktion. Die Aspekte **Ablenkung** und **Entlastung** sind also keineswegs zu unterschätzen. Diese Art unverfänglicher und relativ neutraler Gespräche können praktisch beständig während der Pflegetätigkeit (aus-)geübt und initiiert werden.

Das problemorientierte Gespräch – Gespräche über Krankheit, Sorgen und Ängste des Patienten

Bedeutungszusammenhang

Für den Patienten, dessen Therapie und Genesungsprozess ist die Auseinandersetzung mit seiner Krankheit wichtig und sinnvoll. Meistens ist es aber nicht leicht, sich positiv und auf konstruktive Weise seiner Krankheit zu stellen. Anfangs stehen Ängste, Probleme, Verzweiflung, und Mutlosigkeit im Vordergrund. Die ungewohnte Welt des Krankenhauses, der Stationsalltag, unangenehme Untersuchungen, Warten auf Untersuchungsergebnisse, Angst vor Operationen, Schmerzen, Verständnis und Akzeptanz von anderen Mitpatienten, den Pflegekräften und Ärzten – all dies bereitet dem Patienten Sorgen und verunsichert ihn.

Gesprächszweck

Gespräche über Ängste und Unsicherheiten sind aus diesem Grund ungemein wichtig. Sie haben vor allem eine Entlastungsfunktion, unterstützen und beraten. Geschickt angewandte Gesprächsführung entlastet den Kranken, wenn er auf Verständnis stößt, in seinen Sorgen ernst genommen wird und einen Zuhörer findet, bei dem er sein Herz ausschütten kann. Auf diese Weise können Ängste zerstreut oder abgebaut werden. Informationen und Erklärungen können beratend und unterstützend sein. Für die problemorientierten Gesprächssituationen sind Einfühlungsvermögen, Zeit, Ruhe und eine allgemein verständliche Sprache erforderlich. Der Fachjargon aus Pflege und Medizin ist oft die Ursache für Verunsicherung und unnötige Missverständnisse auf Seiten des Patienten.

Problemstellungen

Neben den aktuellen Problemen beschäftigen den Patienten außerdem die Sorgen über sein zukünftiges Leben mit der Krankheit oder den Krankheitsfolgen. Wie kann er damit auch nach dem Krankenhausaufenthalt umgehen? Insbesondere die Art und Schwere sowie die Dauer und möglichen Auswirkungen der Krankheit beeinflussen das weitere Leben des Patienten erheblich. Typische Fragen sind:

- Lebenserwartung/Lebensperspektive
  Wie kann ich mit dieser Krankheit (weiter)leben, wie lerne ich mit ihr umzugehen, sie gewissermaßen zu akzeptieren und anzunehmen?
- Krankheitsbewältigung (Coping) und Patienten-EmpowermentWie kann ich auf positive Weise aus meiner Krankheit lernen und mein weiteres Leben anders gestalten?
- Wie hoch ist meine Pflegebedürftigkeit?
  Was muss ich hierfür möglicherweise veranlassen (Pflegegrad, Ambulante Pflege, einen Rollstuhl)?
- Self-Empowerment
  Wie kann ich so weit wie möglich (wieder) alleine zurechtkommen nach der Entlassung?

11.3 Ich-zentrierte und Partner-/Patientenorientierte Gesprächsführung

Hauptgesprächspartner und Zuhörer des Patienten wird immer das Pflegepersonal sein. Neben Ärzten und anderem Krankenhauspersonal sind es vor allem die Pflegenden, die am meisten und intensiv Zeit mit dem Kranken verbringen. Im Laufe der Zeit baut sich eine mehr oder weniger intensive persönliche Beziehung zwischen Patient und Pflegekraft auf. Pflegende haben eine »Vermittlerposition« zwischen Patient, Arzt oder den Angehörigen. In ihrer Pflegefachkompetenz können sie beratend und informierend zur Seite stehen.

Ich-Zentrierung

Erteilt man im Patientengespräch ungefragt Ratschläge, spricht überwiegend von sich selbst und eigenen Erfahrungen, monologisiert man und hält »Vorträge«, schließt von sich schnell auf andere und bleibt gedanklich und emotional mehr im eigenem Erleben und Erzählen, dann ist das die so genannte **Ich-zentrierte Gesprächshaltung**. Immer wenn *ich* im Gespräch mehr spreche, als dem Patienten zuhöre, wird das Gespräch missglücken. Die **Reaktion des Patienten, auf diese verstärkt auf mich selbst zentrierte** Gesprächshaltung sind meist Abwehr, Nachgeben, sich unverstanden fühlen, das Gespräch unvermittelt beenden wollen. Der Kranke fühlt sich nicht gesehen. Plötzlich ist er es, der dem Pflegenden zuhört, und sich selbst zurücknimmt. Den Raum für das Gespräch nimmt die Pflegekraft ihrem ein.

Aus diesen Erfahrungswerten heraus entwickelte sich die **partnerzentrierte – und hier: die patientenorientierte – Gesprächshaltung**. Hierbei nimmt sich der Pflegende selbst zurück und gibt dem erzählenden Patienten »freien Raum«. Man greift nicht vorschnell ein, bietet keine Lösungen oder »Patentrezepte« an, ermuntert eher und hört aufmerksam zu. In dieser Haltung empfindet der Patient sich »gehört«, nimmt wahr, dass

Patientenorientierung

er Zeit hat über seine Sorgen zu sprechen, und fühlt sich ernst genommen mit seinen Gedanken und Gefühlen. Denn der angebotene Raum ermöglicht es dem Kranken, eben genau seine individuellen Erlebensweisen auszusprechen, da diese weder bewertet noch abgetan, sondern akzeptiert werden. Um diese **Atmosphäre der Akzeptanz und allgemeinen Wertschätzung** zu erlangen, wurden auf der Basis der humanistischen patientenorientierten Gesprächsführung bestimmte Grundvoraussetzungen entwickelt.

11.4 Humanistische Grundhaltungen der Gesprächsführung

Die humanistische Gesprächsführung stellt eine spezielle Form der Gesprächsführung dar. Diese geht zurück auf Carl Rogers, der die klientenzentrierte Psychotherapie entwickelte. Für Rogers stand die Person (Klient/Patient) als solche in ihrer Individualität und ihrem ganz eigenem Können und Wollen im Mittelpunkt. Er geht von einem positiven humanistischen Menschenbild aus, nach dem der Mensch an sich gut ist in seinem individuellem Sein und Tun. Er ist o.k., so wie er ist, und ihm soll mit Wertschätzung und positiver Akzeptanz begegnet werden.

Grundannahmen — Wie auch immer Menschen handeln, sie tun dies, so gut sie es zum jeweiligen Zeitpunkt vermögen. Dem Menschen wird **selbstverantwortliches Handeln und Entscheiden** unterstellt. Er verfügt über eigene Möglichkeiten und Kräfte, Konflikte zu lösen und den Schwierigkeiten des Lebens zu begegnen. Darüber hinaus besitzt er **Selbstheilungskräfte**, die es ihm ermöglichen, selbstverantwortlich, aktiv und bewusst in Leben, Gesundheit und Krankheit eingreifen zu können.

Grundhaltungen — Anhand des aus der Humanistischen Psychologie und der Existenzphilosophie entstandenen Menschenbildes entwickelte Rogers die **Grundvoraussetzungen einer positiven, personenzentrierten Gesprächsführung**. Diese Grundvoraussetzungen werden auch als unbedingte Gesprächshaltungen bezeichnet. Es sind **Empathie, Akzeptanz und Kongruenz**.

Empathie — Empathie bedeutet so viel wie **einfühlendes Verstehen, sich in die Welt und Sichtweise des anderen hinein versetzen zu wollen und zu können** – sozusagen durch die Brille des Patienten zu sehen und dadurch seine Welt, seine Gefühle und Gedanken besser verstehen zu können.

Akzeptanz — Unter Akzeptanz versteht man die **grundsätzliche Wertschätzung gegenüber einem anderen Menschen**. Es bedeutet, dem anderen möglichst **wert- und vorurteilsfrei** gegenüber zu treten, und ihm mit Achtung gegenüber seinem So-Sein, seiner Individualität, zu begegnen. Gefühle wie Hass, Ablehnung, Ekel oder Vorurteile gilt es genauso wie Sympathie und Liebe »im Zaum« zu halten und diese zu kontrollieren oder zurück zu stellen. Diese Haltung bietet die Möglichkeit, einander möglichst offen und ohne negative Einstellungen zu begegnen.

Kongruenz heißt so viel wie **Echtheit**. Damit ist gemeint, dass der Gesprächsführer möglichst »**authentisch**« sein soll in dem was er sagt, fühlt und denkt. In der Gesprächssituation bedeutet das, wahrhaftig zu sein und auch zu seinen Wahrnehmungen und Empfindungen stehen zu können und diese gegenüber dem Gesprächspartner angemessen zu äußern. Damit ist nicht gemeint, ständig frei heraus seine Gedanken und Gefühle mitzuteilen, aber es fordert dazu auf, diese ernst- und wahrzunehmen und gegebenenfalls auszusprechen. Hierzu gehört die bewusste Wahrnehmung der eigenen Grenzen, der Belastbarkeit und eben auch der Vorurteile, die man zwar zurückhalten soll, aber für sich selbst akzeptiert.

> **Wichtig**
>
> **Empathie, Akzeptanz und Kongruenz** sind keine »Psychotechniken«. Sie sind nicht wirklich erlern- oder trainierbar. Vielmehr kann man diese nur durch eigene Lebenserfahrungen und aus einer inneren Haltung heraus entwickeln. Die eigenen Lebens- und Wertvorstellungen, das individuelle Welt- und Menschenbild sind wesentlicher Bestandteil dieser positiven inneren Einstellung gegenüber dem (Mit-) Menschen.

Kongruenz

11.5 Gesprächsführung lernen

Neben den humanistischen Grundhaltungen sind darüber hinaus bestimmte, auf ein Gespräch wirkende **Faktoren** sowie hilfreiche **Gesprächstechniken** wichtig, um eine effektive Gesprächsführung durchführen zu können.

11.5.1 Welche Faktoren beeinflussen ein Gespräch?

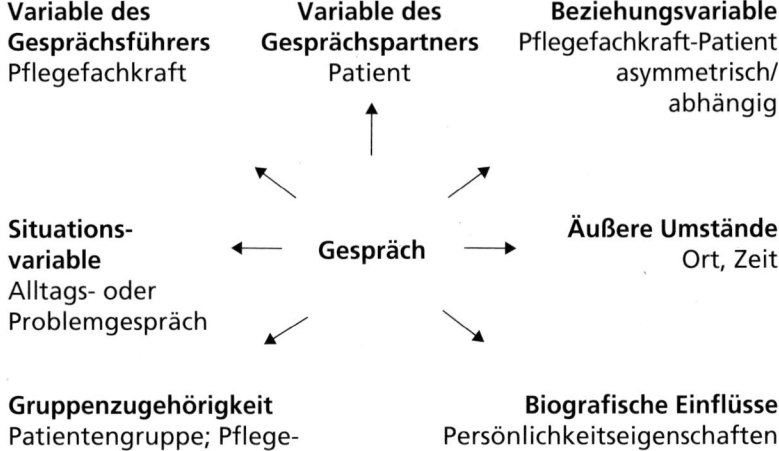

Abb. 11.2: Gesprächsbeeinflussende Faktoren

Variable des Gesprächsführers
Pflegefachkraft

Variable des Gesprächspartners
Patient

Beziehungsvariable
Pflegefachkraft-Patient asymmetrisch/ abhängig

Situationsvariable
Alltags- oder Problemgespräch

Äußere Umstände
Ort, Zeit

Gruppenzugehörigkeit
Patientengruppe; Pflegepersonal männlich/ weiblich

Biografische Einflüsse
Persönlichkeitseigenschaften und Erfahrungsschatz der Gesprächspartner

Die dargestellten Gesprächsfaktoren sollen im Einzelnen erläutert werden.

Variable des Gesprächsführers

Hierunter gehören Aspekte wie Rolle (Pflegerolle Berufsrolle), Erfahrung, Fachkompetenz, Verhaltensweise, momentane Stimmung, Vertrauen oder Misstrauen gegenüber dem Gesprächspartner/Patient, Ausstrahlung, Lust am Pflegeberuf, Zeitdruck, Situation am Arbeitsplatz. Wird die Person in ihrer Berufsrolle und Fachkompetenz akzeptiert?

> **Wichtig**
>
> Das Patientengespräch wird z. T. immer noch als »keine echte Pflegetätigkeit« von Kollegen angesehen, gerade im Hinblick darauf, dass Pflege heute bedeutet, mit weniger Pflegepersonal viel mehr Arbeit leisten zu müssen. Sodass der Pflegealltag so aussieht, dass oft nur das Nötigste an Pflege geleistet werden kann. Da ist dann keine Zeit mehr oder Verständnis für Gespräche.

Andererseits sind viele Pflegefachkräfte gerade damit sehr unzufrieden: *»Es ist nicht die Pflege, die man mal gelernt hat. Man hat nicht mehr die Zeit, sich wirklich um den Patienten zu kümmern und für Gespräche schon mal gar nicht«* (Quelle ZDFzeit 2016 Variable des Gesprächspartners).

Hier ist die Patientenrolle gemeint, d. h. der Patient, der sich über die Krankheit und die Situation entweder als Laie in Pflege und Medizin oder immer häufiger als der gut informierte Patient (the patient expert) informiert hat oder Information und Hilfe zur Krankheit einfordert und ein Gespräch mit Pflegenden und Ärzten auf »Augenhöhe« sucht.

Der Beziehungsaspekt zwischen Pflegefachkraft und Patient ist geprägt durch die unnatürliche Beziehungskonstellation aufgrund der Krankheitssituation (unwillkürliche Nähe, Körperkontakt, seelische und körperliche Ausnahmesituationen). Achtung, Akzeptanz, Empathie, ein Vertrauensverhältnis, Sympathie und Antipathie sind hier von Bedeutung. *Beziehungsvariable*

In welcher Situation findet das Gespräch statt? Spricht man allein mit dem Patienten? Häufige Situationen sind die Visite, das Informieren und Instruieren des Patienten durch das Pflegepersonal. Auch vertrauliche Gespräche gehören dazu. *Situationsvariable*

Bedeutung haben vor allem der Rahmen und Zeitaspekte des Gesprächs: Steht genügend Zeit zur Verfügung, die für ein ausführliches oder wichtiges Gespräch benötigt wird, oder findet das Gespräch zwischen Tür und Angel beim Verlassen des Zimmers statt? Ist es der richtige Zeitpunkt? *Äußere Umstände*

Auch die gleiche oder unterschiedliche Gruppenzugehörigkeit beeinflusst das Gespräch. Im Klinikbereich stehen sich Patienten- und Pflegeteam gegenüber. Andere Gruppen sind Besucher/Angehörige, Ärzte, Pflegeschüler, Laborassistenten, Krankengymnasten, Reinigungspersonal, Extrawachen oder das Verwaltungspersonal. Im Hinblick auf Alter, Geschlecht, sozialer Rolle, sozialen Status oder Vorurteile (z. B. Kassen- oder Privatpatient) wird ein Gespräch unbewusst stark beeinträchtigt. *Gruppenzugehörigkeit*

Unter die biografischen Einflüsse fallen alle sozialisationsbedingten (im Laufe des Lebens gemachte) Prägungen, Erfahrungen, Einflüsse eines Menschen. Entsprechend fließt dieser individuelle Erfahrungsschatz, insbesondere auch berufliche Erfahrungen, mit in Gespräche ein. Beide Gesprächspartner bringen ihre Erfahrungen und Eindrücke vorheriger Begegnungen mit und haben sie unbewusst gespeichert. *Biografische Einflüsse*

11.5.2 Fragetechniken

- **Geschlossene oder direkte Fragen**
  Bei diesen Fragen geht es vor allem darum, schnelle, kurze Antworten zu erhalten und keine langen Gespräche zu führen. Meist geht es darum, kurze Informationen, ein Ja oder Nein, als Antwort zu bekommen. Beispiele: Anamnese, Frage nach Schmerzen oder Symptomen.
- **Offene Fragen**
  Hierbei geht es um Fragen, die ein Gespräch eröffnen oder in Gang halten. Haben Sie Angst vor der Untersuchung? Wie fühlen Sie sich? Sie bieten dem anderen die Möglichkeit zu erzählen.

11.5.3 Ausgewählte Gesprächsbausteine für Pflegende

Gesprächsbaustein: Zuhören

Im Rahmen der Gesprächsführung gibt es zahlreiche spezielle Möglichkeiten und »Gesprächstechniken«, die besonders förderlich für eine positive Gesprächsführung sind. Einige wichtige sollen dargestellt werden, da sie für die Kommunikation in der Pflege, vor allem zwischen Pflegepersonal und Patient, hilfreich sein können.

Dieser Baustein ist wohl am entscheidensten. Die meisten Menschen meinen, sie seien gute Zuhörer, aber fallen sie dem anderen nicht öfter mal ins Wort? Haben sie nicht beständig das Bedürfnis zu sagen, was sie dazu meinen, denken, tun würden oder selbst erlebt und deshalb zu berichten haben?

Unmerklich wechselt bei einem Stichwort plötzlich die Aufmerksamkeit zum eigentlichen Zuhörer, der nun selbst zum Erzählenden wird. Eigentlich hört auf diese Weise keiner dem anderen richtig zu. Wie anders verläuft dagegen ein Gespräch, wenn der andere Raum und Zeit erhält, in Ruhe das zu sagen, was er sagen möchte. Es gilt also, die eigene spontane Reaktion zu kontrollieren und zu beobachten, und zu lernen, sich selbst mehr zurück zu nehmen. Lernen Sie aktiv zuzuhören. Unterbrechungen zu vermeiden und den anderen in Ruhe erzählen zu lassen.

Genau dies geschieht in therapeutischen Situationen. Und eben diese Zeit und Möglichkeit, dass jemand sich zurückhält, aber gleichzeitig Interesse und Aufmerksamkeit seinem Gegenüber zeigt, motiviert zum Sprechen und beeinflusst das Gespräch auf positive Weise. Beobachten Sie sich einmal selbst in den nächsten Gesprächen!

Gesprächsbaustein: Pausen ertragen

Ganz ähnlich der Tatsache, dass wir es verlernt haben einem anderen Menschen richtig zu zuhören, können wir schlecht Pausen in Gesprächen ertragen. Gesprächspausen oder Schweigen beunruhigt uns und verunsichert. Oftmals assoziieren wir damit Langeweile, dass man sich nichts (mehr) zu sagen hat, peinliches Schweigen bewirkt überwiegend negative Gefühle oder Gedanken. Häufig empfinden Gesprächspartner dies jedoch ganz unterschiedlich: Für Gedankengänge, Resümieren, Nachdenken, sich konzentrieren, etwas erst mal verarbeiten – all diese geschieht in Redepausen. Auch vor belastenden oder schwierigen Gesprächsinhalten benötigt der Erzähler eine Anwärm- oder Anlaufzeit, um sich etwas von der Seele zu reden. Für den Zuhörer oder Gesprächsführer dagegen gilt es diese Pausen *auszuhalten*. Nicht vorschnell diese Stille mit Kommentaren zu füllen, um das Schweigen zu überbrücken oder zu beenden. Beobachten Sie sich einmal, wie gut oder schwer Sie Gesprächspausen »ertragen« können.

Gesprächsbaustein: Distanz zum Inhalt haben

Gerade im Pflegeberuf wird man mit den schwersten Dingen des menschlichen Daseins konfrontiert. Schmerz, Krankheit, Leiden, Sterben, Hilflosigkeit und Verzweiflung berühren. Schicksale erschüttern, und es fällt nicht leicht, all das nicht zu nahe an sich heran kommen zu lassen. Viele Tätige im sozialen Bereich fühlen sich durch die Problematik ihres Klientel, ihrer Patienten selbst berührt und oft an die eigene Lebensgeschichte oder ähnliche Probleme erinnert.

Gesprächsbaustein: Sharing

Sharing (etwas teilen): Schmerzen zu teilen und sich betroffen zu fühlen ist sicherlich ein Grund, warum gerade die fürsorglichen, helfenden und heilenden Tätigkeiten mit Menschen so viel Kraft kosten. Es wichtig, eine »**gesunde**« Distanz aufzubauen, eigene Erlebnisse, Bewertungen, Meinungen, Erfahrungen wahrzunehmen und entsprechend zu kontrollieren. Es sollte gelernt werden, den eigenen emotionalen Bezug zum Inhalt zurück zu halten.

Um Missverständnisse zu vermeiden: Es geht nicht darum, sich kühl und distanziert seinem Gegenüber zu verhalten. Anteilnahme, Verständnis und Aufmerksamkeit sind gerade hier enorm wichtig. Dennoch sollte der Inhalt im Vordergrund bleiben und auf diesen eingegangen werden. Es nutzt nichts, mit dem Patienten »mit zu weinen«. Es soll deutlich werden, dass man sich gut in die Situation des anderen hineinversetzen kann und hierfür Verständnis zeigt (Empathie), dennoch erscheint es nicht hilfreich, durch die eigene Betroffenheit blockiert zu sein, den anderen mit Ratschlägen oder eigenen Bewältigungsstrategien zu überfordern oder ihm damit helfen zu wollen. Distanz in diesem Sinne bedeutet nicht Teilnahmslosigkeit, sondern ermöglicht vielmehr offen dem anderen begegnen zu können. Es geht darum, dass der Betroffene selbstständig seine eigenen Ressourcen und Bewältigungsmöglichkeiten erkennt und nutzt.

Gesprächsbaustein: Den eigenen emotionalen Bezug angemessen äußern

Anknüpfend an den vorherigen Baustein gilt es dennoch während eines Gesprächs kongruent – echt – zu sein und zu bleiben. So kann es recht künstlich wirken, wenn man sich übermenschlich bemüht, die persönliche Betroffenheit zurück zu stellen. Unbewusst spürt der Empfänger ohnehin sehr genau, wenn etwas nicht echt ist oder sich der Gesprächspartner verstellt. Auf diese Weise entsteht schnell eine Gesprächsbarriere, das Gespräch fließt nicht mehr und wird plötzlich abgebrochen. Kommt es zu der Situation, dass man selbst zu sehr betroffen ist vom Erzählten, so ist es am effektivsten den eigenen emotionalen Bezug ehrlich anzusprechen, die eigene Anspannung und Betroffenheit offen zu legen. Daraus ergibt es sich manchmal, dass ein Gespräch möglicherweise abgebrochen wird. Dennoch geht es um die Ehrlichkeit der Gesprächspartner. Vielleicht erweist es sich dann als hilfreicher, mit einer weniger persönlich betroffenen Person das Gespräch fortzuführen. Die Ehrlichkeit und Offenheit wird mehr geschätzt werden als die künstliche Distanz.

Gesprächsbaustein: Achtung, Gespräch gestört!

Äußere Störungen

Es gibt äußere und innere Umstände, welche einen Gesprächsverlauf beeinflussen. Wenn beispielsweise Zeitdruck vorhanden ist, während eines Gesprächs ein dritter dazu kommt oder das Telefon klingelt, dann wird das Gespräch gestört (▶ Abb. 11.2). Umstände solcher Art sollten bei wichtigen Gesprächen vorher abgeklärt und bedacht werden.

In einigen Einrichtungen wurden deshalb in der Übergabezeit Anrufbeantworter angeschafft, deren Text auf diese Nicht-Sprechzeiten aufmerksam macht und die Möglichkeit bietet, dennoch (s)ein Anliegen zu hinterlassen. Es können während der Übergabezeit durch Aushang mit den Zeiten und der Bitte, dann nicht zu stören, Patienten und Besucher darauf aufmerksam gemacht werden.

Innere Störungen

Innere Gesprächsstörungen können durch ungeschickte Gesprächsführung auftreten. Hierzu zählen beispielsweise: Bewertungen, Vorurteile, direkte oder manipulative Fragen, die den anderen in die Enge treiben, Ausfragen, persönliche Meinungen, Ratschläge abgeben oder aufzwängen, ungefragt Lösungen anbieten oder aufdrängen, sich in den Vordergrund drängen und damit den anderen verdrängen, Monologisieren, keine Pausen ertragen, den anderen oder das Gesagte herunter spielen.

> **Wichtig**
>
> Wichtig ist vorrangig, sich dieser Störungen bewusst(er) zu werden und sich selbst bei Gesprächen zu beobachten – und damit Gesprächsführung zu (er)lernen. Seien Sie hierbei geduldig mit sich. Nur beständiges Üben in der Praxis vermittelt ein Verständnis von Gesprächsführung.

11.5.4 Tipps zur Gesprächsführung

Schulen Sie Ihre Wahrnehmung während eines Gesprächs

Wie nehme ich mich selbst wahr bei Gesprächspausen, bei Betroffenheit, bei eigenen Vorurteilen, wann bewerte ich? Wem gegenüber bin ich voreingenommen – warum?

- Wie gut können Sie »aktiv« bewusst zuhören? Wann unterbrechen Sie den anderen?
- Sprechen Sie Störungen, die Sie während eines Gespräches wahrnehmen, an! Klären Sie sie!
- Vermeiden Sie Interpretationen – was hat der andere tatsächlich gesagt?
- Lernen Sie Rückfragen zu stellen, dem Gegenüber ein Feedback zu geben – wie ist seine (oder Ihre) Botschaft angekommen?
- Sprechen Sie so klar und eindeutig wie möglich, umso seltener ist Raum für Missverständnisse.
- Vermeiden Sie »Gesprächskiller« wie Drohungen, Beschimpfen, Vorwürfe, Ironisieren, Belehrungen, Herabspielen, Geringschätzung.
- Vermeiden Sie Ratschläge! Was Ihnen geholfen hat, muss nicht gut für den anderen sein.
- Sprechen Sie per Ich und nicht per Du: Ich habe das so verstanden – nicht: Du hast das so gesagt.
- Sprechen Sie von sich selbst und nicht über den anderen.
- Stoppen Sie das Gespräch, wenn Sie etwas nicht verstanden haben oder nicht folgen können.
- Nutzen Sie die Zeit, die zur Verfügung steht; auch kurze Gespräche können gut sein!
- Machen Sie deutlich, wie viel Zeit Sie im Moment für ein Gespräch haben!
- Halten Sie Distanz zum Inhalt – schützen Sie sich, wenn Sie etwas sehr betroffen macht!
- Sprechen Sie es an, wenn Sie glauben, nicht der »richtige« Gesprächspartner zu sein.
- Machen Sie deutlich, wann Sie ein Gespräch beenden möchten – oder bieten Sie einen günstigeren Zeitpunkt an!

12 Soziale Einstellungen – wie Menschen sich begegnen

In diesem Kapitel geht es um die Einstellungen, die im sozialen Handeln und Denken eine Rolle spielen. Überall, wo wir mit Menschen arbeiten oder in Kontakt treten, werden wir geleitet von bestimmten sozialen Einstellungen, Vor-Urteilen, Stereotypen und Stigmata.

12.1 Typologie

12.1.1 Einstellungen

> **Wichtig**
>
> Menschen besitzen bestimmte Einstellungen, die das individuelle Verhalten, Denken und Fühlen entsprechend beeinflussen. Hierdurch geht man mit einer positiven oder negativen, dementsprechend offenen oder verschlossenen Haltung auf Menschen, Dinge, Situationen oder Ideen zu. Einstellungen besitzen das Merkmal, dass sie **tief verinnerlicht** und relativ stabil sind. Deshalb sind sie schwer zu verändern.

Auch wenn jemand seinen festen Vorstellungen zum Trotz neue Erfahrungen macht, die eben nicht seinem Vorurteil entsprechen, kann er sie nur schwer korrigieren.

Grundsätzlich lässt sich sagen, dass Einstellungen auf drei Ebenen Einfluss nehmen:

Einflussnahme auf die Gedanken/kognitive Ebene

Jeder hat eine gedankliche Vorstellung, d. h. ein festes Bild von Menschen, bestimmte Menschengruppen, Situationen oder Dinge. Neue Wahrnehmungen verknüpft er automatisch damit.

Zum Beispiel haben über die Institution Krankenhaus viele Menschen eine Meinung. Sie finden es furchtbar ins Krankenhaus zu müssen, es bedeutet Krankheit, Schmerzen und Leid. Nach einem realen Klinikaufenthalt war dann alles gar nicht so negativ und schrecklich. Manche Patienten haben wichtige Erfahrungen durch ihre Krankheit gemacht, haben enge Kontakte zum Pflegepersonal oder Mitpatienten gehabt. Das ursprünglich negativ geprägte Bild wird aber lediglich als Ausnahme »Ich lag eben auf einer besonders netten Station« bewertet, und reicht somit nicht aus, die festgefahrenen Einstellungen zu verändern.

Welche Gefühle löst meine Einstellung aus? Welche Emotionen verbindet jemand mit bestimmten Menschen, Situationen oder Dingen? Handelt es sich um positive oder negative Gefühle (Sympathie/Antipathie; Lust/Unlust; Freude/Unmut).

Einflussnahme auf die Gefühle/affektive Ebene

Hat jemand gegenüber einem anderen angenehme Gefühle, dann verbindet er automatisch Freude, Sympathie und Offenheit mit diesem Menschen. Er hat eine positive Haltung, wenn er diesem Menschen begegnet.

Die Handlungsbereitschaft eines Menschen und sein Verhalten sind abhängig von seiner Haltung gegenüber bestimmten Menschen, Situationen usw.

Einfluss auf die Handlungs- oder Verhaltensebene

Z.B. verfügt jemand über eine positive Einstellung zu seiner Arbeit, dann bringt er eine viel größere Handlungsbereitschaft und Offenheit mit kollegial zu sein, Überstunden zu machen, Dienste zu tauschen usw., als wenn er sich ohnehin schon überlastet fühlt. In diesem Fall wäre die Bereitschaft berufsbedingte Zugeständnisse zu machen recht gering (»Ich habe schon so viele Überstunden gemacht«).

12.1.2 Vorurteile

> **Definition**
>
> Vorurteile stellen eine besondere Art der negativen Einstellung – vorrangig gegenüber Personen oder Personengruppen – dar. Meist handelt es sich um eine herabsetzende, vorgefestigte Bewertung, die gegenüber allen oder den meisten Menschen bestimmter Gruppen entgegen gebracht wird.

Vorurteile sind ebenfalls **stabil und schwer zu verändern,** selbst bei gegenteiliger Erfahrung. Sie entstehen durch lückenhafte, vereinzelte Erfahrungswerte, die dann verallgemeinert werden und sich zu einem generellen Vorurteil entwickeln.

Negative Einzelerfahrungen werden auf Menschen, bzw. Gruppen übertragen. Die ablehnende Einstellung wird von vornherein – ohne eine Offenheit gegenüber einer neuen Erfahrung – zugeschrieben. Typische Merkmale für Vorurteile sind neben der generellen Verallgemeinerung (»*Alle* Ärzte sind so.«), eine gewisse Starrheit, die nur schwer verändert werden kann. Vielfach sind Vorurteile von Gefühlen (Wut, aufgeregt oder aufgebracht sein, Ärger) begleitet.

12.1.3 Stereotype

> **Definition**
>
> Stereotype lassen sich am besten mit dem umgangssprachlichen »Schubladendenken« übersetzen. Bereits wenige Merkmale reichen aus, um ein bestimmtes Klischee entstehen zu lassen. Überwiegend werden diese »Schablonen« bestimmten Menschen sozialer Kategorien (z. B. Berufsgruppenkategorie = alle Pflegefachkräfte, alle Ärzte) übergestülpt.

Stereotypisierungen gegenüber bestimmten sozialen Gruppen werden häufig von mehreren Personen einer Gruppe geteilt. Hierdurch entsteht eine gewisse Solidarität, denn Personen mit ähnlichen Einstellungen, Meinungen aber auch Vorurteilen solidarisieren sich. Auf diese Weise entstehen »Gruppen-Vorurteile«, welche meist die eigene Gruppe, das eigene Gruppenselbstbild (Autostereotyp) gegenüber der anderen fremden Gruppe (Heterostereotyp) auf- und damit entsprechend die Fremdgruppe abwertet. Stereotypisierungen existieren zuhauf in unserer Gesellschaft. Beispiele sind:

Beispiele
- Geschlechtsstereotyp: »Typisch männlich, typisch weiblich«
- Klassenstereotyp: »reich und exzentrisch – arm und verrückt«
- Kulturstereotyp: »Deutsche sind ordentlich und pünktlich; Südländer langsam und schlampig«
- Altersstereotyp: »Alte sind geizig und missgünstig«
- Berufsstereotyp: »Akademiker besitzen linke Hände«
- Religionsstereotyp: »Viele Religionen sind Sekten und ihre Anhänger fanatisch«
- Autostereotyp: »Wir« sind besser als...«
- Heterostereotyp: »Die anderen« sind bloß, ...haben aber nur...können nicht so gut, wie wir«

12.1.4 Stigmata

> **Definition**
>
> Stigma bedeutet so viel wie Brand- oder Schandmal. Durch Stigmatisierung werden jemandem bestimmte, von der Gesellschaft als negativ bewertete Merkmale zugeschrieben. Dadurch wird eine Person oder Personengruppe diskriminiert, abgewertet und im Extremfall abgestempelt.

Im medizinisch-pflegerischen und dem gesamten sozialen Bereich finden sich zahlreiche Stigmatisierungen. Insbesondere bei bestimmten Krankheiten erfolgt eine Abwertung, der Kranke wird mit einem »Etikett« versehen. Beispiele sind: der Krebskranke, der Patient aus der »Klapsmühle«, der Alkoholiker, der Selbstmörder, der Hypochonder, der HIV-Infizierte, der Demente u. a.

12.2 Funktionen sozialer Einstellungen

Einstellungen, Vorurteile, Stereotype und Stigmata haben wichtige Funktionen für das soziale Handeln. Auf den ersten Blick mag das Entsetzen hervorrufen, denn wir wollen gut und menschlich sein und sollten uns bemühen, Vorurteile abzulegen.

12.2.1 Orientierungshilfe und Vermeiden von Unsicherheit

Es gilt gerade heute offen gegenüber Veränderungen und Neuem zu sein, und es erweist sich immer als positiv eine Bereitschaft zum lebenslangen Um-Lernen und Um-Denken mitzubringen. Dennoch sind Menschen nicht frei von (negativen) sozialen Einstellungen und bringen individuelle Erfahrungen mit, mit denen sie sich in der Welt bewegen. Soziale Einstellungen helfen ihnen sich leichter, schneller und besser in ihrer Umgebung zurecht zu finden. Sie bieten daher eine Orientierungsfunktion.

Wir »wissen« mit Hilfe von festen Einstellungen, wie wir uns verhalten können, wir finden uns zurecht. Das vermittelt insbesondere in ungewohnten und fremden Situationen ein Gefühl von Sicherheit, denn Neues erzeugt unwillkürlich Angst und Unsicherheit. Wenn jemand bestimmte Menschen, Gruppen oder Organisationen gut in sein Weltbild einordnen kann, dann wird dieses auch nicht gestört oder muss hinterfragt werden. Es bietet dadurch eine Möglichkeit, sich gerade nicht mit Fremdem oder Unbekanntem auseinandersetzen zu müssen, eine Art persönliches Alibi, um weiterhin bei seinen Vorurteilen bleiben zu können und diese erneut bestätigt zu wissen. Auf diese Weise kann ein gewisser psychischer Gewinn erzielt werden, indem man Angst, Unsicherheit und Auseinandersetzung vermeiden kann.

12.2.2 Bewertungsfunktion

Durch vorgefasste Einstellungen, Vorurteile, Stereotypisierungen und Stigmata werden immer **moralische** Wertungen vorgenommen. Meistens sind diese moralischen Urteile durch gesellschaftlich-historisch rigide – und genau genommen eigentlich veraltete Vorstellungen entstanden. Auf Personen oder Gruppen bezogen findet sich hier häufig eine »Sündenbockfunktion«. Die Bewertung, in der ich Einzelpersonen oder Gruppen mit anderen vergleiche und oder zumindest über sie urteile, vermittelt eine »Aufwertung« des eigenen Selbstwerts oder gar das einer ganzen Gruppe (▶ Kap. 12.1.3), indem es andere abwertet. Es erfolgt eine deutliche Abgrenzung gegenüber den »anderen«.

12.2.3 Handlungsfunktion

Bestimmte Einstellungen wirken sich auf das Handeln aus. Wenn Menschen Vorurteile haben, dann beeinflussen sie ihr Verhalten gegenüber dem betreffenden Empfänger dieses Vorurteils. Sobald sie jemandem mit einer bestimmten Einstellung entgegentreten, wird auch ihre Wahrnehmung entsprechend sein.

Wir nehmen genau das wahr, was wir erwarten. Und in dieser oft ablehnenden Haltung, die mein Gegenüber unbewusst genau spürt, wird der andere sich auch mir gegenüber verhalten. Diese so genannten **selbsterfüllenden Prophezeiungen** stellen eine Art Teufelskreislauf dar. Man gewährt dem anderen keine Chance, seine Einstellung verändern zu können. Im Gegenteil, durch negatives Verhalten bringt man den anderen geradezu in Bedrängnis und löst Verunsicherung bei ihm aus.

Das falsche oder ungerechtfertigte Vorurteil gegenüber einer Situation, Gruppe oder einer neuen Idee kann die Situation/Person schließlich so beeinflussen, dass das Vorurteil tatsächlich erneut bestätigt werden wird! Zu einer erneuten Bestätigung einer (vorgefassten) Einstellung trägt jeder auch selbst bei.

13 Menschliche Rollen – soziologische und psychologische Aspekte

13.1 Die Bedeutung von Rollen und Normen

> **Definition**
>
> Unter einer sozialen Rolle wird die Summe der von einer Person erwarteten Verhaltensweisen bezüglich einer bestimmten sozialen Position verstanden.

Es gibt ein ganzes Spektrum sozialer Rollen, mit denen feste Verhaltensvorstellungen verknüpft werden. Die Rolle des professionell Pflegenden ist eine **Berufsrolle**. Von einer Pflegefachkraft werden ganz bestimmte Verhaltensweisen erwartet oder mit dieser Rolle verbunden: gepflegtes Äußeres, saubere Dienstkleidung, Freundlichkeit, Hilfsbereitschaft und Fürsorge.

Gleichzeitig hat aber jeder Mensch eine **Privatrolle** wie die der Partnerin, Freundin, Mutter, Tochter oder Sportsfreundin.

Im Laufe der privaten und beruflichen Entwicklung (Sozialisation) übernehmen Menschen eine Vielzahl von Rollen. Diese Rollenabfolge (Rollensequenz) sieht im Allgemeinen wie folgt aus:

- Sozialbiologische Rollen/Altersrollensequenz: Kind – Jugendlicher – Erwachsener – alter Mensch
- In der beruflichen Sozialisation der Pflege zeigt sich z. B. folgende Rollensequenz: Pflegeschüler – examinierte Pflegefachfrau/Pflegefachmann – Pflegeleitung oder Fachpflegekraft (für Unterricht, Anästhesie- und Intensivpflege, OP u. a.)

In jeder Rolle ergeben sich neue Rollenanforderungen oder Rollenkonflikte (▶ Kap. 13.2; 13.3).

> **Definition**
>
> Normen sind Vorstellungen darüber, wie Personen (Rolleninhaber, Rollenträger) sich in bestimmten Situationen aufgrund ihrer Rolle verhalten sollten.

Diese Vorstellungen sind im Allgemeinen weit verbreitet und werden von den Mitgliedern einer Gesellschaft überwiegend geteilt. Aus soziologischer Sicht spricht man von allgemein anerkannten sozial gültigen Regeln des Handels.

Normen stellen bestimmte **Verhaltensanforderungen** an den Inhaber sozialer Rollen. Damit ist gemeint: Die Norm setzt voraus, dass eine Mutter (Mutterrolle) sich um ihre Kinder kümmert und sie erzieht (Normerfüllung des erzieherischen Auftrags). Wie schwierig diese Verhaltensanforderungen und Normen sind, zeigt sich z. B. bei Frauen, die ihr Kind nicht annehmen können (postnatale Depression). Hierfür sind auch sozial-gesellschaftliche Werte von Bedeutung. Gesellschaftliche Wertvorstellungen vermitteln die Bedeutsamkeit darüber, was eine Gesellschaft als erstrebenswert und wichtig ansieht: Gesundheit, Geld, Gerechtigkeit, Freiheit, Glück, Familie, Beruf. Wie sieht es dagegen aus mit Singles, kinderlosen Paaren, Unverheirateten, Ehen von Homosexuellen?

> **Wichtig**
>
> Bei Rollen und Normen geht es darum, dass jeder Mensch als Rolleninhaber verschiedenster Rollen bestimmten Rollenanforderungen, die mit dieser Rolle zusammenhängen, gerecht werden muss. Es handelt sich um allgemeine Erwartungen an die Rolle als solche (z. B. die Arztrolle), sowie an konkrete Inhaber dieser Rolle (den Stationsarzt Dr. Jung).

13.2 Rollenerwartungen, Rollenattribute und -stereotype

Rollenerwartungen sind durch soziale Normen und Werte der Gesellschaft geprägt. Gesellschaftliche Vorstellungen sind häufig im Laufe der geschichtlichen Entwicklung entstanden, sie beruhen auf Traditionen oder Erfahrungswerten. Auf diese Weise hat die Gesellschaft sich ein bestimmtes Bild aufgebaut, welche die betreffende Person erfüllen muss oder kann. Dieses Bild setzt sich aus Folgendem zusammen:

- Rollen und Rollenträger (z. B. Arztrolle) und die damit verknüpften
- Rollenanforderungen (z. B. an Ärzte: sie sollen Krankheiten lindern oder heilen),
- Rollenattribute (weiße Berufskleidung, berufstypisches Material wie Arztkoffer, Stethoskop) oder
- Stereotype (medizinisches Fachwissen, Verständnis für Kranke).

13.2 Rollenerwartungen, Rollenattribute und -stereotype

Wird der Rollenträger diesen Gesellschaftsanforderungen gerecht, wird er anerkannt, gelobt oder geachtet. Erfüllt er diese Vorstellungen jedoch nicht, kann es zu typischen »Sanktionen« kommen wie Zurechtweisung, Beschwerden, Missbilligung, Verachtung, Strafen oder Kündigung – was praktisch den Verlust einer Rolle mit sich bringt.

Erfüllung und Nichterfüllung von Rollenerwartungen

Für den Rolleninhaber ergeben sich durch Rollen und Rollenanforderungen oftmals Spannungen und Konfliktmomente: Will, soll oder kann ich einer Rolle gerecht werden oder nicht? Was überwiegt für eine Person: der eigene Anspruch oder die gesellschaftlichen Vorstellungen?

Am Beispiel der Berufsrolle einer Pflegefachkraft soll anhand einiger Fragen verdeutlicht werden, welche vielfältigen Rollenanforderungen und gesellschaftlichen Erwartungen an die Pflegerolle beziehungsweise an deren Rolleninhaber gestellt werden. Was muss, soll oder kann diese Berufsrolle mit sich bringen? Muss, soll oder kann eine Pflegefachkraft diesen Anforderungen und Vorstellungen überhaupt gerecht werden?

Berufsrollen in der Pflege

Überlegen Sie selbst, wie Sie zu den einzelnen Rollenanforderungen stehen. **Wie sieht es bei Ihnen aus?**

- Aufgrund der Ausbildung müsste und sollte eine examinierte Pflegende eine kompetente Pflegefachkraft sein. Dennoch kann sie sich unsicher fühlen.
- Sie sollte über fachliche Kompetenz verfügen, sie sollte Pflegepraxis besitzen. Dennoch kann es sein, dass beides nicht der Fall ist.
- Erfüllt sie die Rollenattribute (typische Pflegefachkraftattribute, Schutzkleidung, hygienische Erscheinung und Stereotype (berufsbezogene Verhaltenserwartungen: hilfsbereit, fürsorglich u. a.)?
- Oder fühlt sie eine Rollenüberforderung?
  Kann/will sie manchen Anforderungen nicht gerecht werden? Hat sie z. B. gefärbte Haare, Tatoos, trägt Schmuck und Piercings und will darauf nicht bei der Pflegetätigkeit verzichten?
- Wie ist ihr Rollenselbstbild?
  Wie sieht sie sich selbst als Pflegende, was verbindet sie mit dieser Berufsrolle? (Pflege ist ein Job. Oder: Pflege mache ich aus der Überzeugung, kranken Menschen helfen zu wollen.) Was nicht? Wo hat sie selbst andere Vorstellungen als die Patienten, als ihre Kollegen, als die Pflegeleitung?
- Wie ist das Rollenfremdbild? Wie sehen die anderen diese Pflegefachkraft? Wird sie den Normvorstellungen der anderen überhaupt gerecht?
- Gibt es Rollenkonflikte zwischen dem Rollenselbst und -fremdbild?
- Wird sie den Rollenkonflikten innerhalb ihrer Pflegerolle gerecht? (Intrarollenkonflikt – Erwartungen der Patienten, der Ärzte, der Kollegen an sie als Pflegefachkraft)
- Wird ihr für ihre individuelle Rollengestaltung (z. B. stark geschminkt zu arbeiten) Verständnis von Kollegen, Patienten, Pflegeleitung entgegen gebracht oder nicht? (Rollentoleranz gegenüber dem Inhaber einer bestimmten Rolle)

Rollenanforderungen an eine Pflegefachkraft

- Wird sie den unterschiedlichen Rollen gerecht? (Interrollenkonflikt: Berufsrolle, Privatrolle)
- Kann sich die Pflegefachkraft mit ihrer Rolle identifizieren? (Annahme der Rolle = Rollenkonformität oder nicht = Rollendistanz)
- Identifiziert sie sich, dann ist sie gerne in der Pflege tätig und steht zu ihrem Beruf. Fühlt sie sich beruflich unzufrieden und sucht nach Alternativen, dann distanziert sie sich von ihrer Berufsrolle.

Wie vielfältig die Anforderungen an einen Rollenträger sind, ist nun deutlich geworden. Was für Konflikte können dadurch entstehen?

13.3 Typische Rollenkonflikte

Intrarollenkonflikte

Intrarollenkonflikte bezeichnen **Unstimmigkeiten innerhalb ein und derselben Rolle.**

In der Berufsrolle des Pflegenden können Konflikte entstehen durch die unterschiedlichen Erwartungen, die Ärzte, Kollegen, Patienten, Pflegeschüler, Pflegeleitung und Krankenhausverwaltung an den Inhaber der Rolle stellen.

Beispiel: Intrarollenkonflikt: Der Patient, Herr Teichmann, benötigt sehr viel teure Schmerzmittel. Vom Pflegenden erwartet er Analgetika zu erhalten, sobald Schmerzen auftreten. Der Pflegende ist durch die Stationsärztin jedoch dazu angehalten, nur nach Anordnung und nicht bei Bedarf Schmerzmittel zu verabreichen. Die Klinikverwaltung erwartet den sparsamen Umgang mit teuren Medikamenten. Der Patient und die Angehörigen setzen einen »selbstverständlichen« Einsatz von Medikamenten voraus. Der Pflegeschüler versteht nicht, warum Herr Teichmann nicht einfach ein Schmerzmittel erhält, und begegnet dem Pflegenden mit vorwurfsvollem Blick.

All diesen Ansprüchen ist der Pflegende ausgesetzt. Wem soll er gerecht werden? Innerhalb der Pflegerolle können diese gegensätzlichen Anforderungen oft zu Konflikten führen.

Interrollenkonflikt

Beim **Interrollenkonflikt** geht es um die Auseinandersetzung zwischen den **Erwartungen zweier oder mehrerer unterschiedlicher Rollen**, die eine Person innehat.

Die Pflegfachkraft Ute L. hat zahlreiche Rollen, ihr **Rollenset** sieht so aus:

13.4 Welche Lösungsmöglichkeiten gibt es, wenn Rollenkonflikte bestehen?

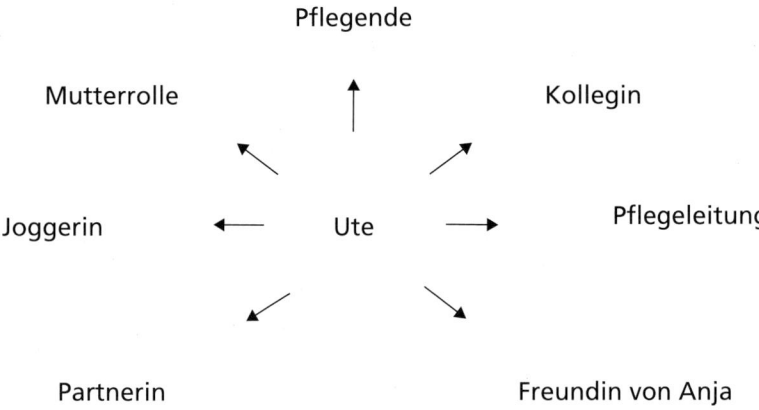

Beispiel: Interrollenkonflikt: Die Pflegefachkraft Ute L. ist als pflegerische Leitung für die Belange des Pflegeteams zuständig. Ein Beurteilungsgespräch mit einem Pflegeschüler und einer neuen Kollegin stehen an. Die beiden Gespräche nehmen mehr Zeit in Anspruch als geplant, so dass Ute L. durch ihre Verpflichtungen und Erwartungen bezüglich ihrer Berufsrolle in einen Konflikt mit ihren Privatrollen kommt. Da sie sich neben dem Dienst auch noch um ihr Kind kümmern muss (Mutterrolle), hat sie immer seltener Zeit für ihre Freundin Anja, für ihren Partner und für Sport (Privatrollen). Bleibt sie wie so oft länger auf Station, wird sie zwar ihrer Berufsrolle gerecht, nicht aber den Privatrollen. Sie hat einen Interrollenkonflikt.

13.4 Welche Lösungsmöglichkeiten gibt es, wenn Rollenkonflikte bestehen?

Grundsätzlich lässt sich sagen, dass Menschen unbewusst gelernt haben, den vielfältigen Rollen und Rollenanforderungen irgendwie gerecht zu werden. Viele Ansprüche sind einem gar nicht bewusst – man hat sich an sie gewöhnt und nimmt sie deshalb kaum noch wahr. Erst dann, wenn man überlastet ist, Stress empfindet oder bemerket, dass man bestimmten Ansprüchen (plötzlich) nicht mehr gerecht werden kann, werden die Rollenanforderungen wieder bewusst.

Alltagshandeln

Die Anforderungen der heutigen Umwelt-, Gesellschafts- und Lebensbedingungen sind enorm gestiegen. Immer mehr Menschen fühlen sich überfordert im privaten wie auch im beruflichen Bereich. Viele können den Anforderungen nicht mehr gerecht werden. Sie fühlen sich ausgelaugt, müde, überfordert, unzufrieden, sie werden psychisch oder phy-

Folgen von Rollenkonflikten

sich krank, stehen unter Stress oder leider unter einem Burnout. Die Lösungsmöglichkeiten sind oft genug darauf beschränkt, das »Beste« aus einer Situation zu machen. Rollentrennung ist meist unrealistisch oder wirkt künstlich: Wenn ich einen anstrengenden Dienst hatte und mich ein schwerkranker Patient beschäftigt, dann nehme ich von diesen Belastungen auch etwas mit in meinen Privatbereich. Gleichzeitig will ich aber privat von beruflichen Problemen nichts wissen.

Auswirkungen bei Pflegefachkräften

Im Pflegebereich lässt sich ein deutlicher Trend zum Berufswechsel oder zur Reduzierung der Wochenarbeitsstunden erkennen. Das Bemühen um mehr Austausch über berufliche Belastungen oder Konflikte (Teambesprechungen, Supervision) ist noch immer schwach ausgeprägt und wird erstaunlicher Weise zum Teil sogar abgelehnt. So versucht die Mehrzahl auf individuelle Weise Kompromisse zu finden, sei es durch Einstellungsänderungen zum Pflegeberuf, eine klare Rollentrennung von Privat- und Berufsleben oder durch Versetzungen, Stundenreduzierung, Kündigung oder eine neue Berufsorientierung.

Es kommt vor allem auf die individuelle Entscheidung an, *wo* jemand Prioritäten setzen will: beruflich oder privat? In welchen Bereich fühlt jemand sich unzufrieden oder wird den Erwartungen nicht gerecht? Möglicherweise hat jemand bereits eine innere Distanz (Rollendistanz) zu seiner Berufsrolle aufgebaut und bemerkt, wie ungern man noch auf Station arbeitet (Arbeitszufriedenheit). Oder kann man sich trotz der Anforderungen und Probleme dennoch mit seiner Pflegerolle identifizieren, sie annehmen, weil dieser Beruf trotz allem gerne ausübt wird (Rollenkonformität)?

Allgemeine Lösungswege

Allgemeine Lösungswege zum Umgang beziehungsweise zur Bewältigung von Konflikten liegen in

- der Kommunikation; ich kann mit Kollegen sprechen, im Team, bei der Übergabe.
  Auf diese Weise können Missverständnisse und die unterschiedlichen Erwartungen eine Chance zur Klärung erhalten. Oft kann durch ein einfaches Gespräch viel bewirkt/geklärt werden.
- der Möglichkeit für einzelne oder Teams, »Klärungshilfe« in Anspruch zu nehmen oder auszuprobieren z. B. durch Supervision (Reflexion über das berufliche Tun).
- sich selbst Unterstützung und Entlastung zu suchen bei Kollegen oder Personen mit ähnlichen Konflikten. Auf eigene Faust professionelle Hilfe z. B. Psychotherapie in Anspruch zu nehmen.
- Selbstreflexion – sich selbst mit dem Rollenkonflikt auseinander setzen, sich das Problem konkret ansehen.

Konflikte – Lösungswege

Im Mittelpunkt sollte dabei stehen: Was für einen Rollenkonflikt hat jemand? Liegt ein Interrollenkonflikt vor, zwischen Privat- und Berufsrolle, oder kann ich mit den Rollenanforderungen an mich als Pflegefachkraft nicht umgehen (Intrarollenkonflikt)?

Leserreflexion

Wie sehen Selbst- und Fremdbild meiner Berufsrolle aus? Was erwarte ich von mir, wie pflege ich? Was stellt meine Station für Anforderungen an meine Rolle als Pflegefachkraft? Wird mir gesagt, was für Vorstellungen an das Pflegepersonal gestellt werden, was erwartet wird? Kann ich die stationsinternen Rollenattribute und Stereotype erfüllen? Wie sehr kann ich das akzeptieren oder nicht?

13.5 Die Rolle des Auszubildenden in der Pflege

Rollenanforderungen

In Bezug auf den Pflegeschüler besteht beispielsweise die Anspruchshaltung, er solle gerne mit Menschen arbeiten, Pflegen als eine sinnvolle Aufgabe ansehen, die Bereitschaft besitzen, mit Krankheit oder Schmerzen umgehen zu lernen. In anderen Ausbildungsberufen werden andere berufliche Normen und Werte vertreten und erwartet (Banklehrling, Tischler).

Die gesellschaftlichen Norm- und Wertvorstellungen des Pflegeberufs/der Berufsrolle einer Pflegefachkraft sind für die Ausbildung der Pflegeschüler Ausschlag gebend (Helfen, Pflegen, Trösten, Versorgen). Darüber hinaus wird die Pflegeschülerrolle durch folgende allgemeine Erwartungen bestimmt:

- durch Patienten: Verständnis oder Misstrauen gegenüber dem Schülerstatus?
- durch Pflegekräfte: wie verhält der Schüler sich in der praktischen Pflege? Wie geht er mit Patienten um? Wie teamfähig ist er?
- durch Unterrichtskräfte: wie sind die theoretischen Leistungen?
- durch sich selbst bestimmt: Welche Vorbilder existieren? Die persönliche Anspruchshaltung, eine ideale Pflegefachkraft werden zu wollen. Oder ist Pflegen für mich nur ein sozialer Job?

Berufsrollenfindung

Erwartungen richten sich an die Rolle des Pflegeschülers im Allgemeinen sowie an den Inhaber einer bestimmten Rolle, wie der Schüler Jan aus dem zweiten Ausbildungsjahr. Im Unterschied zu examinierten Pflegenden, die bereits mehrere Berufsjahre in der Pflege tätig sind und die über Berufsroutine verfügen, muss der Auszubildende ganz anderen Anforderungen gerecht werden. Er steht noch am Anfang, sein eigenes Rollenselbstbild aufzubauen. Unterschiedlichste Rollenanforderungen kommen innerhalb der Ausbildung auf einen Pflegeschüler zu: Der Schüler muss sich erst an Rollenattribute und Stereotype gewöhnen. Berufsbezogene Verhaltensweisen müssen erlernt werden. Die eigene Rollenidentität muss noch aufgebaut werden. Neben der Spaltung zwischen Theorie und Praxis werden durch den Praxisschock, durch Anforderungen der Lehrkräfte ebenso wie durch Kollegen und andere Auszubildende auf Station eigene und fremde Norm- und Wertvorstellungen immer wieder in Frage gestellt werden.

Zahlreiche Rollenkonflikte werden eine Person dennoch vom Schülerstatus zur examinierten Pflegefachkraft reifen lassen. Die Bewältigung der Rollenanforderungen sowie der Umgang mit den Rollenkonflikten innerhalb der Pflegeausbildung – während verschiedener Stationseinsätze und in der Institution Krankenpflegeschule – werden dahingehend entscheidend sein, ob jemand eine Rollenüberforderung empfindet oder nicht. Je nachdem, ob jemand eine Rollenidentität oder Rollendistanz aufbaut, werden sich bestimmte Rollenkonflikte herauskristallisieren. Letztlich geht es darum, ob die Person der Berufsrolle »professionelle Pflegefachkraft« entsprechen will/kann und sich für diesen Beruf entscheidet.

14 Die Gruppe – Funktion und Bedeutung

Wo immer Menschen zusammen arbeiten, bilden sie Gruppen. Im Krankenhaus gibt es eine Vielzahl von unterschiedlichen Personengruppen, die Arbeitsteams bilden:

Pflege- und Ärzteteam können gemeinsam Visite machen. Man kann das Pflegeteam und das Ärzteteam getrennt als zwei Berufsgruppen sehen. Aber auch innerhalb der Gruppen können wiederum **Untergruppen** existieren: So kann im Schichtdienst ein Pflegeteam im Frühdienst, eines im Spätdienst sein; alle Stationsärzte sind eine eigene Gruppe innerhalb der Klinikärzte neben Assistenzärzten, Oberärzten und Chefarzt.

Unterschiedliche Komplexität

Es gibt Berufsgruppen oder Arbeitsteams, man spricht von Zusammenarbeit, von Konflikten oder Problemen in und zwischen Gruppen, wir kennen Kollegen, die mit- oder gegeneinander arbeiten. Manchmal arbeiten beispielsweise innerhalb eines Pflegeteams zwei Schichten gegeneinander, statt sich zu unterstützen und zu entlasten. Innerhalb von Pflegeteams gibt es ungeliebte Kollegen, Sündenböcke oder echte Leitfiguren. Diesen Phänomenen soll hier ebenso nachgegangen werden wie den folgenden Fragen:

- Was sind Gruppen?
- Was macht eine Anzahl von Menschen überhaupt zu einer Gruppe?
- Welche Bedeutung haben Gruppen oder die Gruppenzugehörigkeit für Menschen? Wieso identifizieren wir uns mit bestimmten Gruppen?
- Welche Arten von Gruppen gibt es?

14.1 Was heißt eigentlich »Gruppe«?

Der Begriff »Gruppe« wird in unserer Alltagssprache ganz selbstverständlich verwendet.

Tatsächlich wird jedoch soziologisch sehr genau unterschieden zwischen situativer Gruppierung, sozialer Kategorie und sozialer Gruppe.

Situative Gruppierung

> **Definition**
>
> Unter situativer Gruppierung fasst man eine gewisse **Anzahl** von Personen als Gruppe zusammen, die aus einem bestimmten Grund zusammentreffen, aber sie sind weder zum Erreichen eines Ziels voneinander abhängig, noch sind sie zusammen, um überhaupt ein konkretes Ziel zu erreichen. Vielmehr bilden sie **zufällig**, anonym, **aktuell und nur kurzzeitig** eine bestimmte Art von Gruppe.

Beispiele für »zufällige« Gruppen sind: die Gruppe der Angehörigen in der Besuchszeit, die Patienten im Wartezimmer, die Zuhörer beim Diabetesvortrag. Alltagsbeispiele sind die Leute im Bus, im Supermarkt, in Wartesituationen usw. Man könnte sagen, dass diese Gruppen durch bestimmte situative Gegebenheiten entstehen.

Soziale Kategorie

> Ganz anders gestaltet sich dagegen die soziale Kategorie. Diese Gruppenart bezeichnet meist große Personen-Gruppen. Die Gruppenmitglieder sind jedoch unabhängig voneinander, obwohl sie recht **ähnliche Ziele oder Vorstellungen** verfolgen und deshalb auch gleiche Merkmale aufweisen. Hierzu zählen Berufsgruppen im Allgemeinen z. B. die Berufsgruppe der professionellen Pflegefachkräfte, der Sozialarbeiter, der Psychotherapeuten, der Physiotherapeuten, der Rettungssanitäter. Alle haben das gemeinsame Merkmal ihrer Berufszugehörigkeit. Obwohl die einzelnen Personen sich nicht untereinander kennen, bilden sie dennoch eine gedachte, gemeinsame Gruppe mit einem gewissen Loyalitäts- und Solidaritätsgefühl.

Im Alltag lassen sich zahlreiche soziale Kategorien finden: Die Gruppe der Autofahrer oder Radfahrer; der Raucher, allein erziehender Väter, der Hundebesitzer. Im medizinisch-pflegerischen Bereich finden sich bestimmte Patientengruppen wie Herzinfarktpatienten, Diabetiker, MS-Erkrankte. Ihr gemeinsames Merkmal ist das Teilen der Krankheit und der damit verbundenen speziellen Lebens- und/oder Ernährungsweise.

Soziale Gruppe

Eine soziale Gruppe bilden mindestens zwei (Dyade) oder mehrere Personen, die ein **gemeinsames Ziel** haben und deshalb eine **bestimmte Zeit** zusammen sind/arbeiten, um dieses Ziel zu erreichen. Die einzelnen Gruppenmitglieder sind innerhalb dieser Zeit und zum Erreichen des

Ziels voneinander in gewisser Weise **abhängig**. Nur miteinander können sie ihr Ziel erlangen.

Beispiele sind das Pflegeteam, die Klasse der Pflegeschüler, die Ärzteschaft des Krankenhauses, das Laborteam, das Unterrichtskollegium der Ausbildungseinrichtung, das Reinigungspersonal.

> **Wichtig**
>
> Man spricht von einer sozialen Gruppe, wenn mindestens folgende Merkmale vorhanden sind:
>
> - Gemeinsames Ziel
> - Bestimmte gemeinsam verbrachte Zeit
> - Gegenseitige Abhängigkeit für das Erreichen des Ziels

Befasst man sich jedoch genauer mit der Thematik »Gruppe«, so lassen sich weitere Merkmale erkennen:

- Die Mitglieder wissen um diese Abhängigkeit
- Die Abhängigkeit zeigt sich in einer Beziehung, einem gemeinsamen Kontakt (Interaktion; Wechselbeziehung – Austausch der Einzelnen über Ziele u. a.)
- Durch das gemeinsame Ziel, die Zeitdauer, die Abhängigkeit und die Beziehung untereinander entsteht ein Wir-Gefühl (»unser« Pflegeteam)
- Innerhalb dieser Gruppe existieren bestimmte Regeln, Normen und Werte, die genau diese Gruppe ausmachen
- Es gibt bestimmte Rollen innerhalb einer Gruppe (der Anführer, der Sündenbock, der Spaßvogel, der Langsame, der Besserwisser).

Weitere Merkmale

Beispiel eines Pflegeteams: Werden die Gruppenmerkmale z. B. auf das Team der chirurgischen Abteilung übertragen, ergibt sich folgendes Bild:

Das **Ziel** der Gruppe ist die chirurgische Fachpflege und Versorgung der Patienten auf Station. Hierzu wird u. a. mit dem Instrument der Pflegeplanung gearbeitet. Die **Zeitdauer** erstreckt sich auf die Dienstzeit bzw. die im Pflegeplan vorgesehene Zeit. Pflegefachkräfte wissen um ihre **Abhängigkeit** zum Erreichen gemeinsamer Pflegeziele. Das Pflegeteam steht im gegenseitigem Austausch über Patienten und Pflege (= **Interaktion**). Sie entwickeln ein **Wir-Gefühl** als Team der chirurgischen Abteilung. Innerhalb des Pflegeteams bestehen ausgesprochene und unausgesprochene Regeln und Gesetze, nach denen die Mitglieder arbeiten. Außerdem gelten bestimmte Werte wie Kollegialität, Teamgeist.

Beispiel: Rollen einzelner Gruppenmitglieder: Die Rollen der einzelnen Gruppenmitglieder sind z. B. wie folgt verteilt:

Maria L. ist zwar offiziell pflegerische Leitung, aber die wahre Leitung liegt bei ihrer Kollegin Anne B. Pflegehelferinnen sind auf dieser Station die Sündenböcke. Pflegeschüler müssen sich erst bewähren, bevor sie Anerkennung finden.

14.2 Gruppenarten

Gruppenarten Neben dem allgemeinen Verständnis und den typischen Merkmalen von Gruppen unterscheidet man bestimmte Gruppenarten:

- Primär-/Kleingruppen und Sekundär-/Großgruppen
- Formelle und informelle Gruppen
- Bezugsgruppen
- Offene und geschlossene Gruppen
- Eigen- und Fremdgruppen
- Homogene oder heterogene Gruppen

Primärgruppen oder Kleingruppen

> **Definition**
>
> Primärgruppen sind kleine, persönliche, intensive Gruppen. Sie haben eine große Bedeutung für die Gruppenmitglieder, es besteht meist ein Vertrauensverhältnis, tiefer enger Kontakt, ein ausgeprägtes »Wir-Gefühl« sowie eine lange Zeit des Existierens/Bestehens der Gruppe an sich.

Die erste Primärgruppe des Menschen ist im Allgemeinen die Familie. Spätere sind Freunde(sgruppen), Schulklasse(n), Berufskollegen oder Interessengruppen. Die Anzahl der Gruppenmitglieder ist begrenzt, klein und überschaubar. Es besteht ein regelmäßiger oder zumindest beständiger Kontakt, oft über Jahre. Entscheidend sind hierbei die sehr persönliche Ebene, der stark prägende Einfluss der gruppeneigenen Werte, Normen und Vorstellungen auf die Sozialisation der Gruppenmitglieder.

Effekte Diese Gruppenart vermittelt einerseits ein starkes Zusammengehörigkeitsgefühl (Wir- oder Gemeinschaftsgefühl), eine gewisse Geborgenheit, Schutz und Verständnis. Darüber hinaus besteht Kontrolle über das Verhalten und die Einstellungen des Mitgliedes, ein gewisser Leistungsdruck, um den Normen und Werten gerecht zu werden.

Oftmals besitzen Primärgruppen eigene Rituale, eine eigene Sprache oder bestimmte Symbole und Verhaltensmuster, die das Gruppengefühl erzeugen und stärken und die bewirken, dass man sich als eigene Gruppe nach außen hin abgrenzt – und andere damit möglicherweise ausgrenzt. An den Beispielen von Ärzten und Sportlern sind dies: Fachsprache, bestimmte Kleidungsordnung, Symbole wie Stethoskop, Sportschuhe.

Sekundärgruppen; Großgruppen

> **Definition**
>
> Diese Gruppenform bildet sich meistens aus einem bestimmten Grund und um ein gemeinsames Ziel zu erreichen. Sie besteht aus einer größeren Anzahl von Gruppenmitgliedern. Kontakte entstehen eher zufällig und haben einen unpersönlichen, unverbindlichen Charakter.

Häufig steht etwas Sachliches, der Zweck der Gruppenbildung, im Vordergrund. Es existieren eher allgemeingültige Regeln des Miteinanders. Ist das Ziel erreicht, löst sich die Gruppe auf. Der Gruppenzusammenhalt (Kohäsion) basiert darauf, gemeinsam ein Ziel zu erreichen oder eine Aufgabe/Zweck zu erfüllen.

Beispiele für Sekundärgruppen sind Arbeitsgruppen, Partei, Gewerkschaft, Religionsgemeinschaften, Volkshochschulkurse, Seminarteilnehmergruppe, Hobby- und Interessenvereine aller Art.

Formelle und informelle Gruppen

> **Definition**
>
> **Formelle Gruppen** entstehen von außen, nicht auf freiwilliger Basis, und sollen einen vorgegebenen Zweck verfolgen.

Die Mitglieder übernehmen bestimmte Aufgaben, Rollen oder Funktionen. Meist besteht eine gewisse Unlust und eine relativ geringe Motivationsbereitschaft bei formellen Gruppen mitzumachen. Es sind beispielsweise betriebseigene Arbeitsgruppen (Pflegezirkel, Gruppe für hygienische Maßnahmen in der Klinik), ein Ausschuss für Feste oder bestimmte organisatorische Aufgaben.

> **Definition**
>
> **Informelle Gruppen** basieren eher auf gemeinsamen Interessen, gemeinsamer positiver Zielerreichung. Sie entstehen häufig spontan, die Mitglieder haben Lust und sind motiviert, zusammen zu arbeiten.

> Es herrscht eine persönliche Atmosphäre, Freundlichkeit und Engagement untereinander. Beispiele sind die Interessengruppe, Freunde, die spontan gegründete Lerngruppe.

Bezugsgruppen oder Identifikationsgruppen

> **Definition**
>
> Bei Bezugsgruppen liegt der Schwerpunkt auf der individuellen Identifikation und dem Zugehörigkeitsgefühl.

Sobald jemand sich mit einer Gruppe identifiziert, übernimmt er deren Ziele und versucht diese auf sich selbst und seine eigene Lebensweise zu übertragen. Er vergleicht sich mit Anhängern der eigenen Bezugsgruppe oder mit Fremdgruppen, was häufig eine Auf- oder Abwertung beinhaltet.

Bedeutung   Bezugsgruppen haben ähnlich wie Bezugspersonen eine große Bedeutung für das Individuum. Sie beeinflussen auf positive oder negative Weise das Selbstwertgefühl und die persönliche Zufriedenheit.

Als Schulkinder sind unsere Lehrer oft unsere Bezugsgruppe/Bezugspersonen. Aber auch Vorbilder im Beruf, aus den Medien, aus der Politik oder Menschen, die Dinge tun, die wir als sinnvoll empfinden, können für uns zur Bezugsperson/-gruppe werden.

Offene und Geschlossene Gruppen; Eigen- und Fremdgruppe; Homogene/heterogene Gruppen und Cliquen

Offene und geschlossene Gruppen   Der **Gruppenrahmen** kann **offen** gehalten sein, d. h. es können jederzeit neue Mitglieder der Gruppe beitreten. Flexibilität, Veränderungsbereitschaft und Offenheit für neue Mitglieder sind typische Kennzeichen. Oder aber es werden feste, **geschlossene** Gruppen gebildet, die über einen festgelegten Zeitraum eine gewisse Beständigkeit garantieren und dadurch eine Vertrauensbasis ermöglichen, die einen Schutzraum gewährleisten (Selbsthilfegruppen, Therapiegruppen, Supervisionsgruppen).

Eigen- und Fremdgruppe   Als **Eigengruppe** bezeichnet jemand immer die Gruppe, als deren Mitglied er sich sieht; die **Fremdgruppe** – das sind die anderen. Häufig kommt es durch das »Wir-Gefühl« der eigenen Gruppe zum Vergleich oder zur Abwertung der Fremdgruppe (unsere Station/die Nachbarstation). Vorurteile und Wahrnehmungsfehler sind hier typisch.

Homogene und heterogene Gruppen   **Homogen** bedeutet »gleicher Art« und meint Mitglieder gleichen Berufs, gleichen Geschlechts, gleichen Alters mit gemeinsamen Interessen. Männer oder Frauengruppen, die Arbeitsgruppe männlicher Pflegefachkräfte oder eine Frauenselbsthilfegruppe.

Heterogen ist demnach »gemischt, unterschiedlicher Art«. Z. B. sind bei einem Betriebsfest des Krankenhauses alle Berufsgruppen, Frauen und Männer unterschiedlicher Arbeitsbereiche, Pflegeschüler und Praktikanten vertreten.

Eine Sonderform bilden Untergruppen – meist innerhalb von Organisationen oder größeren Teams –, die sich durch die Identifikation gemeinsamer Ziele oder Interessen »stark« machen und solidarisieren. Häufig vertreten sie Gegenpositionen und stellen sich in Konkurrenz zu anderen Gruppen, Personen oder Meinungen. Diese Bezugsgruppenart nennt man Clique.

Cliquen

Im Krankenhaus kann diese eine Clique unzufriedener Pflegefachkräfte sein oder der Zusammenschluss mehrerer Pflegeschüler, die sich gegen althergebrachte Pflegestandards wehren und gegen das bekannte »das haben wir schon immer so gemacht« aufbegehren.

14.3 Gruppenfunktionen und ihre Bedeutung

Historisch betrachtet haben Gruppen immer eine Bedeutung für den Menschen gehabt. Selbst in frühen Kulturen schlossen Menschen sich zusammen (Jäger, Sammler, Siedler, Dörfer). Waren es damals noch überwiegend Gründe um gemeinsam zu überleben oder sich zu schützen, so haben Gruppen heute einerseits eine sozial-emotionale und psychologische Bedeutung, andererseits einen Nutzeneffekt im Sinne einer Sach- oder Informationsfunktion. Oftmals haben Gruppen bestimmte Anteile aus beiden Bereichen, die für die Gruppenmitglieder entscheidend sind und sie dazu bewegten, in dieser Gruppe zu sein.

Gründe für Gruppenbildungen

Hauptfunktionen von Gruppen

> **Wichtig**
>
> Sozial-emotionale und psychologische Funktion:
>
> - Schutz
> - Entlastung
> - Versorgung
> - Identifikation, gemeinsame Ziele und Interessen
>
> Sach- und Informationsfunktion:
>
> - Leistung und Leistungssteigerung
> - Arbeitserleichterung

> - Wissensvermittlung
> - Informationsvermittlung

Sozial-emotionale Bedürfnisse

Aus sozial-emotionalen Bedürfnissen nach Kontakt, Anerkennung, Wertschätzung, Liebe und Unterstützung können Gruppen eine Schutzfunktion, Entlastung und Versorgungsbedeutung für ihre Gruppenmitglieder haben. Freunde oder die Familie können jemanden schützen und lieben. Durch mein Arbeitsteam kann ich Unterstützung, Wertschätzung und Anerkennung erfahren. Ich arbeite mit anderen an gleichen Zielen, mit derselben Ausbildung mit ähnlichen Interessen zusammen und kann mich mit ihnen und meinem Arbeitsfeld identifizieren.

Sach- und Informationsfunktion

Die Sach- und Informationsfunktion erfüllen Gruppen, in denen es um Aus- und Weiterbildung geht, in denen man Informationen erhält, seine Qualifikationen verbessern kann. Vorrangig geht es um Nutzen und Gewinn. Eine Person will möglicherweise etwas Neues lernen, erhofft sich durch mehr Wissen und Können berufliche, finanzielle Verbesserungen. Sie kann Leistungssteigerung und Arbeitsteilung erzielen, indem sie mit anderen an ähnlichen Zielen arbeitet, es kann eine Arbeitserleichterung bedeuten, wenn sie bestimmte Aufgaben dadurch zukünftig übernehmen kann.

Auf der individuellen Ebene geht es um Ansehen, Lob, Können und Macht, um Anerkennung durch andere und das Individuum selbst. Sein persönliches Selbstwertgefühl kann dadurch gesteigert werden.

Anziehungskriterien

Entscheidend für die Mitgliedschaft ist, ob es sich um eine freiwillige/informelle oder unfreiwillige/formelle Gruppe handelt. Manchen Gruppen muss ich mich zwangsläufig anschließen, ob ich will oder nicht. Wenn ich eine Fortbildung besuche oder durch äußeren Druck dazu aufgefordert werde, an einem Qualitätszirkel teilzunehmen, steht die Sach- oder Informationsbedeutung im Vordergrund. Ein bestimmter Zweck führt zur Teilnahme. Gehe ich dagegen freiwillig zum Sport, stehen meine Bedürfnisse nach Gleichgesinnten, nach Bewegung im Mittelpunkt. Ich habe mir diese Sportart oder den Sportcenter ausgewählt. Wenn wir die Wahl haben, einer Gruppe beizutreten, gibt es bestimmte unbewusste Kriterien, nach denen wir uns für eine Gruppe entscheiden.

Anziehungskriterien Anziehungskriterien sind:

- Aussehen/Attraktivität der äußeren Erscheinung von Gruppenmitgliedern: Wir werden unbewusst durch ein sympathisches, ansprechendes Äußeres angezogen.
- Sympathie: Wenn wir jemanden mögen, haben wir Lust, gemeinsam etwas zu machen, ein Interesse an Kontakt entsteht.

- Ähnlichkeit: Wenn Menschen einander ähnlich sind, fühlen sie sich zueinander hingezogen oder
- Ergänzung: Wenn Menschen unterschiedlich sind, können sie einander ergänzen oder finden es interessant und sinnvoll, das Andere/Gegensätzliche kennen zu lernen.

Wenn Sie einmal überlegen, was für Gruppen Sie kennen oder in welchen Sie selbst Mitglied sind – zumindest eines der genannten Anziehungskriterien wird vorhanden sein. Je mehr Punkte davon erfüllt werden, desto häufiger wird diese Gruppe sich treffen, miteinander gerne arbeiten oder sich austauschen und Kontakt suchen. Je öfter sich dadurch die Personen treffen werden, desto mehr steigen die positiven Anziehungskriterien. Man wird sich noch sympathischer, man entdeckt mehr gemeinsame Ziele, man teilt Interessen und Meinungen.

Anregungen zur Selbstexploration

Umgekehrt verbringen wir nicht gerne unsere Zeit mit Menschen, die wir nicht mögen, wir meiden den Kontakt oder erfinden Ausreden, um nicht zum nächsten Treffen kommen zu müssen.

Insbesondere in formellen Gruppen, bei denen eine äußere oder vorgegebene Aufgabe die Gruppenbildung bestimmt, sind keine oder wenig Anziehungspunkte vorhanden. Die Gruppenarbeit funktioniert schlecht, die Motivation ist gering, eine unpersönliche Atmosphäre herrscht. Wir quälen uns aus »Vernunftgründen« zur Teilnahme an der Gruppe (weil die pflegerische Leitung mich dorthin geschickt hat, weil die Pflegedienstleitung das erwartet…).

Beispiel: Unterschiedliche Bedürfnisse: Der Pflegeschüler Rainer ist vor allem am Austausch mit anderen interessiert, deshalb sucht er Kontakt zu anderen in seinem Ausbildungskurs. Für ihn steht der emotionale Aspekt im Vordergrund. Die Pflegeschülerin Anne dagegen ist sehr wissbegierig und möchte in ihrer Ausbildung viel pflegerisches Fachwissen erwerben. Die Klasse ist ihr nicht so wichtig, für sie sind die Sachfunktion und der Zweck ihres Ausbildungskurses entscheidend.

Als mit dem Examen die Auflösung der Ausbildungsklasse bevorsteht, bedauert Rainer dies sehr. Die Beziehung und der Kontakt zu den anderen Auszubildenden in der Pflege haben ihm viel bedeutet. Anne dagegen findet es schade, dass sie keinen Unterricht mehr hat. Das Lernen hat ihr Spaß gemacht, es war eine Abwechslung von der praktischen Pflege.

14.4 Entwicklungsprozesse von Gruppen – Gruppenphasen

Entwicklungsschritte einer Gruppe

Wenn Menschen Gruppen bilden, geschieht dies in einem prozesshaften Verlauf. Das heißt, dass nicht einfach eine Anzahl von Menschen mit den typischen Gruppenmerkmalen allein schon eine Gruppe ausmachen. Vielmehr entwickelt sich eine Gruppe indem sie bestimmte Entwicklungsschritte durchmacht. Dauer, Intensität und Verlaufsformen können je nach Gruppe variieren – denn ihre Mitglieder sind schließlich Individuen – dennoch lassen sich folgende Phasen beobachten:

Phasen der Gruppenentwicklung

- Vorphase
    1. Formingsphase (Gruppe entsteht)
    2. Stormingphase (Konflikte in der Gruppe)
    3. Normingphase (Gruppe wächst zusammen)
    4. Performingphase (Arbeiten an der Gruppenaufgabe)
    5. Adjourningphase (Ergebnisse; Auflösung der Gruppe)

Vorphase

In der Vorphase macht ein Individuum sich darüber Gedanken, einer bestimmten Gruppe beizutreten.

Beispiel: Entscheidungsprozess in der Vorphase: Andrea H., Pflegefachkraft, möchte sich beruflich verändern. Indem sie sich für eine Stelle auf der Intensivstation bewirbt, entscheidet sie sich für ein neues Team und damit eine neue Gruppe. Damit sind Gefühle der Angst und Unsicherheit vor neuen Kollegen, dem fremden Pflegeteam, den ungewohnten Arbeitsabläufen verbunden. Andererseits besteht ein Wunsch nach Veränderung, nach neuen beruflichen Herausforderungen, Vorfreude auf neue Bereiche der Pflege, spezielle Patientengruppen, andere Kollegen.

Als Andrea H. schließlich auf der internistischen Intensivstation anfangen soll, endet diese Vorphase und geht in die erste Phase, die Formingphase, über.

(1) Formingphase

Als Andrea H. als »die neue Kollegin« ihren ersten Arbeitstag auf der Intensivstation hat, kommt sie in das bereits bestehende Pflegeteam als weiteres Mitglied hinzu.

Auswirkungen neuer Mitglieder auf den Gruppenprozess

Neue Gruppenmitglieder haben immer Auswirkungen auf die bereits bestehende Gruppe und auf den Gruppenprozess. Dadurch kann ein an sich gefestigtes Pflegeteam in Frage gestellt werden und sich plötzlich verändern. Eine Gruppe kann erneut in eine andere Phase zurück verfallen und diese nochmals durchlaufen. Auf beiden Seiten existiert deshalb Unsicherheit, Anonymität, Zurückhaltung, Misstrauen – ebenso wie Neugierde, Freundlichkeit, Offenheit, sich kennen lernen wollen usw. Beide Seiten »beschnuppern« sich, orientieren sich und beginnen Kontakt aufzunehmen. Oftmals wird deshalb neuen Kollegen mit Ablehnung und Vorurteilen begegnet, denn bereits bestehende interne Stationsgewohnheiten, Pflegeabläufe, die Normen und Regeln könn(t)en plötzlich Kritik erfahren. Einzelne fühlen sich bedroht oder verunsichert.

So geht es in dieser Phase um Fragen wie:

- Mag ich die anderen, mögen sie mich? Was reden sie hinter meinem Rücken über mich?
- Werde ich akzeptiert? Finde ich einen Platz in dieser Gruppe?
- Wer hat hier Führungsansprüche?
- An wem kann und will ich mich orientieren?
- Von wem kann ich Hilfe und Unterstützung erfahren? Was erwartet die Gruppe von mir?
- Wen finde ich sympathisch, wen nicht?
- Welche Regeln, Verhaltensweisen oder Einstellungen zur Pflegepraxis und den Patienten, welche Pflegeziele und -standards gelten hier?

In der bestehenden Gruppe können folgende Problemstellungen auftauchen:

- Wie ist die neue Kollegin?
- Passt sie in unser Team?
- Stört sie unser Team?
- Ist sie kompetent und entlastet sie uns?

> **Wichtig**
>
> In der Formingphase stehen das Einschätzen der neuen Situation und Kollegen im Vordergrund. Es wird nach Anhaltspunkten zur Orientierung gesucht. Ein gegenseitiges Abtasten, Orientieren, Kennen lernen findet statt.

(2) Stormingphase

In der zweiten Phase, der Stormingphase, finden sozusagen »Gärung und Klärung« statt. Es ist die Konfliktphase.

Im Mittelpunkt stehen Machtpositionen, Konkurrenz, Führungspositionen. Dementsprechend geht es um Anpassung, Unterordnen, Akzeptanz der Kollegen (Gruppenmitglieder) untereinander. Dadurch entstehen zahlreiche Konflikte innerhalb der Gruppe. Die gemeinsamen

Aufgaben und angestrebten Ziele werden kritisiert. Es können Widerstände gegen bisher Bestehendes auftreten, Unmut an den Aufgaben wird geäußert. Auch an Kollegen, an den Leitungspersonen oder an bestimmten geltenden Normen wird gezweifelt und Kritik geübt. Personen oder Aufgaben können abgelehnt werden.

Beispiel: Konfliktausbruch in der Stormingphase: Andrea H. stellt sich die eben genannten Fragen, um sich in ihrer neuen Arbeitssituation Orientierung zu verschaffen. Die Kollegen merken, dass ein neuer Wind in den staubigen Stations- und Pflegealltagsablauf und ins Team hineinweht. Sie reflektieren ihre Arbeitszufriedenheit und werden wach für bereits lange bestehende Mängel, die versteckte Unzufriedenheit mit der Machtstellung der Pflegeleitung wird offenbar.

Es kann aber auch sein, dass das Pflegeteam am Alten und Gewohnten festhalten will und sich als Gruppe gegen die neue Kollegin stellt. Hier treten Machtkämpfe auf bezüglich der Frage, ob Einstellungen und Verhaltensmuster gegenseitig akzeptiert werden. Innerhalb dieser Krisenphase können sich Cliquen bilden, die in Konkurrenz zu anderen Meinungen oder Kollegen stehen. Neben diesen Untergruppenbildungen können auch offen oder verdeckt Kollegen ausgegrenzt, abgelehnt oder gemobbt werden. Dies kann zu erheblichem Leidensdruck einzelner führen und so weit gehen, dass sie krank werden oder die Gruppe verlassen (Kündigung, Versetzung).

Zeigt sich jedoch eine gewisse Offenheit für Kritik, für die Entwicklung neuer Pflegeziele, Änderung der routinierten Stations- und Pflegeabläufe o. ä., kann durch diese Krise eine Möglichkeit entstehen, positive Veränderungen herbeizuführen.

(3) Normingphase

In der Normingphase ist der »Kampf«, die Krisenzeit, vorüber. Die Luft scheint gereinigt, die Gruppenmitglieder begegnen sich mit einer gewissen Akzeptanz. Die psychische Ebene ist geklärt, so dass es zur Harmonisierung der Beziehungen kommt. Nun entwickelt sich langsam das »Wir-Gefühl« – die Pflegegruppe sieht sich wieder als ein gemeinsames Team. Die Mitglieder wenden sich der eigentlichen Gruppenaufgabe, der Pflege der Patienten, zu und nehmen damit wieder am allgemeinen Gruppengeschehen teil.

Beispiel: Klärungsprozess in der Normingphase: Nachdem sich das Pflegeteam und Andrea H. im Laufe der Wochen kennen gelernt haben, beginnen sie sich gegenseitig zu akzeptieren. Die Zusammenarbeit klappt, und die neue Pflegefachkraft fühlt sich dem Pflegeteam der Intensivstation zugehörig – es ist jetzt auch »ihre« Station geworden. Sie interessiert sich für die spezielle Pflege von beatmeten Patienten, lernt den Umgang mit Beatmungsgeräten und ist erfreut über die Hilfsbereitschaft der Kollegen, die ihr eine gute Einarbeitungszeit ermöglichen.

Das Pflegeteam erkennt in Andrea H. eine fähige Kollegin, die eine Unterstützung und einen Gewinn in der Arbeit auf Station darstellen kann.

(4) Performingphase

Sie ist gekennzeichnet durch Arbeitslust, Produktivität und Leistungsbereitschaft.

Es besteht Interesse am gemeinsamen Ziel und an der Bewältigung der damit verbundenen Aufgaben. Kenntnisse, Verbesserungsvorschläge, wichtige Informationen werden jetzt offen aufgenommen und als wertvoll und nützlich für das Gruppenziel angesehen. Es entwickelt sich die Basis für eine produktive Zusammenarbeit. Wo vorher Machtgerangel und Konkurrenz herrschten, nutzt die Gruppe jetzt die Fähigkeiten und Fertigkeiten der einzelnen Teammitglieder zur Bewältigung des Gruppenziels. Die Akzeptanz bestimmter Rollen im Team und der damit einher gehenden Aufgaben werden nun positiv betrachtet und zum Wohle der Gruppe angesehen. Durch die funktionelle Rollenbezogenheit einzelner Gruppenmitglieder können spezifische Aufgaben bewältigt werden, was als Hilfe und Entlastung begreifbar ist. Z. B. hat eine Pflegekraft die Aufgabe übernommen, die Beatmungsgeräte regelmäßig zu checken. Damit hat sie eine funktionelle Rolle, die der Gruppe Entlastung bietet.

Diese positive Entwicklung zu einer strukturierten kooperativen und arbeitsfähigen Gruppe ist schließlich durch den gemeinsamen Gruppenentwicklungsprozess erst möglich geworden.

Beispiel: Produktivität in der Performingphase: Nach der Einarbeitungsphase wird Andrea H. voll akzeptiert. Die Kollegin Gabi S. fühlt sich inzwischen nicht mehr in ihrer Kompetenz als Fachpflegkraft für Intensivpflege in Frage gestellt – die Rollen sind geklärt. Auftretende Konflikte werden konstruktiv gelöst. Jeder weiß, was er kann, und die Zusammenarbeit steht im Vordergrund.

An diesem Punkt kann der Gruppenprozess abgeschlossen sein. Bei Vorliegen einer spezifischen Aufgabe oder eines bestimmten Ziels schließt sich die Adjourningphase an.

(5) Adjourningphase

In dieser letzten Phase ist das Team durch die gemeinsame Arbeit oder Aufgabe gewachsen und stabil. Lösungen, Erfolge – die erreichten Ziele – sollen nun nach außen getragen werden. Es besteht der Wunsch nach Kontakt und Austausch mit anderen Gruppen, was wiederum die Identität der Gruppe stärkt. Nun werden auch Vergleiche zu anderen gezogen.

Je nachdem, um was für eine Gruppe oder um welches Ziel es sich handelt, kann es schließlich zum Interessenverlust kommen, denn die Aufgaben sind bewältigt worden. In Arbeitsteams kommt es zur Auflösung der Gruppe. Für manche Gruppenteilnehmer ist ein klares Ende der Gruppe völlig stimmig, um sich nun neuen Aufgaben zuzuwenden. Für andere, denen die Gruppe schließlich zur Bezugsgruppe geworden ist, ist die Auflösung jedoch bedrückend (vgl. unterschiedliche Bedürfnisse von Gruppenmitgliedern).

Beispiel: Gruppenauflösung in der Adjourningphase: Die Adjourningphase könnte auftreten, wenn Andrea H. sich in der Anästhesie- und Intensivpflegefachausbildung befände. Dann hätte sie eine festgelegte Einsatzzeit auf dieser Station, um bestimmte fachliche Qualifikationen zu erlangen, beispielsweise den Umgang mit beatmeten Intensivpatienten und deren spezifischen Krankheitsbildern. Ist der Pflegeeinsatz beendet, sollte sie die damit verbundenen pflegerischen Lernziele erreicht haben. Das erlangte Wissen kann sie nun mit anderen Ausbildungsteilnehmern teilen und besprechen.

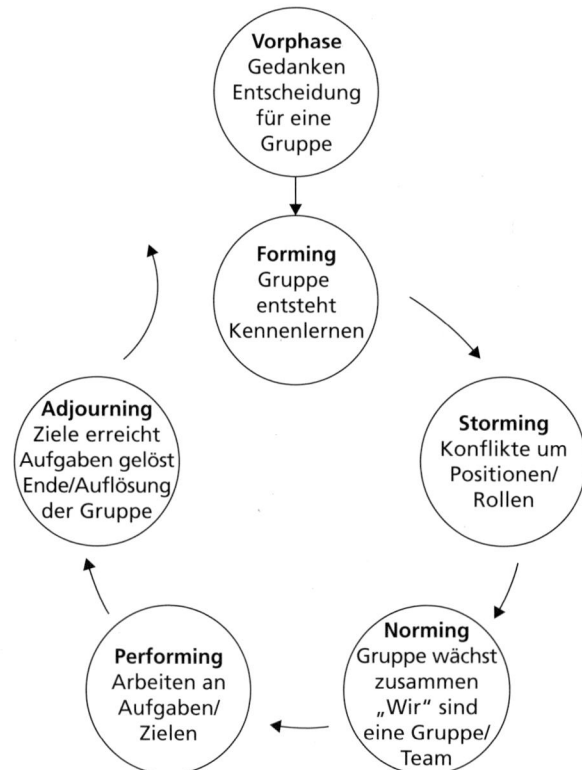

Abb. 14.1: Gruppenphasen nach Tuckman

15 Führen und Leiten in der Pflege – gruppendynamische Aspekte

Nicht nur im Entwicklungs- und Veränderungsprozess von Gruppen/Teams geht es dynamisch zu, eigentlich geschieht dies permanent, wenn Menschen zusammen sind oder miteinander arbeiten.

Die Arbeit in der Pflege hat viel mit dem Miteinander, mit Kontakt und zwischenmenschlichen Problemen zu tun. Einerseits arbeiten immer mindestens zwei Personen, die Pflegefachkraft und der Patient, miteinander, andererseits wird im Team gemeinsam gepflegt. Pflege geschieht nie allein. Gruppen und gruppendynamische Prozesse finden sich in der Pflege überall.

In allen Gruppen laufen zwischenmenschliche Prozesse ab. Die Gruppenmitglieder, die gemeinsame Aufgabe oder das Gruppenziel beeinflussen die psychosozialen Geschehnisse untereinander. Diese für eine Gruppe typischen Abläufe fasst man zusammen unter dem Begriff **Gruppendynamik** (Hofstätter 1975; Cohn 1969).

15.1 Gruppenleitung/Teamleitung – Aufgaben und Probleme der Führung

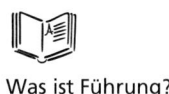

Was ist Führung?

> **Definition**
>
> **Führung** ist die Beaufsichtigung einer Gruppe/eines Teams (z. B. OP-Team) oder eines Bereiches (z. B. OP-Bereich, Fortbildungsbereich). Die so genannte **Führungsperson** ist Teil der Gruppe/des Teams, übt aber eine zentrale Rolle aus.
>
> Die Führungsperson übernimmt die Verantwortung für gemeinsame Ziele und Aufgaben und ist dementsprechend mit den erforderlichen Kompetenzen ausgestattet, um weisungsbefugt zu handeln oder Anordnungen durchsetzen zu können. Die Führungsperson kümmert sich um die Geschehnisse innerhalb des Teams (Gruppenprozesse, Konflikte) und leitet die Gruppe an.

Führung in der Pflege: Teamleitung, Pflegeleitungsteam, Pflegedienstleitung, Wohnbereichsleitung.

Die Teamleitung hat Verantwortung für zwei Hauptaufgaben:

- Sachorientierte Funktion; Aufgaben- und Zielorientiertheit der Pflege (Lokomotion)
- Beziehungsorientierte Funktion; den Gruppenzusammenhalt/das »Wir-Gefühl« im Pflegeteam fördern (Kohäsion).

Sachorientierte Aufgaben

Die pflegerische Leitung umfasst allgemeine, pflegespezifische sowie Führungs- und Leitungsaufgaben. Sie ist im Allgemeinen verantwortlich dafür, dass bestimmte Ziele durch die pflegerischen Tätigkeiten während der Dienstzeit verfolgt und erreicht werden. Hierzu gehören die routinierten und notwendigen Abläufe des Stations- und Pflegealltags (Pflege organisieren, Arbeitsabläufe standardisieren). Daneben existieren **spezifische Führungsaufgaben** wie Pflegepersonal gezielt einzusetzen oder Anweisungen geben. Übergeordnete Aufgaben der Leitung sind: Organisieren der Pflegeabläufe/des Mitarbeitereinsatzes, Entscheidungen treffen, Ziele setzen und Planungen (Dienste, Urlaube) durchführen, Informieren und Instruieren (Weitergabe wichtiger oder neuer Informationen), Koordinieren, Kontrollieren und Korrigieren der Pflegefachkräfte und deren pflegerischer Tätigkeiten, Umgang mit Fehlern, Delegieren pflegerischer Arbeit – sachliche und personelle Probleme oder Konflikte erkennen und lösen, Motivation und Kommunikation fördern zwischen Pflegeleitung und Pflegeteam sowie Qualitätssicherung durchführen.

Personen- und beziehungsorientierte Führung

Mit diesen sachorientierten Aufgaben allein kann eine Gruppe nicht zum Team werden und kooperativ zusammenarbeiten. Hierfür sind personen- und beziehungsorientierte Führung erforderlich.

Mitarbeiterorientierung spielt dabei eine wichtige Rolle. Das gemeinsame Ziel von Leitung und Team, eine qualitativ gute Pflege für die Patienten zu erreichen, wird erheblich positiv gefördert, wenn neben den Pflegetätigkeiten auch die Pflegefachkraft, der Mitarbeiter als solcher, berücksichtigt wird. Z. B. Feedback, Leistung loben und anerkennen, Wertschätzung, Lob oder Kritik der Pflege oder Berücksichtigung der Urlaubswünsche. Um ein Pflegeteam anzuleiten oder zu führen, müssen beide Funktionen durch die pflegerische Leitung wahrgenommen werden. Dazu gehört auch das Fordern und Fördern der Mitarbeiter, z. B. durch die Übernahme spezifischer Aufgaben/Ämter neben der allgemeinen Pflege (Pflegestandards erstellen oder verbessern, Qualitätszirkel übernehmen) oder fachliche Weiterbildung.

15.2 Führungspersönlichkeit und Macht

Das Miteinander, die Dynamik zwischen den einzelnen Teammitgliedern oder zwischen diesen und der Führungsperson lässt sich mit soziologischen Methoden erfassen (Soziometrie) und darstellen (Soziogramm).

Mit Hilfe von Soziogrammen erkannte man, dass Gruppen bestimmte Zusammenhänge aufweisen bezüglich des Führungsstils der Leitungsperson und des Verhaltens der Gruppe.

Bestimmte Führungsstile beeinflussen die Arbeitszufriedenheit des Personals, das aufgaben- und leistungsorientierte Arbeitsverhalten (Einstellung zur Arbeit; Lust oder Frust), die Arbeitsweise (zeitaufwändige, ungeplante Arbeitsgänge oder Zeit sparende, koordinierte und unter Kollegen abgesprochene Arbeitsteilung; Teamwork oder isoliertes Arbeiten). Neben der Art des Führungsstils üben auch die Persönlichkeit und das Handhaben von Macht der Leitungs-/Führungsperson(en), wie Stations- oder Pflegeteamleitung/pflegerische Leitung erheblichen Einfluss auf die ihnen unterstellten Gruppenmitglieder (Mitarbeiter in der Pflege) aus.

Jede Person, die eine Gruppe anleitet, weist immer Anteile der eigenen Persönlichkeitsstruktur in der Art auf, wie sie führt (Wahl des Führungsstils). Eine autoritäre, strenge Persönlichkeit wird nicht auf demokratische oder chaotische Weise eine Station führen.

Der Führungsstil ist demnach immer ein Ausdruck bestimmter Einstellungen gegenüber Menschen, dem Umgang mit Menschen, Auffassungen in Bezug auf die Arbeit u. a. Dementsprechend wird die Umgangsweise mit Personal aussehen. Eine disziplinierte, pünktliche und ordentliche Leitung wird durch ihre Vorbildfunktion diese Eigenschaften ebenfalls vom Pflegeteam erwarten oder es entsprechend in seinem Denken, Handeln, der Arbeitsweise und Arbeitsauffassung beeinflussen. Personen, die zusammenarbeiten oder ein Arbeitsteam bilden, teilen früher oder später bestimmte Einstellungen, Arbeitsweisen, Denk- und Handlungsarten – gerade durch gemeinsame Ziele und Aufgaben erscheint dies nur sinnvoll. Kann ein Mitglied sich nicht mit damit identifizieren, so wird der Sinn des Ziels/der Aufgabe ebenso angezweifelt, wie der Wert der Zusammenarbeit. Kann jemand sich nicht mit einem strengen Führungsstil anfreunden, dann wird es schwierig für ihn unter solcher Leitung zufrieden arbeiten zu können.

Neben dem Führungsstil spielt auch Macht bei Leitungspositionen eine wichtige Rolle. Macht steht immer im engen Zusammenhang mit der Macht ausübenden Person. Sie kann sinnvoll und human angewendet oder missbraucht werden.

Macht kann durch eine Position oder Qualifikation entstehen, dann gilt sie als legitimiert. Die Pflegeteamleitung einer Station verfügt über die notwendige Qualifikation, und hat dadurch eine legitime Machtstel-

Zusammenhang zwischen Führungsstil und Arbeitsverhalten

Führungspersönlichkeit und Macht

Aspekte von Macht

Legitimierte Macht

lung inne. Sie ist weisungsbefugt, sie bestimmt und regelt. Sie kann darüber hinaus sanktionieren (Sanktionsmacht), indem Personal kontrolliert, korrigiert oder gemaßregelt wird.

Wissens- und Informationsmacht

In dieser Leitungsfunktion kann des weiteren Macht ausgeübt werden aufgrund von Wissen und Information. Durch Fachkenntnisse kann einer Person »Macht durch Wissen« zuerkannt werden. Verfügt jemand über spezielle Sachkenntnisse, so gilt er als kompetent auf einem Gebiet. Diese Sachkompetenz kann insofern auch Macht mit sich bringen, als andere, die nicht über dieses Wissen verfügen, auf diese Person angewiesen sind. Über Informationsmacht verfügt immer die Person, die wichtige, für andere Personen entscheidende Informationen besitzt oder über entsprechende Informationsquellen verfügt. Sie hat dadurch die Macht, diese Informationen weiterzugeben oder sie anderen vorzuenthalten.

Führen und geführt werden

Bei allen Personen, Positionen und der Art der Macht ist die *asymmetrische Beziehungskonstellation* (▶ Kap. 10) von Bedeutung. Ohne Führung gibt es keine Geführten. Ohne pflegerische Leitung kein angeleitetes Pflegeteam. Auch, wenn diese formale Beziehung vorgegeben ist, kann beispielsweise eine leitende Pflegefachkraft nur führen, wenn sie von der Gruppe anerkannt wird. Macht kann meist nur ausgeübt werden, wenn andere Machtausübung akzeptieren. Die Legitimation zur pflegerischen Leitung macht noch keine leitende Pflegefachkraft aus.

15.3 Führungsstile

Neben der Führungspersönlichkeit, dem Umgang mit Macht, wird auch der Führungsstil einer Leitung von Bedeutung für das Teamverhalten sein.

15.3.1 Der autoritäre Führungsstil

> **Definition**
>
> Beim autoritären Führungsstil gibt es eine zentrale, eindeutige Leitung.

Die autoritäre Führung hat eine zentrale Machtposition, besitzt eine oftmals nicht unumstrittene, aber gezwungenermaßen akzeptierte Autorität, mit der sie lenkt, leitet, bestimmt und regelt. Sie gibt Informationen weiter oder hält sie zurück. Alle Stationsangelegenheiten, -arbeiten und -informationen laufen über sie. Die Entscheidungs- und Handlungsbefugnis liegt ausschließlich bei ihr.

Eine solche strenge Team- und Stationsführung beinhaltet viel Kontrolle bzw. Anleitung und zeigt, dass jemand die Station und das Personal fest im Griff hat. Die Pflege- und Stationsabläufe sind genau geregelt und durchorganisiert, jeder weiß, was er für pflegerische Tätigkeiten zu übernehmen hat, wo seine Grenzen sind, was er zu tun und zu lassen hat. Eine zentrale, autoritäre Führungsweise lässt wenig Flexibilität oder selbstverantwortliches Arbeiten und Pflegen für ihre Pflegefachkräfte zu. Das Personal besitzt keine Eigenverantwortung und wenig Raum für selbstständiges Handeln.

Nach außen hin mag diese Station, ihre Leitung und die Pflegefachkräfte so wirken, dass hier professionelle Pflege geleistet wird und es sich um eine ordentliche – vielleicht auf den ersten Blick vorbildliche Station – handelt, was auch der Fall sein kann. Dennoch sollte hinterfragt werden, wie es den Pflegefachkräften oder den Patienten auf Station geht. Mag es auf den ersten Blick nach Sicherheit und organisierter Pflege aussehen, so zeigen sich doch Mängel.

Beim Pflegepersonal besteht häufig eine große Unzufriedenheit, denn nichts darf selbst entschieden werden, kein selbstständiges Arbeiten oder Mitspracherecht wird geduldet. Der Dienst macht keinen Spaß, weil Eigeninitiative oder Vorschläge nicht erlaubt sind, viele fühlen sich unterdrückt und gemaßregelt, zur Unselbständigkeit gezwungen. Eine Teamleitung, die ein solches Arbeitsklima durch ihre Machtposition und Art und Weise der Personalführung hervorruft, wirkt sich natürlich auf die Pflegefachkräfte, deren Arbeitszufriedenheit und Arbeitsweise erheblich aus. Auf autoritären, aufgaben- und leistungsorientiert geleiteten Stationen – die an den Bedürfnissen und der Persönlichkeit ihres Personals vorbei sieht – herrscht häufig eine hohe Fluktuation, Kollegen kündigen, es kommen neue, gehen wieder usw. Die Krankheitsrate ist hoch, die Versetzungs- und Kündigungsneigung auffällig. Kollegen, die über längere Zeit dennoch auf Station bleiben, können die Lust an der Pflege und ihrem Beruf verlieren und das Burnout-Syndrom entwickeln. Sie gehen verdeckt in Opposition zur pflegerischen Leitung, weil die offene Auseinandersetzung und Kritik an der Stationsordnung nicht geduldet wird. So kann jemand seine Aufgaben einfach langsamer erledigen, weniger leisten oder häufig krank sein und dadurch unbewusst gegen das bestehende System rebellieren.

Mängel

Personal das jedoch Orientierung und strikte Führung sucht und bevorzugt, wo jeder genau weiß, was er zu tun oder zu lassen hat und die Arbeiten genau organisiert sind, fühlt sich auf einer autoritär geführten Station sicher und wohl. Es wird viel gearbeitet und die gemeinsame Aufgabe, die Pflege der Patienten, steht im Mittelpunkt des Pflegeteams.

Vorteile

Auf der autoritär- und aufgabenorientierten Station steht oft das Wohl des Patienten im Zentrum der Arbeit. Der Patient kann dadurch aber auch in seiner Pflegebedürftigkeit gefördert werden. Seine – auch während oder durch die Krankheit hervorgerufenen Einschränkungen – sind immer noch im Hinblick auf seine Ressourcen zu verstehen: Was kann er (trotz der Krankheit) noch? Wie kann seine Selbstständigkeit wieder gefördert werden? Zu viel Pflege, Fürsorge, Trösten, Verständnis und Hilfe können auch behindern und den Patienten abhängig und hilflos machen. Auch die Tendenz einiger Patienten, sich verwöhnen (oder gar bedienen) zu lassen, kann durch »zu viel Pflege« eher gefördert werden.

Hier lässt sich auch der Zusammenhang zwischen Leitung – Personal – Patient und Pflege gut erkennen. Die autoritäre Haltung der pflegerischen Leitung spiegelt sich im Pflegeverhalten des Personals wider und färbt auf den Patienten ab. Auf einer Station, in deren Mittelpunkt Patient und Pflege stehen, wird diese Haltung durch die Pflegeleitung vermittelt werden. Diese Einstellung übernimmt das Personal und arbeitet entsprechend. So kann es sein, dass die strenge Arbeitseinstellung auch auf die Patienten übertragen wird. Von ihnen wird ebenfalls Disziplin, Unterordnung und eine gewisse Gehorsamkeit erwartet, ein braver Patient also, der den Stationsablauf nicht stören darf – ebenso wenig wie das Pflegepersonal selbst.

15.3.2 Team ohne Leitung

> **Definition**
>
> Diese freie, offene, als laissez-faire-Stil (es einfach laufen lassen) bezeichnete Führungsweise stellt gewissermaßen den Gegensatz zum autoritären Stil dar.

Hier fehlt eine Leitung, jeder arbeitet für sich, die Aufgabenverteilung ist unstrukturiert, jeder macht alles. Vieles geschieht planlos und unkoordiniert. Arbeiten können doppelt oder zeitaufwändig ausgeführt werden, da man nebeneinander und ohne Absprache arbeitet.

Im Vordergrund steht zwar die Pflege, noch mehr aber das gemeinsame Ziel, die Stationsarbeit überhaupt zu bewältigen, so dass die Station »irgendwie« läuft und nicht im Chaos versinkt. Ist in einem Pflegeteam keinerlei Leitung, Absprache, Orientierung oder Miteinander vorhanden, ist ein Team sich selbst überlassen. Beim laissez-faire-Führungsstil ist der Gruppenzusammenhalt (Kohäsion) ebenso wenig ausgeprägt, wie die gemeinsame Zielorientiertheit oder Aufgabenstellung.

Mängel Das Pflegepersonal ohne Lenkung wirkt zwar selbstständig und selbstverantwortlich, aber da keinerlei Feedback oder Kontrolle – weder durch die Pflegeleitung noch durch Kollegen – erfolgt, weil keiner sich verantwortlich fühlt, ist es tatsächlich von hoher Unzufriedenheit geprägt. Herrscht im autoritären Führungsverhalten zu viel Kontrolle und Unselbstständigkeit, so mangelt ebenfalls an Arbeitsmotivation, wenn allen alles egal zu sein scheint. Dadurch sinkt die Arbeitsmoral und Leistungsbereitschaft des Personals erheblich. Man geht zum Dienst, weil man Geld verdienen muss. Die Arbeit wird gemacht, weil sie erledigt werden muss.

Die Kommunikation untereinander ist gering, obwohl auch Pflegetätigkeiten zusammen ausgeführt werden. Überwiegend arbeitet man jedoch allein, sucht sich seine Aufgaben, macht alleine Pause. Kritisch gesehen werden muss, dass mache Arbeiten nicht nur doppelt und dadurch mit hohem Zeitaufwand erledigt werden, sondern dass manche nur zufällig (weil einer sie ausgeführt hat) oder gar nicht mehr gemacht werden – was zu Lasten des Patienten gehen kann oder fahrlässig ist. Insbesondere die Patientenversorgung kann auf einer solchen chaotischen Station gefährdet sein. Da jeder sich selbst überlassen ist, ist letztlich auch der Patient sich selbst überlassen, was nicht zulässig und nicht zu verantworten ist. So unglaublich diese Art der Teamführung klingen mag, existiert sie dennoch im Klinikalltag häufiger als man glaubt. Oftmals gelingt die Stationsarbeit und Pflege nur, weil einzelne Pflegekräfte bemüht sind, dennoch gute Pflege zu leisten, und versuchen, Pflegefehler oder Mängel auszugleichen.

15.3.3 Der demokratische Führungsstil

Definition

Hierbei handelt es sich um einen dezentralen, an Aufgaben (der Pflege/dem Patienten) und an Personal (die einzelne Pflegekraft oder das Team) gleichermaßen interessierten und orientierten Führungsstil.

Die pflegerische Leitung ist zwar festgelegt, dennoch übernehmen alle aus dem Team wechselseitig die anfallenden Arbeiten. So gestalten sich die pflegerischen Aufgaben abwechslungsreich und in gegenseitiger gemeinsamer Absprache. Einzelne fühlen sich in ihrer Pflegekompetenz ebenso anerkannt, wie auch das gesamte Pflegeteam als Gruppe ein starkes »Wir-Gefühl« besitzen kann. Selbstständiges verantwortungsbewusstes Pflegen entsteht, wenn die Teamleitung delegieren kann und ihrem Personal Verantwortung überträgt und wenn einzelne bereit sind, diese auch zu übernehmen.

Im demokratischen Miteinander kann eine gut koordinierte und kooperative Zusammenarbeit (Teamarbeit) entstehen. Hierdurch kann die Leistungs- und Motivationsbereitschaft gesteigert sein, da man gerne miteinander und nicht gegeneinander arbeitet. Darüber hinaus wird durch die Teamarbeit Zeit- und Arbeitsersparnis erreicht – was wiederum zu einem befriedigenden Arbeitsergebnis und Arbeitsklima auf der Station führt.

Auch hier kann sich durch das Führungsvorbild eine demokratische Haltung auf das Pflegepersonal und weiter auf die Patienten übertragen.

Die Patienten werden kompetent gepflegt und zur Selbstständigkeit aufgefordert.

Für Pflegekräfte, die nicht gerne selbstverantwortlich arbeiten und bereit sind, verschiedene Aufgaben zeitweise zu übernehmen, eignet sich dieser Führungsstil nicht. Er wirkt dann eher bedrohlich, und die Arbeit kann mit Angst verbunden sein.

> **Wichtig**
>
> Wie man auch immer die einzelnen Führungsstile und die daraus resultierende Arbeitsweise bewerten mag, alle haben Vor- und Nachteile, da Menschen verschieden sind und dementsprechend auch unterschiedliche Vorlieben oder Bedürfnisse bezüglich ihrer Arbeit bevorzugen: Was für den einen Pflegenden selbstverantwortliches Arbeiten heißt, kann den anderen verunsichern. Was für die eine Pflegefachkraft Kontrolle und Unselbstständigkeit bedeutet, kann der anderen Sicherheit vermitteln.

Querverweis   Im nachfolgenden Kapitel werden unter 16.3 Erziehungsstile ausführlich dargestellt. Da Erziehungsstile auf Führungsstile übertragbar sind, sollten Sie dort weitere und aktuelle Erziehungsstile kennen lernen.

16 Erziehung – pädagogisches Handwerkszeug für die Pflege

Die »**normale Erziehungskarriere**« umfasst den Erziehungs- und Lernprozess von der Kindheit/Jugend – Zuhause, im Kindergarten und in der Schule – bis hin in die Berufsausbildung oder das Studium. Einerseits geht es in diesem Erziehungsprozess um bestimmte Verhaltensnormen, andererseits um den Erwerb von Wissen.

Ziele

Zu den Verhaltensnormen gehören die **sozialen Verhaltensweisen zwischen Menschen,** wie Freundlichkeit, Höflichkeit, Hilfsbereitschaft, Teilen oder das Benehmen gegenüber anderen ebenso wie das Verhalten innerhalb und außerhalb der Familie, gegenüber anderen Kindern und Mitschülern (Mitmenschen), gegenüber allen »erziehenden Personen«. Dazu gehören auch die Umgangsweisen als bereits Erwachsener zwischen Partnern, zwischen Freunden oder Berufskollegen.

Verhaltensnormen

Grundlagen aller Art, wie Allgemeinbildung/Schulbildung, berufsspezifisches Fachwissen u. a. werden im Erziehungsprozess ebenfalls vermittelt und erworben.

Wissenserwerb

Unsere heutige Gesellschaft stellt eine lebenslange, teils bis ins späte Alter hinein andauernde, Lern- und Leistungsgesellschaft dar, wobei es tendenziell so ist, dass mittlerweile etwa 30 % der durchschnittlichen Lebenszeit für den Erwerb von (Fach-)Wissen investiert wird. Hieraus entstand der Begriff des Lebenslangen Lernens (oder bekannter unter Life long learnig. Rose & Nicholl 1998). Das Alter scheint dabei keine Rolle zu spielen.

> **Wichtig**
>
> Erziehen oder Erlernen von Verhaltensweisen und Wissen ist ein lebenslanger Prozess – bei und zwischen Menschen – egal ob als Kind, Erwachsener, Senior, ob in Ausbildung oder nicht, krank oder gesund: erzogen und gelernt wird überall.

Erziehen ist ein altes Thema, das die Menschheit seit je her mit folgenden Fragen beschäftigt:

- Warum müssen Menschen erzogen werden?
- Weshalb sind Menschen erziehungsbedürftig?
- Was haben wir für Erziehungsziele?

- Was für Absichten verfolgen wir, wenn wir andere zu erziehen versuchen?

16.1 Das Grundverständnis von Erziehung

Erziehen kann mit folgenden Assoziationen in Verbindung gebracht werden:

- Wachstums- und Entwicklungsprozess
- Jemanden unterstützen, jemandem helfen allein zurecht zu kommen
- Jemanden verändern, beeinflussen wollen
- »Führen auf die rechte Bahn« – wissen, was für den anderen gut ist
- Jemanden ändern wollen (nach den eigenen Vorstellungen, Zielen, Absichten)
- Erfahrungen aus dem eigenen Leben an andere weitergeben
- Ziehen, Zerren in eine bestimmte Richtung
- Führen, Leiten, Anpassen, Unterordnen
- Hören auf den, der mich erzieht (Gehorsam)
- Wachsen lassen, sich entwickeln können
- Üben, Fehler machen dürfen
- Abgucken, wie es andere machen
- Begleiten, unterstützen, weiter helfen
- Jemand (er)zieht – jemand wird (er)zogen
- Erziehen ist ein wechselseitiger Prozess – jeder erzieht jeden

Vielleicht finden Sie einige Assoziationen zu Ihren Vorstellungen von Erziehung in der obigen Liste wieder, möglicherweise stellen die Gedanken eine Ergänzung zu Ihren eigenen Ideen dar. Es geht hierbei nicht um »richtig oder falsch«, was Erziehung ist, sondern darum, ein Verständnis zum Thema »Erziehung« zu entwickeln.

In jedem der bisherigen Gedanken stecken bestimmte »**Bilder**« **von Erziehung**, die immer wieder auf zwei gegensätzliche Grundverständnisse zurückgehen:

Bild 1: Der Erzieher als Handwerker

In dieser Vorstellung kann man Erziehung verstehen als »produktives Machen« im Sinne der handwerklichen Herstellung eines Gegenstandes, der gebaut, bearbeitet, verfeinert, repariert, verändert oder verbessert werden kann. Dieses Bild des Erziehers ist das eines typischen Handwerkers, der mithilfe bestimmter Methoden seinen Gegenstand bearbeitet und mit seinen Werkzeugen am zu bearbeitenden Werkstück (Zögling/dem zu Erziehenden) »Hand anlegt«. Das Handeln – übertragen auf Erziehen – steht hierbei im Vordergrund. Der Erzieher ist tätig, greift aktiv handelnd in die Natur des Erziehungsprozesses ein. Er überlässt nichts der Natur (des Menschen), er formt mit.

Bild 2: Der Erzieher als Gärtner

Im zweiten Bild ist der Erzieher eine Art Gärtner, der seine Pflanze dem natürlichen Entwicklungs- und Wachstumsprozess überlässt, der Entwicklungsspielraum zulässt. Erziehen heißt hier, der Zögling/der zu Erziehende entfaltet sich auf seine eigene Art und Weise aus sich selbst heraus. Er wird lediglich unterstützt und begleitet durch den Gärtner (gießen, Unkräuter entfernen, vor Schädlingen bewahren). Übertragen auf das Erziehen bedeutet das, den Menschen fürsorglich in seinen vorhandenen Möglichkeiten zu fördern. Pflegend und schützend wird beim Entwicklungsprozess geholfen, es wird nicht dauernd aktiv eingegriffen.

> **Wichtig**
>
> Beide Bilder haben die Erziehung und Pädagogik maßgeblich beeinflusst. Die Chance liegt jedoch in der **Verbindung beider Grundgedanken** über Erziehung, nicht in dem Gegeneinander oder gegenseitigen einander ausschließen. »Führen und Wachsen lassen« müssen keine Gegensätze (Dichotomien) darstellen, sondern können/sollten einander als Prozess ergänzen, sollten Polaritäten darstellen, ähnlich wie Gesundheit und Krankheit – beide gehören zum Lebensprozess:
>
> Aus der Verknüpfung von Führen und Wachsen lassen, dem Eingreifen und sich natürlich entwickeln lassen, kann zusammen etwas Gutes entstehen. Nicht aber beim einseitigem Verständnis oder Anwenden: entweder lenken oder laufen lassen. Erziehung allein als Wachsen lassen hebt sich selbst auf, Erziehung allein als Führen schafft keine Selbstständigkeit sondern kann schnell zu Totalität und Unterdrückung führen.

16.2 Erziehungsbedürftigkeit und Erziehungsfähigkeit des Menschen

Biologisch betrachtet ist der Mensch gegenüber den Tieren nach der Geburt mit einigen Schwächen ausgestattet. So besitzt er keine Instinkte, sich z. B. hygienisch oder selbstständig zu verhalten. Menschen müssen erst lernen, sich zu säubern, zu waschen, zu pflegen. Später jedoch ent-

Biologische Grundlagen

wickeln wir sogar Körperhygiene und -pflege (Sauberkeitserziehung). Dennoch ist der Mensch anfangs nicht mit lebenswichtigen Überlebensfertigkeiten, wie scharfen Augen, sehr gutem Gehör, Schnelligkeit oder warmen Fell ausgestattet. Aufgrund dieser **Instinktarmut** ist das Neugeborene hilflos und abhängig im ersten Jahr nach der Geburt. Neben der neun Monate dauernden Schwangerschaft benötigt er praktisch noch ein weiteres Jahr Entwicklungszeit, um nur annähernd den Geburtszustand im Hinblick auf Selbstständigkeit und Überlebensfähigkeit zahlreicher Tiere zu erlangen. Worüber wir verfügen, sind allein Schutzreflexe (Lidschluss-, Saug- und Greifreflex).

Diese biologischen Gegebenheiten machen uns Menschen **erziehungsbedürftig und abhängig von anderen**. Ohne die Hilfe, Fürsorge, Unterstützung und Anleitung anderer schaffen wir es nicht, uns in der Welt zurecht zu finden und zu überleben. Allein durch Erziehung lernen wir, was Tiere bereits aufgrund ihres Instinktes vermögen: Auf Reize aus der Umwelt (z. B. Bedrohung) richtig zu reagieren.

Nur in der Interaktion und Beziehung mit anderen Menschen können »Lebenstechniken« erlernt werden und sich entwickeln (Denken, Lernen, Handeln, Sprache, Empfinden).

Als instinktarmes Lebewesen besitzt der Mensch durch Eigenschaften wie Offenheit, Anpassungsfähigkeit, Flexibilität, Entscheidungs- und Handlungsfähigkeit eine Art **Weltoffenheit**, die ihn für Erziehung bereit macht, all die Dinge lernen zu wollen, die ihm die Chance ermöglichen, selbstständig und unabhängig zu leben, sich zu entwickeln und zu wachsen. Der Gegensatz zu Tieren wäre hier die unnatürliche Erziehung, Dressur, das Abhalten und Umlernen vom angeborenen Instinktverhalten (beißen, kratzen, bellen). Werden Tiere erzogen, geht es darum, sie den typisch menschlichen Welt- und Verhaltensvorstellungen anzupassen (stubenrein zu werden, nicht zu bellen, nicht zu jagen).

16.3 Erziehungsstile

Definition

Ein Erziehungsstil ist die Art und Weise, wie ein zu Erziehender (Kind) auf Dauer erzogen wird und welche Aus-wirkungen das nachhaltig auf seine Entwicklung und Persönlichkeit hat. Elternverhalten, Erziehungsverhalten, Erziehungshandlungen und -vorstellungen prägen den Erziehungsstil.

16.3 Erziehungsstile

Die Gegenüberstellung zeigt die Vielfältigkeit und Gegensätzlichkeit in seiner ganzen Spannbreite, wie Erziehen aussehen kann.

Tab. 16.1 Wie Erziehung aussehen kann

fürsorglich, empathisch, warm, geborgen, sicher, liebevoll, zugewandt	streng, wenig einfühlsam, unsensibel, Regeln, Kontrolle, Konsequenzen
partnerschaftlich, gering eingreifend	stark lenkend, führend eingreifen
verwöhnend, überbehütet, ohne Grenzen	vernachlässigend, egal, zurückweisend
weltnah, liberal	isolierend, inselhaft
individuell, fördernd, fordernd, Lob, Belohnung	uniformierend, hohe Anforderungen, Bestrafung, Kritik
entwicklungsgemäß erziehen	vorgreifend, mit Leistungen überfordern/unterfordern

> **Wichtig**
>
> Vielfach setzen sich Erziehungsstile aus Inhalten beider Seiten der Gegenüberstellung zusammen. Dennoch sollte uns bewusst sein, dass jeder Erziehungsstil Auswirkungen auf den betreffenden Menschen haben wird – oft ein Leben lang.

Erziehungsstile wurden ab den 1930er bis Mitte der 1980er Jahre erforscht, entwickelt und bis heute immer wieder ergänzt. Vorläufer aller Stile waren drei Klassiker:

- **Autoritär**, hier bestimmt der Erzieher allein. Seine Meinung, Regeln und Normen gelten.
- **Demokratisch**, Erzieher und zu Erziehender verhalten sich partnerschaftlich, beide haben Anteile.
- **Laissez-faire**, Erzieher ist eher passiv, »lässt Erziehung und zu Erziehenden so laufen«, greift nur ein, wenn es notwendig ist.

Heute findet man vor allem folgende Stile:

- **Permissiv** (nachgebend) bedeutet zentriert, sensibel, unterstützend, in Kommunikation mit dem zu Erziehenden treten. Oft gibt der Erzieher dem zu Erziehenden nach, setzt sich nicht durch.
- **Vernachlässigend** beinhaltet ablehnend, unsensibel, keine Empathie, uninteressiert.
- **Autoritär** meint kontrollierend, reglementierend, streng, keine Diskussion über gesetzte Normen, Werte, Regeln.
- **Autoritativ** heißt sensibel, akzeptierend, in Auseinandersetzung und Kommunikation mit dem zu Erziehenden treten, aber auch Regeln und Normen vorgeben (vgl. Hurrelmann 2010).

16.4 Das wissenschaftliche Verständnis von Erziehung in der Pädagogik

> **Definition**
>
> Wissenschaftlich betrachtet geht es in der **Pädagogik** um die **Ausbildung** und **Erziehung** des Menschen (Pallasch 1993) sowie um deren **Institutionalisierung** (schulische und außerschulische Einrichtungen in denen beides stattfinden kann). **Bildung** und **Erziehung** sind dabei zentrale Grundbegriffe. Bildung wird verstanden als eine absichtsvolle Vermittlung und Weitergabe von Informationen und Wissen an Lernende.

Bildungsziele

Ziel ist es, die **individuelle Informations- und Wissenskompetenz** zu unterstützen und zu fördern. »**Individuell**« bezieht sich auf die einzigartigen persönlichen Fähigkeiten, Neigungen und Begabungen von Menschen, die unterschiedlich stark ausgeprägt sind (z. B. musische Begabung). **Gesellschaftliche Ziele** sind die Entwicklung und Steigerung der Leistungsfähigkeit und Leistungsbereitschaft des Individuums sowie die Fähigkeit, über eine kommunikative Wissens- und Verständigungsebene zu verfügen, um den gesellschaftlichen Anforderungen, Normen und Werten entsprechen zu können (z. B. Umgang mit Computer und Internet).

Erziehungsdimensionen

Erziehung bezieht sich auf

- einen bestimmten Prozess und ein damit angestrebtes Ergebnis.
  Z. B. Gesundheitserziehung mit dem Ziel, einer Person gesundheitsförderndes und krankheitsverhütendes Verhalten zu vermitteln (Herzinfarktpatienten, Diabetiker u. a.).
- eine bestimmte Absicht.
  Z. B. einen weiteren Herzinfarkt zu vermeiden, noch lange zu leben.
- ein angestrebtes Handeln bei dem zu Erziehenden.
  Entsprechendes selbstständiges gesundheitsbewusstes Handeln beim betreffenden Herzinfarktpatienten erreichen.
- den Zustand und die Bedingungen des zu Erziehenden.
  Die Umstände des Patienten bedenken: Verfügt er bereits über Einsicht oder Wissen? Bringt er eine Lern- und Erziehungsbedürftigkeit/-bereitschaft mit?

> **Definition**
>
> Erziehung versteht sich als Wachstums- und Entwicklungsprozess auf individueller und gesellschaftlicher Ebene. Sie umfasst die persönliche und allgemeine Reifung (Sozialisation) des Menschen hinsichtlich seiner Möglichkeiten, Fähigkeiten und Ziele.

Bildung und Erziehung erfordern gewisse Grundvoraussetzungen beim betreffenden Individuum:

Bedingung für Erziehung ist die Erziehungsbedürftigkeit aufgrund mangelnder Erfahrungswerte, Entwicklungszustände, Reifungsprozesse, Unmündigkeit. Der zu Erziehende muss eine bestimmte Lern- und Veränderungsbereitschaft mitbringen. Die Voraussetzung beim Lernenden ist Bildungsbedürftigkeit, bedingt durch den Mangel an Wissen, Können und ausgebildeten Fähigkeiten.

Grundvoraussetzungen beim betreffenden Individuum

16.5 Erziehungsziele

Pädagogische Ziele umfassen die langfristige, kontinuierliche und absichtsvolle Entwicklung, Förderung und Veränderung des Menschen in seinem individuellen Verhalten, Erleben und Lernen. Darüber hinaus steht die Ausbildung von individueller Reife, Selbstständigkeit, Gewissens- und Moralbildung sowie sozialer Kompetenz, Werten und Normen der Gesellschaft im Mittelpunkt der Pädagogik.

Wenn ich erziehen würde, was möchte ich vermitteln?

Selbstreflexion

Abb. 16.1: Werte

Achtung Bildung Disziplin Ehrlichkeit
Demokratie Freiheit Frieden Freundschaft Fleiß Gerechtigkeit
Glaube Güte Gelassenheit Höflichkeit Identität Individualismus
Kameradschaft Kollegialität Klugheit Kreativität Liebe
Menschlichkeit Mitgefühl Mut Natur Nähe Ordnung Offenheit
Objektivität Pünktlichkeit Pflichtbewusstsein Pragmatismus Ruhe
Sauberkeit Selbstständigkeit Selbstverwirklichung Sexualität
Sicherheit Stärke Sozialverhalten Sparsamkeit Tapferkeit Treue Toleranz
Unparteilichkeit Umweltbewusstsein Verantwortung Vertrauen
Verständins Vernunft Wahrheit Zärtlichkeit Zugehörigkeit

> **Wichtig**
>
> Allgemeine Erziehungsziele sind:
>
> - Mündigkeit, Selbstständigkeit, selbstverantwortliches Handeln,
> - Erlernen und Erhalten von gesellschaftlichen Normen/Werten und sozialen Grundregeln für zwischenmenschliches Zusammenleben,
> - Aktuell und zukünftig handlungsfähig und selbstständig sein/lernen.

Erziehende Erziehung erfolgt vorrangig durch Eltern

Im Laufe des Lebens werden erzieherische Aufgaben vorrangig von Eltern und von verschiedensten **Pädagogen** – Lehrer, Ausbilder, Dozenten, Erzieher, Sozialpädagogen, Betreuern u. a. – und den entsprechenden **Institutionen** im schulischen Bereich (Grundschule und alle aufbauenden Schulformen) sowie im außerschulischen Bereich (z. B. Kindergarten, Fortbildungsinstitut, Volkshochschule) wahrgenommen.

Pädagogen versuchen durch erzieherische Ziele, Absichten und Aufgaben die zu Erziehenden im Verhalten/Wissen

- zu verbessern
- zu beeinflussen
- zu verändern.

16.6 Pädagogik – Erziehen in der Pflege

Die Aspekte Erziehen, Anleiten, Lernen, sich entwickeln, selbstständig werden durchdringen alle Bereiche des Lebens. Lehrer, Erzieher, Praxisanleiter, Ausbilder begleiten und begegnen uns überall. Aber nicht nur wir werden erzogen, auch wir selbst erziehen uns oder andere, lernen selbst dazu, zeigen anderen etwas, teilen unser Wissen und Können anderen mit.

So gesehen weitet sich Erziehen und Lernen im Allgemeinen und Speziellen auch auf den beruflichen Bereich aus, indem wir andere anleiten (z. B. neue Kollegen, Pflegeschüler, Patienten). Allein in diesen Beispielen steckt viel »pure Pädagogik«.

Pädagogische Aspekte in der Pflege

Typisch pädagogisch-erzieherische Aspekte in der Pflege sind:

- Pflegeziele/Pflegeplanung – Patientenziel: Gesundheit (Erziehungsziel),
- Erziehungsstile/Führungsstile der Pflege- oder Teamleitung,

- eine Station wird »geführt« mit Hilfe eines bestimmten Führungsstils,
- die pflegerische Leitung leitet/führt Pflegepersonal und lehrt Pflegeschüler an,
- Pflegepersonal erzieht/leitet an/unterstützt neue Kollegen, Pflegeschüler, Patienten,
- Erziehungsbedürftigkeit und Erziehungsfähigkeit des Patienten,
- erzieherische Aufgaben/Verantwortung des Pflegepersonals gegenüber dem Patienten, seiner krankheitsbedingten Situation/seiner Gesundheit,
- pädagogische Arbeit mit Pflegeschülern (Anleiten, praktisches Üben usw.),
- Gesundheitserziehung/Krankheitsverhütung vermitteln,
- Gesundheitsförderung; präventive und unterstützende Maßnahmen,
- den Umgang mit der Krankheit nahe bringen,
- Vermittlung von pflegerischem und medizinischem Fachwissen an Patienten, Angehörige und Auszubildende/Pflegeschüler,
- Informieren und Instruieren (Kollegen, Ärzte, Pflegeschüler, Patienten),
- Patienten im Rahmen ihrer Ressourcen zur Mithilfe erziehen, fördern, (auf)fordern,
- Patienten zur Selbstständigkeit erziehen, ermuntern.

16.6.1 Wo und wann erziehen Pflegende? (Patienten-Edukation)

Die allgemeinen Erziehungsziele »langfristig, kontinuierlich und absichtsvoll Menschen in ihren individuellen Verhalten, Erleben und Lernen im gesellschaftlichen Bereich genauso wie beim Erwerb von Wissen und Fertigkeiten zu unterstützen« lassen sich sehr gut auf die Aufgabenfelder der professionellen Pflege übertragen. Insbesondere die Arbeit mit Patienten, Angehörigen, neuen Kollegen und Pflegeschülern basiert darauf, diese in ihrem Handeln und Wissen hinsichtlich ihrer Selbstständigkeit zu erziehen.

Hier soll der Fokus auf die Patientenedukation gelegt werden, die einen Schwerpunkt in der professionellen Pflege bildet. Diese beinhaltet alle pädagogischen, psychologischen Maßnahmen zur Verbesserung des Gesundheitszustandes, des Kohärenzgefühls (▶ Kap. 2.4) und soll die Patientenkompetenz im Umgang mit einer Krankheit verbessern.

Pflegerische Patienten-Edukation

Definition

Patientenedukation (lat. Educare = erziehen)
Patientenedukation umfasst die Information, Anleitung/Schulung und Beratung des Patienten, um ihm zu einer gesundheitsbewussten Denk- und Handlungsweise zu verhelfen, die Eigenverantwortung zu stärken, Langzeitfolgen zu vermeiden und damit die Lebensqualität trotz Krankheit wieder zu erhöhen. Dabei wird der Patient aktiv in den edukativen Prozess mit einbezogen, seine Compliance (siehe Kap. 5.4) soll verbessert, seine Ressourcen gestärkt werden (vgl. London 2010).

Der Patient soll **Patientenkompetenz** erlangen: die Fähigkeit auf dem Weg durch die Krankheit für sich (wieder) Verantwortung zu übernehmen. Nur wenn der Patient aufgeklärt ist und weiß was mit ihm und seiner Krankheit geschieht, kann er aktiv mitwirken (▶ Kap. 5.5).
Pflegerische Patientenedukation umfasst:

- **Informieren**
  Orientierung, Wissensvermittlung und Aufklärung über die Krankheit durch Flyer, Broschüren, Beratungsstellen, Selbsthilfegruppen, Kontaktadressen
- **Schulung/Anleitung**
  Geplante pädagogische Vermittlung von Wissen (Theorie) und Praxis (Anleitung) z. B. Diabetesschulung, Umgang mit dem Anus praeter, Leben mit Herzinfarkt, Ernährungsumstellung
- **Beratung**
  Dialogisches Gespräch über die Krankheit »Der Patient macht mit, redet mit, denkt mit, teilt mit, was und wie mit ihm und seiner Erkrankung umgegangen werden soll« (Werner 2007)
- **Gesundheitsförderung und Gesundheitsprävention**
  Ressourcen aufzeigen und die Selbständigkeit des Patienten erhalten und fördern, um die Pflegebedürftigkeit zu verzögern oder zu vermeiden

Erziehungsziele sind es, Problemlösungen aufzuzeigen und Unterstützung im Umgang mit der Krankheit bzw. der neuen Lebenssituation aufgrund der Krankheit zu bieten.

Wichtig

Patientenedukation oder Gesundheitserziehung beinhalten gesundheitsförderndes Verhalten zu lehren und das Vermeiden gesundheitsschädigenden Verhaltens zu vermitteln. Z. B. Rauchen, Alkohol, Drogen zu vermeiden. Motivation für eine gesunde Lebensweise be-

> wirken, etwa statt Bewegungsmangel körperliche Aktivitäten aufzuzeigen oder bei Herzinfarkt oder Gallenerkrankungen die fettreiche Ernährung umzustellen.
> Bei vielen Menschen bedeutet das, die eigene Haltung und Einstellung z. B. zum Essen oder Rauchen zu verändern. Eine gesundheitsbewusste Denk- und Handlungsweise zu entwickeln, motiviert sein, alte, gewohnte Lebensweisen aufzugeben.

Beispiele für pflegerische Patientenedukation:

- Pflegeziele bei Patienten mit Anus praeter:
- hygienische Maßnahmen, Handhabung,
- Umstellung der Ernährungs- und Lebensgewohnheiten,
- Gespräche über Scham und Sexualität.

- Pflegeziele bei Patienten mit Diabetes:
  - selbstständige Blutzucker-Bestimmung mit Abschätzen der zu injizierenden Insulineinheiten,
  - praktisches Üben des Injizierens,
  - Hygiene und Entsorgung des Injektionsmaterials lernen.

Die Pflegeziele sind erreicht, wenn der Patient von der Pflegekraft den selbstständigen Umgang mit seiner Krankheit (und den Folgen) gelernt hat.

16.6.2 Erziehungsbedürftigkeit und Erziehungsfähigkeit des Patienten

ssion In Zeiten der Krankheit verfallen Menschen häufig – je nach Art und Schwere einer Erkrankung – auf Kindheitsstufen zurück. Sie **regredieren**, d. h. sie fühlen und verhalten sich (wieder) wie kleine Kinder (▶ Kap. 4). Das Hilflosigkeits- und Abhängigkeitsgefühl während des Krankheitsprozesses ist den meisten Menschen bekannt. Die Erinnerung daran, andere um Hilfe bitten zu müssen, ist unangenehm und mit Schamgefühlen behaftet. Oftmals vermögen die Betroffenen die einfachsten und selbstverständlichsten Dinge nicht mehr ohne die Unterstützung von anderen zu bewerkstelligen (Pflegebedürftigkeit):

Regression

Durch einen gebrochenen Arm behindert, kann man sich nicht selbstständig waschen, kämmen, ankleiden, essen. Durch die Krankheitsfolgen des Apoplexes muss der Patient wieder lernen zu sprechen. Pflegefälle sind oft begleitet von Stuhl- und Harninkontinenz, der Patient benötigt Hilfe bei den Ausscheidungen. Neben der praktischen/theoretischen Hilfe bedarf es außerdem einer Menge **erzieherischer Verstärker**: Patienten werden seelisch bzw. moralisch unterstützt, z. B. ermutigt, getröstet, gelobt, angespornt. Sie werden mit Hilfe des pädagogischen

Beispiele von Hilfsbedürftigkeit/Pflegebedürftigkeit

Könnens der Pflegekräfte motiviert und dadurch in ihrem Heilungsprozess positiv bestärkt.

In allen Bereichen des täglichen Lebens unterstützen, helfen, erziehen Pflegekräfte und vermitteln gegebenenfalls Fachwissen, damit der Patient den Umgang mit seiner Krankheit lernen kann. Informieren, anleiten, beraten und pädagogisch wirksam gesundheitsfördernd und gesundheitspräventiv mit Patienten in der Pflege zu arbeiten, ist auf alle ATL's und ABEDLs anwendbar.

Tab. 16.1: Pflege-Pädagogische Unterstützungen ATL – ABEDL

ATLs – Aktivitäten des tägl. Lebens (nach Juchli 1977)	ABEDLs – Aktivitäten, soziale Beziehungen und existenzielle Erfahrungen des Lebens (nach Krohwinkel 2000)
Sich sicher fühlen und verhalten	Kommunizieren – sich mit und ohne Sprache (Gestik, Schreiben) mitteilen können
Kommunizieren	Sich bewegen können – im und außerhalb des Bettes
Atmen, Puls und Blutdruck	Vitale Funktionen aufrecht erhalten – atmen, Kreislauf u. a.
Essen und trinken	Sich pflegen – Körperpflege
Ausscheiden	Essen und trinken – schlucken können, Essen und Trinken aufnehmen
Sich waschen und kleiden	Ausscheiden – kontinent/inkontinent?
Körpertemperatur regulieren	Sich kleiden – auswählen, sich in richtiger Reihenfolge anziehen
Sich bewegen	Ruhen, schlafen und sich entspannen – Ruhepausen, Tag- und Nachtrhythmus, Schlafstörungen?
Raum und Zeit gestalten – arbeiten und spielen	Sich beschäftigen, lernen und sich entwickeln – Tagesstruktur, Rituale, Abläufe, Hobbys
Kind, Frau, Mann sein	Sich in der Rolle als Frau oder Mann fühlen und verhalten (Geschlechtlichkeit)
Wach sein und schlafen	Für eine sichere Umgebung sorgen – individuelles Sicherheitsbedürfnis, Orientierungshilfen (Kalender, Uhr), Vermeidung von Stolperfallen, Brandgefahr
Sinn finden im Werden – Sein – Vergehen	Soziale Beziehungen und soziale Bereiche – persönliche und pflegerische Beziehung gestalten, Kontakte zu anderen halten
	Mit existenziellen Erfahrungen des Lebens umgehen (Geburt, Krankheit, Sterben, Tod, Verlust) – Vertrauen, Glaube, Hoffnung, Sterben, Tod, Lebensgeschichte

Die Auflistung zeigt, wie wichtig diese Aktivitäten des Lebensalltags für die Selbstständigkeit des Menschen sind. Und sie verdeutlichen, wie hilf- und unterstützungsbedürftig – erziehungsbedürftig – wir durch

Krankheit wieder werden können. In allen Bereichen erfordert dies eine Menge pädagogischer Fähigkeiten, Pflegefachwissen und erzieherisches Geschick vom Pflegepersonal.

Zwei Beispiele zu obigen ABEDLs:

Kommunizieren: Dem sprachbeeinträchtigten Patienten (▶ Kap. 10.6.3) zeigen, wie er sich dennoch oder anders als bisher verbal oder nonverbal verständlich machen kann. Z. B. durch Nicken oder Kopfschütteln, durch Augenzwinkern – einmal heißt Ja, zweimal Nein. Bei sprachlichen Barrieren können Hilfsmaterialien die Kommunikation unterstützen: Schreibtafel, Zeigetafel, Bildkärtchen, Fragebogen, Computer mit Spracherkennungsprogramm.

Inkontinenz: Dem Patienten öfter anbieten und auffordern, auch von sich aus prophylaktisch auf die Toilette zu gehen. Umgang mit Inkontinenzmaterial zeigen. Intimpflege ansprechen. Gespräche über Scham und Ekel führen. Im Umgang mit Patienten stoßen Pflegekräfte immer von neuem auf Widerstand, Aggression, Trotz oder dem Widersetzen von verordneten pflege-therapeutischen Gesundheitsmaßnahmen, wie das Aufstehen bei verordneter Bettruhe oder das Naschen bei Diabetikern. All die typisch kindlichen Trotzreaktionen gegen Verbote spiegeln sich im Verhalten des Patienten genau so wider. Anpassung, Widerstand, Hilflosigkeit, Unselbstständigkeit, Selbstständigkeit und Kooperationsbereitschaft (Compliance) des Patienten erfordern eine Vielfalt pädagogischer Verhaltensmaßnahmen vom Pflegepersonal in seiner Auseinandersetzung mit dem Patienten. Dies alles immer im Hinblick auf das Pflegeziel: die Gesundheit des Patienten und diesen in seinem Genesungsprozess zu fördern und seine Ressourcen zu verbessern, um schließlich insgesamt seine durch die Krankheit entstandene Unmündigkeit zu überwinden und die Pflegebedürftigkeit zu vermindern.

16.6.3 Jeder erzieht jeden

Erziehung stellt einen Prozess aus Führen und Wachsen lassen – aus leitendem Eingreifen und dem Belassen natürlicher Entwicklung – dar. Erziehung geschieht demnach immer durch Interaktion, durch die Beziehung zwischen Menschen, die sich gegenseitig positiv oder negativ beeinflussen.

Im Krankenhaus findet dieser wechselseitige Austausch vor allem zwischen folgenden Personen ununterbrochen und tagtäglich statt – ohne, dass es uns bewusst ist:

- Pflegepersonal/Pflegeschüler – Patient
- Pflegende – Pflegende
- Arzt – Pflegende
- Arzt – Patient
- Patient – Patient
- Patient – Pflegekraft

- Pflegepersonal, Pflegeschüler, Ärzte, Patienten – Angehörige/Besucher
- anderes Krankenhauspersonal (Laborassistenten, Physiotherapeuten, Diätassistenten, Reinigungspersonal)

Patienten erziehen Pflegekraft

Wir erkennen, dass unsere Pflegemaßnahmen und Pflegeziele nicht immer vom Patienten erfüllt oder gewollt werden. Wir müssen akzeptieren, dass der Kranke ein Mitspracherecht und eigenen Willen besitzt im Umgang mit seiner Krankheit sowie den pflegerisch-therapeutischen Maßnahmen. Gesundheitserziehung sollte daher aus Führen/Anleiten ebenso bestehen, wie dem Patienten seine eigene Zeit, Mitbestimmung und Entwicklungsmöglichkeiten im Rahmen seiner Individualität und Ressourcenfähigkeit zuzugestehen.

Dem Patienten pädagogische Chancen geben

Patienten sollten die Chance haben, mit zu entscheiden, zu üben, zu kritisieren, nein zu sagen, Therapievorschläge überdenken oder ablehnen zu können, routinemäßige Untersuchungen verweigern zu dürfen, Fehler zu machen, resignieren zu dürfen u. v. a. Dem Patienten sollte Gelegenheit gegeben werden, einen eigenen Umgang mit dem Krankenhausalltag (feste Besuchs- oder Essenszeiten, Mehrbettzimmer, Mitpatienten), seiner Krankheitssituation (Diagnose, Prognose, Therapie) sowie der Krankheitsbewältigung zu finden. Krankheitsadäquates Verhalten muss erst erlernt werden, bevor es in das Alltagsleben integriert und schließlich vom Kranken selbst akzeptiert werden kann.

Man sollte daher den Patienten in diesem Prozess begleiten und ihn langsam zu einem lebenswerten Leben mit der Krankheit hinführen.

Beispiel: Die Lage des Betroffenen: Versetzen Sie sich einmal in die Situation eines Patienten – nach Herzinfarkt, nach der Diagnosestellung von Krebs oder Aids, von Diabetes, bei Dialyse, nach Hysterektomie, bei Anus praeter, nach Amputation – und versuchen Sie sich vorzustellen, wie sehr diese Situation alle Lebensbereiche beeinflusst und verändert. Stellen Sie sich vor, wie Sie selbst als Patient darauf reagieren würden, vieles neu zu (er)lernen. Wie bereit wären Sie, vom Pflegepersonal Gesundheitserziehung, Gesundheitsprävention oder Krankheitsbewältigungsmaßnahmen anzunehmen, zu lernen, sich zeigen zu lassen?

Definition

Pflegeberatung ist ein neuer Tätigkeitsbereich in oder neben der Pflege, dessen Zielsetzung es ist, Patienten und/oder deren Angehörige umfassend über die Möglichkeiten der Pflege zu informieren. Pflegekassen sind seit dem 1. Januar 2009 nach § 7a SGB XI verpflichtet, Personen, die Leistungen der Pflegeversicherung beantragt haben bzw. erhalten, eine umfassende, individuelle und unabhängige Beratung durch einen Pflegeberater zu erbringen. Die Beratung bezieht sich auf die Auswahl und die Inanspruchnahme von Sozialleistungen, die auf die Unterstützung von Menschen mit Pflege-, Versorgungs- oder Betreuungsbedarf ausgerichtet sind.

16.6 Pädagogik – Erziehen in der Pflege

> **Definition**
>
> **Pflegepädagogik** befasst sich mit der Aus-, Fort-, und Weiterbildung innerhalb der Gesundheits- und Krankenpflege. Sie greift Erkenntnisse der Gesundheitswissenschaft, der Psychologie, der Soziologie und der Didaktik zurück.

17 Professionell Pflegende – Belastungen im Pflegeberuf

17.1 Einführung

 Der Pflegeberuf ist eine Tätigkeit, die einem Menschen und Mitarbeiter viel abverlangt. Qualifiziert Pflegen bringt vielfältige Belastungen mit sich und stellt hohe Anforderungen an einen selbst, ganz gleich, ob man bereits mehrere Jahre in der Pflege arbeitet oder sich noch in der Ausbildung befindet.

17.2 Historische Betrachtung

Wie wurde Pflege früher verstanden?

In Deutschland existierte lange ein auf historisch-traditionellen und humanitär-karitativen Vorstellungen basiertes Ideal der Krankenschwester als einer unermüdlich fürsorglichen, liebevollen »Dienerin« im karitativen oder kirchlichen Bereich, die sich ganz der Pflege kranker, bedürftiger oder sterbender Menschen widmete. Der Beruf wurde fast immer als Berufung verstanden und ebenso mit der ganzen Person und mit Hingabe ausgefüllt. »Schwester« war man rund um die Uhr und die Trennung zwischen Berufs- und Privatleben existierte nicht; daher auch die drei Schichtdienste, da Kranke Tag und Nacht versorgt werden mussten. Viele Frauen waren im Dienste Gottes, eines Klosters oder Hospizes tätig, lebten meist direkt an ihrem Arbeitsplatz (Ordensstift, Krankenhaus, Schwesternwohnheim) und waren immer die »Helferin« und »Untergebene« des studierten Arztes.

Wie wird Pflege heute verstanden?

Tatsächlich sieht auch heute noch die Mehrzahl der Pflegenden eine überdurchschnittlich hohe Sinnhaftigkeit in der Pflegetätigkeit, ebenso verstehen sie Pflege meist nicht nur als Job, sondern als Aufgabe oder sogar Berufung, was eine hohe Lebenszufriedenheit mit sich bringt (vgl. Wiso direkt 2015; FE Stiftung 2011). Diese Sinnhaftigkeit steht im engen Widerspruch zur hohen Arbeitsunzufriedenheit und Arbeitsbelastung der Pflegefachkräfte. Viele fühlen sich bereits nach der Ausbildung von der realen Pflegepraxis enttäuscht und sind ebenso wie berufserfahrene Kollegen frustriert, wie schwer es ist, im normalen Pflegealltag –

sei es im Krankenhaus, der Pflegeeinrichtung oder der Ambulanten Pflege – überhaupt noch gute Pflege leisten zu können. Pflege heute wird immer mehr unter zunehmender Wirtschaftlichkeit gesehen (ausgelastete Bettenbelegung, hohe Fluktuation der Patienten, kurze Liegedauer, Pauschalen für Operationen und Pflegegrad usw.). Die Versorgung des kranken, pflegebedürftigen oder sterbenden Patienten weicht zugunsten eines modernen Dienstleitungswesens. Jede fünfte junge Pflegefachkraft überlegt den Beruf zu wechseln. Pflegefachkräfte über dem 50. Lebensjahr wird es künftig kaum noch geben, da die Berufsbelastungen immer häufiger zu physischen und psychischen Erkrankungen oder ins Burnout führen, sodass der Beruf frühzeitig vor der gesetzlichen Berentung von vielen Pflegekräften gar nicht mehr ausgeübt werden kann.

17.3 Berufsrolle »Pflegefachkraft/Pflegefachfrau/Pflegefachmann«

Neben gesellschaftlichen und traditionellen Vorstellungen von der Berufsrolle der Pflegefachkraft (meint: wie eine Pflegefachkraft zu sein hat s. o.) existieren natürlich auch meine eigenen Vorstellungen und Erwartungen an mich selbst, was meinen Beruf betrifft:

- Wie sehe ich mich als professionell Pflegende? *Selbstreflexion*
- Wie will ich sein als Pflegende?
- Welche Anforderungen stelle ich dabei an mich, z. B. im Hinblick darauf qualifizierte Pflege zu leisten oder im Umgang mit Patienten?
- Welche Anforderungen stellen andere an mich? Will ich diese erfüllen?
- Wie zufrieden bin ich mit der heutigen Pflege?
- Mag ich diesen Beruf (noch)?
- Würde ich lieber nicht mehr in der Pflege arbeiten?
- Wie sehen meine weiteren beruflichen Ziele aus (Fort- und Weiterbildung/Aufstiegsmöglichkeiten)?

17.3.1 Das Helfersyndrom

Durch den Psychologen Wolfgang Schmidbauer (1978) wurde der Begriff der **»Helferpersönlichkeit«** geprägt, mit der ein häufig in psychosozialen und medizinischen Berufen anzutreffender Persönlichkeitstyp gemeint ist. Dieser Mitarbeitertyp ist dadurch gekennzeichnet, dass er den Beruf mit Überengagement und hoher Einsatzbereitschaft ausübt. Häufig nimmt der Beruf mehr Raum ein als das Privatleben und wird auf

Helferpersönlichkeit

diese Weise zum Lebensinhalt. »Helfer« fühlen sich zu ihrer Aufgabe berufen, es ist für sie nicht nur ein Job. Die so genannte Helferpersönlichkeit versucht unbewusst durch die enorme berufliche Leistungsbereitschaft und aus dem Helfen, der Fürsorge und dem Pflegen **Anerkennung** und **Selbstwert** zu erlangen. Die überhöhten Anforderungen an sich selbst, die gesellschaftlichen und karitativen Rollenerwartungen an Pflegende geben bestimmten Persönlichkeitstypen die Möglichkeit, »**gebraucht**« zu werden. Unbewusst wird versucht, durch soziales, helfendes Verhalten Anerkennung zu gewinnen. Auf diese Weise dient **Helfen als Ersatz**. In der asymmetrischen, durch eine von Abhängigkeit geprägte Beziehungskonstellation von Helfendem und Hilfe suchendem (Pflegefachkraft – Patient; Arzt – Patient) kann dies aber nur gut gehen, solange man gebraucht wird und wichtig für den anderen ist. Sobald der Patient gesund und selbstständig ist, wird die Hilfe überflüssig. Menschen mit einem Helfersyndrom fühlen sich dann dementsprechend wertlos. Das Gefühl, nur dann gemocht zu werden, solange ich helfe oder viel gebe, wird hierdurch immer wieder bestätigt.

17.3.2 Die Pflegepersönlichkeit

Bei weitem nicht alle Pflegefachkräfte entsprechen generell dem Helfersyndrom!

Dennoch weisen Pflegende überdurchschnittlich häufig bestimmte Persönlichkeitseigenschaften auf (s. u.). Obwohl der Pflegeberuf heute Fachkräfte- und Personalmangel, mangelhafte Pflegequalität aufgrund hoher Arbeitsbelastung und Zeitdruck sowie Schicht- und Wochenenddienste, unzureichende Entlohnung und geringe soziale Anerkennung beinhaltet, erleben Pflegende sich häufig in einem Spannungsfeld aus Arbeitsbelastung und Arbeitszufriedenheit. Wie kann das sein? Was für Persönlichkeitseigenschaften bewirken das?

> **Die Pflegepersönlichkeit**
>
> - Pflegen ist kein Job, sondern eine Aufgabe oder sogar Berufung
> - Der Pflegeberuf ist ein »Beruf mit Herz« und hohem Engagement
> - Pflegen bedeutet überdurchschnittliche Sinnhaftigkeit in der beruflichen Aufgabe, wodurch eine hohe Lebenszufriedenheit erlangt wird
> - Pflegefachkräfte verfügen über hohe Empathie und Hilfsbereitschaft
> - Pflegefachkräfte besitzen ein hohes Verantwortungsbewusstsein gegenüber den ihnen anvertrauten Menschen
> - Pflegefachkräfte besitzen ein hohes Verantwortungsbewusstsein dafür, gute Pflege zu leisten

- Pflegefachkräfte neigen zu Perfektionismus in ihren Arbeitstätigkeiten und Aufgaben
- Wenn »schlechte Pflege« geleistet wird, suchen Pflegende den Fehler meist bei sich selbst (...ich hätte noch, ich sollte eigentlich...)
- Die Fehlersuche bei sich selbst bewirkt oftmals ein schlechtes Gewissen oder Misserfolgserlebnisse im Pflegealltag. Das wiederkehrende subjektive Versagen bewirkt hohe Frustrationserlebnisse
- Pflegende sind für andere da, aber es mangelt ihnen häufig an genügend Selbstpflege, Selbstschutz und Abgrenzung
- Oftmals nehmen sie Patientenschicksale mit nach Hause und können nicht abschalten; daneben besteht eine geringe Rekonvaleszenzzeit, um Abstand vom Beruf zu bekommen oder sich zwischen den Schichtdiensten genügend erholen zu können; je länger man in der Pflege arbeitet/je belastender die Pflege (Sterbender, Krebserkrankter, Intensivpatienten), desto länger dauert die Regeneration, um sich von der Arbeit zu erholen
- Neben dem Schönen und Sinnhaften in der Pflege am Menschen existieren eine Menge Missstände, die auf Dauer zu Unzufriedenheit, innerer Kündigung, Krankheit und Berufswechsel/Aufgeben des Pflegeberufs führen (Hierarchie, fehlende finanzielle und soziale Anerkennung des Berufstandes) – viele Pflegende halten diese Diskrepanz oft zu lange aus
- Probleme mit Kollegen/Vorgesetzen, die eigene Überlastung, das »Ausgebrannt sein vom Pflegen« wird kaum thematisiert, Hilfe durch Supervision (Reflexion über das berufliche Tun) wird selten in Anspruch genommen.

Nehmen Sie Stellung zu den ausgeführten Punkten!

17.4 Besondere Anforderungen im Pflegeberuf

17.4.1 Pflege – professioneller Umgang mit menschlichen Grenzsituationen

Der Pflegeberuf konfrontiert den Pflegenden im besonderen Maße mit (schweren) Krankheiten, Leiden, Sterben und Tod. Extremsituationen wie Reanimation, massiven Blutungen, Ersticken, die Bilder von verunstalteten Menschen nach Unfällen, Krieg oder Katastrophen, das Erleben von geistigem Verfall, von durch Krankheit veränderte Persönlichkeiten als auch Schmerzen, Verzweiflung, Hoffnungslosigkeit, Abschied und Verlust gehören zum Berufsalltag. Pflegende sind ständig mit

Grenzerfahrungen des menschlichen Daseins konfrontiert. Die Verletzlichkeit und Endlichkeit des menschlichen Lebens zu ertragen gehört zur Professionalität der Pflegenden. Die Schattenseiten des menschlichen Lebens werden gesellschaftlich überwiegend gemieden, verdrängt und in die Hände von Fachleuten gegeben. Was für die meisten Menschen Ausnahmesituationen sind, gehört für Pflegende zur Berufsroutine oder dem Pflegealltag. Der Pflegeberuf erfordert psychische Gesundheit und hohe Belastungsfähigkeit.

17.4.2 Gefühls- und Beziehungsarbeit

Im psycho-sozialen und pflegenden Bereich geht es immer um die Arbeit mit Menschen in schwierigen Lebenssituationen, in denen Hilfebedürftige von Profis (Pflegende, Ärzte, Psychotherapeuten u. a.) Hilfe erwarten. Die Erwartungshaltung von Patienten hinsichtlich Fürsorge, Trost, Zuwendung und Zuhören, Unterstützen, Schützen und Pflegen macht diese Tätigkeitsfelder und deren Mitarbeiter in ihrer Arbeit zu »Gefühls- und Beziehungsarbeitern«.

Die emotionale Komponente dieser Berufe steht deutlich im Vordergrund. Die Mitarbeiter helfender Berufe müssen bereit sein, in einem hohen Maß emotional-vertrauenswürdige Kontakte und Beziehungen zu Menschen aufzubauen, für andere Menschen da zu sein und nicht allein durch spezifisches Fachwissen professionell zu helfen. Nur durch Verständnis auf der Grundlage einer helfenden, unterstützenden Beziehung und indem Raum für Gefühle (Ängste, Scham, Tränen, Verzweiflung, Aggressionen) gegeben wird, entsteht die Bereitschaft und Möglichkeit, mit diesem Klientel zu arbeiten.

> **Wichtig**
>
> Oft ist es dann nicht leicht, sich einerseits empathisch zu verhalten und sich andererseits professionell abzugrenzen. Anteilnahme und Mitgefühl sind zutiefst menschliche Eigenschaften. Dennoch darf das Sharing gegenüber Patienten oder Angehörigen nicht so groß sein, dass es mich persönlich nicht loslässt und ich damit verschmelze. Auf gesunde Abgrenzung, ohne abweisend zu wirken, sollte man immer achten. Empathie und Freundlichkeit sind bei niemandem unbegrenzt vorhanden!

Spezielle Anforderungen an den Pflegeberuf und an Pflegende sind: Anforderungen

1. **Gefühls- und Beziehungsarbeit – die Arbeit mit und am kranken Menschen**
   - Emotionale Komponente/hohe Empathiefähigkeit, ungewohnt enge menschliche Beziehung durch die Krankheit (Trost, Fürsorge, Unterstützung, Zugewandtheit u. a.)
   - Kommunikation – Pflegende sind immer als Ansprechpartner und Kontaktperson präsent (Patienten, Ärzte, Angehörige)
   - Pflegende sind hohen Erwartungshaltungen ausgesetzt von Patienten, Angehörigen, Ärzten, Kollegen, der Leitung – und nicht zuletzt von sich selbst, eine gute bzw. kompetente Pflegefachkraft zu sein

2. **Spezielle Arbeitsbelastungen**
   - Physische Belastungen – Pflege bedeutet oft körperlich schwere Arbeit (Mobilisation, Lagern, Halten, Heben, Tragen, Laufen)
   - Psychische Belastungen – (schwere) Krankheitsbilder sehen und aushalten (Unfall, Verunstaltung, Entartung, Missbildung)
   - Umgang mit Extremsituationen des menschlichen Lebens (Leben, Sterben, Geburt, Tod, Leiden)
   - Patientenkontakt (körperlich und psychisch nah, eng, vertraut, persönlich)
   - Dauernde Anprechbarkeit und Präsenz, wenig Pausen
   - Schicht-, Wochenend-, Feiertags- und Nachtdienste, hohe Überstundenanzahl
   - Zeitdruck, Arbeitsmenge, wenig Personal hohe Arbeitsbelastung
   - Hohe Fluktuation von Kollegen und Patienten

3. **Arbeitsbelastungen aufgrund der Strukturen im Krankenhaus, der Pflegeeinrichtung oder Ambulanter Pflege**
   - Personalmangel/Personalschlüssel/Fachkräftemangel/Hilfspersonal durch Sparmaßnahmen, nicht (wieder) besetzte oder gestrichene Stellen, zeitlich befristete Verträge bzw. dass nicht ausreichend Fachpersonal für den zu leistenden Arbeitsumfang/die Anzahl der Patienten/die Größe der Station oder Wohneinheit entsprechend eingeplant sind
   - Überlastung mit Arbeit der einzelnen Pflegefachkraft
   - Hoher Krankenstand bzw. die Arbeitsbelastung der verbleibenden Kollegen steigt oder Kollegen, die frei haben, müssen einspringen (»man lässt die Kollegen nicht im Stich«)
   - Hierarchie, schlechte Personalführung, Konflikte im Pflegeteam oder mit der Pflegeleitung, unzureichende Gehälter, Schichtdienste, geteilte Dienste, Nacht- und Wochenendarbeit

17.5 Risiko- und Belastungsfaktoren – die Krankmacher in der Pflege

Die dargestellten Anforderungen an den Pflegeberuf – die Gefühls- und Beziehungsarbeit, die speziellen körperlichen und seelische Belastungen, die Arbeitsbelastungen durch die Strukturen der Institution sowie Eigenschaften der »Pflegepersönlichkeit« – stellen allesamt Risikofaktoren dar, um an helfenden Berufen zu erkranken. Pflegen birgt viele Frustrations- und Misserfolgserlebnisse in sich.

Innere Kündigung

Irgendwann frustriert und ausgebrannt zu sein, ist nur verständlich. Auch zur »inneren Kündigung« kann es kommen, das heißt, wenn ich »meinen Dienst mache«, weil es mein Beruf ist und ich Geld verdienen muss, ich aber keine Freude mehr dabei empfinde. Dann habe ich zwar nicht offiziell gekündigt, aber eben innerlich. Bestätigung und Befriedigung wird zunehmend in anderen Bereichen – Hobbys, Vereine, Sport – gesucht.

> **Wichtig**
>
> Als Pflegefachkraft ist es hilfreich, die eigene Belastung und Überlastung frühzeitig an sich selbst wahrzunehmen. Nur so hat man die Möglichkeit, sich damit auseinander zu setzen oder präventiv davor zu schützen. Denn: Je massiver berufliche Belastungen sind, desto mehr sinkt die Lust an der Arbeit und die Motivation gute Pflege zu leisten oder leisten zu können.

18 Burnout – Mobbing – Stress

18.1 Das Burnout-Syndrom

> **Definition**
>
> Burnout – ausgebrannt sein – wird als ein Gefühl des Versagens, der anhaltenden Überforderung, des »Ausgepumpt seins« nach überhöhten beruflichen Anforderungen bezeichnet, die andauernd an die eigenen psychischen und physischen Energie- und Kraftreserven gestellt worden sind.

Geprägt wurde der aus den USA stammende Begriff (1970er Jahre; Maslach/Pines) in Deutschland in den 1980er Jahren, da man dieses Phänomen vermehrt in psychosozialen und medizinisch-pflegerischen Berufen entdeckte. Immer häufiger erkrankten Mitarbeiter dieser Berufskategorie und wiesen neben dem totalen psychophysischen Erschöpfungsgefühl eine erstaunlich ähnliche Krankheitssymptomatik auf: Schlafstörungen, Verspannungen, Depressivität, Nervosität, starke Gereiztheit (bis Zynismus) sowie eine psychosomatische Erkrankungshäufigkeit (Kopfschmerzen, Magenschmerzen).

18.1.1 Burnout-Phasen

Man konnte feststellen, dass Burnout ein schleichender Entwicklungsprozess mit phasenhaften Verlauf aufwies (Maslach 2001; Kulbe 2010; Burisch 2014).
  Es wurden verschiedene Testfragen entworfen, aus denen man erkennen konnte, in welcher Phase sich Betroffene befinden. Die Aussagen sollten Einschätzungen über arbeitsbezogene Gedanken und Gefühle vermitteln (vgl. Maslach Burnout Inventary; Überdrussskala Pines u. a.).

Tab. 18.1: Die Burnout-Phasen

Phasen		Symptome
I.	Anfangsphase Berufsbeginn Erste Berufsjahre	Idealismus, Überengagement, beruflich hohe Einsatzbereitschaft und hohe Anforderungen an sich selbst, Identifikation mit den Patientenschicksalen und der Berufsrolle »der idealen Pflegefachkraft«
II.	»Die Pflegerealität holt einen ein« – Desillusionierung statt Engagement Stillstand	Emotionale Enttäuschungen, Frust und Misserfolgserlebnisse im Pflegealltag durch die Berufsrolle, mit Patienten, Kollegen, Ohnmachtsgefühle, Hilflosigkeit, erster Ärger über die zentrale Stellung des Berufs im Leben: Bin ich nicht mehr als eine Pflegefachkraft? Was ist mit meinem Privatleben, meiner Freizeit? Innere Kündigung bewirkt Dienst nach Vorschrift Chronische Müdigkeit, Erschöpfungsgefühl, Unlust, Gleichgültigkeit, Fehler treten auf, Unachtsamkeit
III.	Empfindungsloses Stadium Frustration	Jetzt machen sich die Gefühle des »Ausgebrannt seins« deutlich bemerkbar: chronische Müdigkeit schon morgens, Unlust, Aggressionen, Schlafstörungen, Alpträume vom Berufsalltag, Rücken-, Kopf-, Nacken- und Magendarmbeschwerden »Berufliche Deformation« (Fengler 2012) – hier kommen alle Schäden und Enttäuschungen (Verschleißerscheinungen) der Berufstätigkeit in einem hoch. Plötzliche Ablehnung und Hass auf den Beruf. Häufiges Krankschreiben, Ausweiten der Pausen, Abstumpfen
IV.	Frustration Rückzug Verzweiflung Ohnmacht	Totale Desillusionierung des Berufs gegenüber der anfänglichen Euphorie Nörgeln, Zynismus, Abneigung/Ungeduld gegenüber Patienten und Kollegen Versuche, berufliche Anforderungen durch Missbrauch von Tabletten, Alkohol, Rauchen auszugleichen. Ohnmacht, Verzweiflung, Depression und suizidale Gedanken

Wo befinden Sie sich emotional in Ihrem Beruf? Folgende Fragen dienen als Selbsttest/Selbstreflexion.

	nie	selten	manchmal	täglich
Ich fühle mich von meiner Arbeit ausgelaugt und frustriert.	❏	❏	❏	❏
Am Ende des Arbeitstages fühle ich mich erledigt.	❏	❏	❏	❏
Von den Problemen meiner Patienten fühle ich mich persönlich berührt.	❏	❏	❏	❏
Ich habe Spaß an meiner Arbeit.	❏	❏	❏	❏
Ich habe das Gefühl hart zu arbeiten.	❏	❏	❏	❏
Der Kontakt zu Patienten fällt mir schwer.	❏	❏	❏	❏
Ich fühle mich abgestumpfter. Manche Patienten behandle ich, als wären sie Objekte.	❏	❏	❏	❏

Abb. 18.1: Selbsteinschätzung zum Burnout

18.1.2 Wege aus dem Burnout – Schutz entwickeln

In diesem Abschnitt geht es um die Burnout-Prophylaxe, also dem Ziel, dem Ausbrennen vorzubeugen, sowie um Hilfen und Lösungswege, wenn man bereits ausgebrannt ist (vgl. Kulbe 2010).

Es gibt immer mehrere Bedingungen und ein Geflecht von inneren und äußeren Ursachen, die zum Ausbrennen führen können. Jeder Betroffene hat dazu seine eigene berufliche Geschichte aus Erfolgen und Misserfolgen, aus Kränkungen und beruflich negativen Erfahrungen erlebt. Wenn bereits ein Burnout diagnostiziert wurde, dann muss die Heilung/Behandlung ganzheitlich sein und Körper, Seele und Geist umfassen. Denn oft liegen **alte Überzeugungsmuster** (»Ich will eine perfekte Pflegekraft sein«/»Ich bleibe immer professionell, auch wenn ich erschrocken bin, wie entarteter Krebs aussieht, wenn mich Patientenschicksale tief bewegen, wenn ich das Sterben auf Station manchmal nicht mehr ertragen kann…«), **überhöhte Anforderungen** an sich selbst (»Ich kann auch drei Wochenenddienste hintereinander arbeiten.«/»Wegen einer Erkältung lasst man sich doch nicht gleich krankschreiben.«) und eine **gestörte Work-Life-Balance** vor, sodass der Beruf oft mehr wiegt, als das Privatleben oder die Freizeit.

18.1.3 Was kann ich selbst tun, damit es mir mit meiner Arbeit besser geht?

- Selbstsorge – entwickeln und anwenden
- Selbstreflexion – sich auseinandersetzen
- Ressourcen – entdecken und für sich nutzen

Selbstsorge

Selbst Sorge für sich zu tragen bedeutet, nicht andere zu pflegen sondern sich selbst!

Schon in der Bibel steht die Weisheit »Ich soll meinen Nächsten lieben, **wie mich selbst!**« Nur dass Menschen mit hoher sozialer Kompetenz und Empathiefähigkeit diesen Nachsatz oft vergessen. Denn wer sich nicht selbst pflegt, kann auch andere nicht (mehr) pflegen.

Im vorangegangenen Kapitel wurden die hohen Anforderungen und Belastungen an den Pflegeberuf ausführlich dargestellt.

- Was können Pflegende dem gegenüberstellen?
- Wie kann man Ausgleich schaffen und Schutz entwickeln, um lange in der Pflege zu arbeiten?
- Was kann ich mir Gutes tun im Ausgleich zur Arbeit?
- Wie kann ich (wieder) Freude in mein Leben bringen? Womit kann ich mich belohnen?
- Was tut mir gut, wie und wo kann ich entspannen oder Kraft tanken?
- Wozu hätte ich Lust? (Freunde wieder treffen, Kaffeetrinken gehen, verreisen, Wellness)
- Was habe ich lange nicht mehr gemacht (wegen der Arbeit)?

Selbstreflexion

Setzten Sie sich ehrlich mit sich und Ihrem Pflegeberuf auseinander.

Lassen Sie einmal alle Gedanken und Gefühle zu, die Sie bisher verdrängt haben:

- Was geht Ihnen im Pflegealltag auf die Nerven?
- Wer geht Ihnen auf die Nerven, warum?
- Was ekelt Sie an?
- Wo würden Sie gerne mal unprofessionell sein?
- Welche Patienten oder Kollegen finden Sie schwierig, warum?
- Wie sehen Sie sich selbst als Pflegefachkraft/Pflegefachmann? Sind es überhöhte Anforderungen? Was wäre dagegen realistisch?
- Was kann ich bei diesen Fragen über mich erfahren? Was kann ich ändern an meiner Einstellung?

- Beim Burnout geht es darum, seine Werte und Einstellungen selbst zu überprüfen und zu verändern. Ein Beispiel:
- Altes Denken/Verhalten: Nach dem Spätdienst bleibe ich oft länger, um noch mit Kollegen oder Patienten zu sprechen. Auch wenn ich eigentlich Feierabend habe und müde bin, will ich ein offenes Ohr für sie haben.
- Neue Strategie: Ich übe pünktlich(er) Feierabend zu machen. Oder nehme mir etwas vor, damit ich los muss. Ich übe, mich abzugrenzen. Ich bin bereit, anderen zuzuhören, aber nicht, wenn ich selbst müde bin und eigentlich Dienstschluss habe.

Ressourcen

- Was gibt mir Kraft? Worauf kann ich zurückgreifen?
- Wer gibt mir Kraft?
- Wo finde ich Unterstützung für mich?
- Was entspannt mich?
- Schlafe ich genug?
- Was schenkt mir Freude?
- Was gibt es in mir oder meinem Leben, das mir wieder Kraft gibt?) Glaube, Schlafen, Natur, nichts tun, Musik, Lesen, Sport, Filme, Hobbys)
- Habe ich ein soziales Netzwerk, das mich unterstützt? (Freunde, Partner, Familie, Vereine, Nachbarn)
- Woran habe ich Freude? Wie kann ich mir selbst Freude bereiten? Mich selbst belohnen, loben und wieder wertschätzen?

18.2 Extremfall: Mobbing

> **Definition**
>
> Eine immer häufiger auftretende Form zwischenmenschlicher Konflikte im Beruf ist Mobbing, der systematische Psychoterror am Arbeitsplatz. Das Wort stammt aus dem englischen »to mob« – jemanden attackieren, anpöbeln.

Bezeichnet werden damit verletzende Verhaltensweisen von subtiler Art bis zu systematischem Psychoterror am Arbeitsplatz, der darauf abzielt, einen bestimmten Kollegen »fertig zu machen«. Die Feindseligkeiten spielen sich unterschwellig im Bereich zwischen erlaubten und verbotenen Handlungen ab, die oftmals schwer nachzuweisen sind.

Strategien	Mobbingopfer werden von Kollegen oder dem Team über einen längeren Zeitraum

- kritisiert oder angegriffen auf beruflicher und privater Ebene
- heimlich beobachtet und verunsichert, bis sie schließlich Fehler begehen
- als Sündenbock benutzt (zu Überstunden gezwungen, zu unliebsamen oder kränkenden Arbeiten eingeteilt sowie bei der Aufgabenverteilung/Arbeitseinteilung einfach »übersehen«)
- durch kränkendes und destruktives kommunikatives Verhalten psychisch terrorisiert (abwertende Blicke und Gesten, Kontaktvermeidung, wie Luft behandelt werden, es wird gar nicht mehr mit dem Mobbingopfer gesprochen oder man lässt sich von ihm nicht mehr ansprechen)
- absichtsvoll generell nicht beachtet, ausgeschlossen, übersehen, übergangen, nicht informiert, auflaufen gelassen.

Solche aktiven Mobbingaktionen, unterstützt durch passive Kollegen, die nichts zum Schutz des Opfers unternehmen, können gezielt und systematisch durchgeführt zu schweren psychischen oder psychosomatischen Beschwerden führen. Insbesondere die subtile Art und die Dauer (Wochen, Monate, Jahre) dieser unmenschlichen, ausgrenzenden Handlungen treiben Kollegen im besten Fall bis zur Kündigung, im schlimmsten zum Selbstmord.

18.2.1 Der Mobbingprozess

Der typische Mobbingprozess wird in vier Phasen aufgegliedert:

1. Anfangsphase: Ein Konflikt bricht aus
2. Der Psychoterror beginnt
3. Das Mobbingopfer wird offiziell
4. Endphase: Ausgrenzung

Anfangsphase	Am Anfang des Mobbings steht ein Konflikt in Form einer Meinungsverschiedenheit, eines Streits – meist ein an sich harmloser Vorfall zwischen Kollegen, der im Arbeitsalltag häufig auftritt. Bei Mobbing wurde dieser Konflikt jedoch nicht geklärt, zu lange verschoben und gärt unbewusst weiter.
Beginn des Psychoterrors	In der zweiten Phase wird ein Mitarbeiter zum Sündenbock auserkoren. Erste Angriffe wie Beleidigungen, Sticheleien finden statt. Langsam werden Mobbinghandlungen systematisch und gezielt angewandt. Das Mobbingopfer wird nervös, unsicher und spürt, »dass etwas Ungutes im Gange ist«.
Offiziell werden des Mobbingopfers	Der Gemobbte nimmt sich jetzt als Opfer seiner Kollegen wahr. Seine seelische und körperliche Verfassung ist angegriffen. Sein Selbstver-

trauen wandelt sich in Selbstunsicherheit; Angst vor der Arbeit und den Angriffen der Kollegen entsteht. Durch Fehlzeiten, Krankschreiben oder Urlaub versucht das Opfer den Qualen auf der Arbeit zu entgehen.

Das Bewältigungsvermögen nimmt ab. Die Mobber machen deutlich, dass der betreffende Kollege »nervt«, dass er anstrengend ist und die Zusammenarbeit lästig wird. Schließlich wird der Fall offiziell, Team- und Pflegedienstleitung werden aufmerksam. Leider tun sie dies meist nicht zum Schutz des Opfers, sondern zu seinem weiteren Leid. Die Mobber berichten »vertraulich« hinter dem Rücken des Gemobbten von Fehlern und schlechter Mitarbeit und solidarisieren sich mit den Leitungspersonen, so dass Absprachen ohne die Sichtweise des Opfers getroffen werden und hierdurch die gemobbte Person doppelt zum Sündenbock wird.

Unfaire Gespräche, Verhaltensmaßregeln und mögliche Androhungen von Versetzung oder Kündigung treiben das Opfer immer mehr in die Unglaubwürdigkeit. Kommt niemand dem Gemobbten zur Hilfe – weder Kollegen, noch Personalrat – treten neben massiven Existenz- und Versagensängsten (Kündigung, Arbeitslosigkeit) anhaltende psychische und körperliche Beschwerden sowie lange Krankheitsausfälle auf. Das Opfer traut sich nicht mehr zur Arbeit, begeht Fehler, ist unsicher und unkonzentriert als Folge von Dauerstress und massivem Psychoterror durch Kollegen.

Das Opfer wird von Kollegen überhaupt nicht mehr akzeptiert, eher gequält belächelt. Durch das »Offiziell machen« des schwierigen Mitarbeiters und dem daraus resultierenden Stigma des Mobbingopfers gibt es kein Entrinnen mehr: Geht der Betreffende nicht freiwillig, so wird er gegangen.

Endphase

Man will den lästigen Kollegen endlich loswerden und sucht gezielt nach Möglichkeiten ihn auszugrenzen. Die Mobbinghandlungen werden massiv: Keiner arbeitet mehr mit dem Gemobbten zusammen, unwürdige und sinnlose Tätigkeiten werden ihm zugeteilt, er wird (straf)versetzt. Die Kündigung wird ihm nahe gelegt. Es werden zahlreiche Versuche unternommen, ihn zum Gehen zu bewegen.

In dieser Phase ist die Ausgrenzung perfekt, denn all die Gerüchte, Beobachtungen oder Behauptungen, die im Laufe der Zeit entstanden (besser: erfunden wurden!), werden nun zur selbsterfüllenden Prophezeiung: Die betroffene Person zeigt jetzt tatsächlich jene Fehler und Unzulänglichkeiten, die ihr in der vergangenen Zeit vorgeworfen wurden, da sie so verunsichert ist.

Im Spätstadium des Mobbingprozesses finden sich häufig Alkohol- oder Tablettenmissbrauch und eine erhöhte Selbstmordgefahr. Die Endfolgen sind:

- physische und psychische Erkrankungen
- Selbstmordgedanken, Selbstmordversuche, Selbstmord als Lösungsweg
- Einlieferung in die Psychiatrie

- Versetzung, Kündigung
- Abfindung oder Frührente – und damit auf jeden Fall: Vorübergehend oder für immer der Ausschluss aus dem Arbeitsleben.

18.2.2 Ursachen von Mobbing

Als Ursachen für Mobbing gelten:

- Konkurrenzdenken
- Angst vor dem Verlust des (eigenen) Arbeitsplatzes
- Berufliche Ängste, Versagensängste, Kompetenzmangel
- Zunehmender Leistungsdruck, verbunden mit beruflichen Anforderungen; Überforderung
- Neidgefühle, Unterlegenheitsgefühle gegenüber Kollegen
- Profilierungssucht; persönliche Egoismen und Machtspiele
- Unterforderung, berufliche Unzufriedenheit
- Mangelnde Konfliktfähigkeit des Teams
- Ungenügende Teamentwicklung (kein »Wir-Gefühl« des Arbeitsteams)
- Schlechte Führung des Arbeitsteams
- Überforderung der Leitungsperson

> **Wichtig**
>
> Mobbing kann jeden von uns treffen!

Mobbing kann nur deshalb entstehen, weil alle Kollegen es zulassen bzw. wegsehen, weil niemand sich darum kümmert, dass einem Kollegen übel mitgespielt wird.

Keiner unternimmt etwas gegen das Mobbing oder bietet Unterstützung an. Vor diesem Hintergrund erhalten die Mobber genügend Macht, dem Opfer Angst zu machen. Sie betreiben gezielt über einen langen Zeitraum systematisch Psychoterror, um einen Kollegen zu zermürben. So geschieht Mobbing durch **aktive Mobbingtäter**, die handeln, und durch **passive Mitwisser**, die nicht handeln und so zu Mittätern werden.

In der ersten und nur zum Teil in der zweiten Mobbingphase kann sich das Mobbingopfer noch Hilfe suchen und versuchen, dem systematischen Psychoterror der Kollegen zu entkommen. Später ist ein Entkommen aus den subtilen Mobbingangriffen nicht mehr möglich. Eine Chance besteht darin, so früh wie möglich Konflikte mit der/den betreffenden Person(en) direkt anzusprechen und zu klären. Gelingt dies nicht, sollte man sich Vertrauenspersonen zur Hilfe zu holen, z. B. rechtzeitig Gespräche mit fairen Kollegen oder der Pflegeleitung führen, sich Unterstützung beim Betriebsrat/Personalrat oder der Pflegeleitung holen.

18.3 Stress und Stressbewältigung

Im Zusammenhang mit beruflichen Anforderungen fühlen Mitarbeiter sich zunehmend überfordert oder überlastet. Burnout (▶ Kap. 18.1) und Mobbing (▶ Kap. 18.2) sind eng mit Stress verbunden. Die heutigen Ansprüche an Arbeitnehmer, befristete Verträge, die Angst vor dem Verlust des Arbeitsplatzes, Konflikte im Team sowie die hohen Belastungen des Pflegeberufs (▶ Kap. 15.5) können auf Dauer zu Berufsstress werden.

In unserer Leistungsgesellschaft (Schulstress bis Rentnerstress) und Alltagssprache ist Stress ein gängiger Begriff: Freizeitstress, Beziehungsstress, Stress mit Eltern oder auf der Arbeit. Doch was verbirgt sich dahinter?

18.3.1 Was ist Stress?

In der Entwicklungsgeschichte des Menschen war Stress ursprünglich ein positives, nützliches Überlebensprogramm: Auf Bedrohungen aus der damaligen Umwelt, z. B. Angriffe von wilden Tieren oder Gewitter, wird eine **Alarmreaktion** im Körper ausgelöst. Der menschliche Organismus war nun auf drei lebenswichtige Verhaltensweisen fokussiert:

Ursprüngliche Funktion: Überleben

- **Flucht**,
- **Angriff** oder
- **Totstellen**.

Überlebenstechniken Flucht, Angriff, Totstellen

Sekundenschnell wird eine Entscheidung getroffen und danach gehandelt: Entweder »um sein Leben laufen« (Flucht), ums Überleben kämpfen (Angriff) oder sich Totstellen (wie Käfer oder Igel, damit der Angreifer von einem ablässt).
Physiologischer Stress läuft in zwei Phasen ab:

Stressreaktionen

- Aktivierungsphase
- Erholungsphase

Es ist egal, welche Reaktion erfolgt, sie ist nur mit körperlicher Höchstleistung zu schaffen: Durch die Sinnesorgane wird ein bedrohlicher Reiz wahrgenommen. Angst und Anspannung werden ausgelöst Der Körper reagiert sekundenschnell, indem er den Organismus in Alarmbereitschaft versetzt.
Alles, was **zum Überleben hilft**, wird **mobilisiert** und **verbraucht**:

Aktivierungsphase

- Die Durchblutung wird gefördert, insbesondere in der Muskulatur
- Der Blutdruck wird gesteigert.

- Herzschlag und Atmung werden beschleunigt (wir beginnen zu schwitzen).
- Blutzucker und Fettreserven als Energielieferanten werden hormonell ebenso aktiviert.
- Präventive Produktion von Thrombozyten (Blutgerinnung) und Leukozyten (Infektionsabwehr) für Verletzungen und Wunden, die durch Kampf oder Flucht entstehen könnten, wird ausgelöst.

Alles, was unnötige Energie verbrauchen würde, wird auf ein Minimalversorgungsprogramm gesetzt. Hierzu gehören die verminderte Verdauungs- und Sexualfunktion sowie typische Denkblockaden (es muss nicht gedacht, sondern schnellstmöglich gehandelt werden). Erst wenn die Gefahr vorüber ist, werden wir uns bewusst, was geschehen ist und erschrecken uns oftmals über unser kühnes Handeln (Schockreaktion, die auch zu Erstarrung oder Handlungsunfähigkeit führen kann).

Nach der körperlichen Höchstleistung erfolgt eine Erschöpfungsphase. Erholung und Ruhe sind notwendig. Der Körper hat Zeit, seine Energiereserven wieder zu stabilisieren

18.3.2 Wann entsteht Stress?

Unnatürliche/ ungesunde Erschöpfungsphase

Hält die Stressreaktion jedoch **dauerhaft** an, verbleibt der Körper stets im Alarmzustand und läuft weiterhin auf Hochtouren. Der Körper gelangt in die unnatürliche Erschöpfungsphase. Eine normale Anpassungsleistung gelingt nicht mehr. Ohne sich genügend erholt zu haben, wird auf Dauerstress umgeschaltet. Stressbedingte körperliche und seelische Gesundheitsstörungen entwickeln sich. Die Energievorräte des Körpers erschöpfen sich allmählich und können im Extremfall zum Tod führen (Herzinfarkt).

Das ursprünglich existenziell notwendige Überlebensprogramm läuft heute noch genauso ab, nur die Bedrohungen haben sich verändert aus dem »Steinzeitstress« ist Berufs- oder Alltagsstress geworden.

18.3.3 Stresskrankheiten

Stresskrankheiten

Da wir heute nicht mehr flüchten oder kämpfen, sondern Stress auszuhalten lernen, entsteht durch gesellschaftliche Anpassungszwänge und Verhaltensnormen körperlicher und seelischer Druck. Da dieser kaum ein Ventil findet und täglich erneut auf uns einwirkt (**Alltagsstress**), entwickelt sich eine Art Dauerstress, der zu psychophysischer Überforderung und Erschöpfung führen muss – und damit zu den so genannten Stresskrankheiten, wie

- Herzerkrankungen, Herzkreislauferkrankungen, Angina pectoris und Herzinfarkt

- Bluthochdruck, Schlaganfälle
- Psychosomatische Erkrankungen; Gastritis, Reizdarm, Magengeschwür
- Kopfschmerzen (Spannungskopfschmerz und Migräne)
- Überempfindlichkeit bei Lärm, Nervosität, Unruhe, Schlafstörungen
- Verspannungen im Nacken- und Schulterbereich, Rückenschmerzen
- Psychisches und nervös bedingtes, allergisches Asthma, Asthmaanfälle
- Hauterkrankungen, Neurodermitis, Allergien, Ausschlag, Juckreiz.

Die **Definition** von Stress im Bereich der Psychologie und Medizin geht auf den Stressforscher Hans Selye (1950) zurück:

Definition

»Die Belastungen, Anstrengungen und Ärgernisse, denen ein Lebewesen täglich durch viele Umwelteinflüsse (durch Kollegen, durch Ereignisse auf der Arbeit, durch negative Gedanken u. v. a.) ausgesetzt ist (…) können einen aus dem persönlichen Gleichgewicht bringen und seelisch und körperlich unter Druck setzen. Stress ist ein psycho-physischer Hochspannungszustand, der auf Dauer zu gesundheitlichen Schäden führt.«

Wichtig

Nicht Stress macht krank, sondern dauernder Stress und mangelnde Erholungszeiten.

18.3.4 Zwischen Eustress und Distress – die richtige Stressdosis

Ausschlaggebend ist die **Stressdosis**. Denn ein gewisses Maß an Stress hat eine durchaus positive, motivations- und leistungssteigernde Wirkung beim Menschen. Stress kann zu Leistung anspornen im Sport, im Beruf, bei Prüfungen. Jede Herausforderung ist nur mit einem gewissen Maß an Stressenergie möglich, entscheidend ist die anschließende Erholungs- und Regenerationsphase.

Definition

Man unterscheidet deshalb auch zwischen dem durchaus gesundem Eustress und krank machenden Distress.

- **Eustress** ist ein normaler, auf Menschen positiv anregend wirkender Stress, wie wir ihn durch das Lösen und Bewältigen von schwierigen Aufgaben aller Art kennen, die uns Erfolgserlebnisse vermitteln, stimulierend und leistungsmotivierend wirken. Eustress findet sich auch in positiver Aufregung, Erwartung oder Hoffnung sowie vor unbekannten oder neuen Situationen und Herausforderungen.
- **Distress** bezeichnet einen ungesunden, negativ wirkenden Dauerstress **ohne Erholungsphasen**. Neben beruflichem und privatem Stress führen die enormen unterschwelligen Stressoren wie Reizüberflutung, Informationsfülle, Lärm, Hektik, Straßenverkehr zu einer Daueranspannung, so dass stressfreie Zeiten oder Stressabbau immer seltener möglich werden.

18.3.5 Stressoren – die Auslöser für Stress

Definition

Die Ursache von Stress liegt in Stress auslösenden Faktoren, den so genannten Stressoren. Als Stressoren werden alle positiven wie negativen, beruflichen wie privaten Anforderungen bezeichnet, die vom Menschen als unangenehm oder belastend erlebt werden.

Anders ausgedrückt ist Stress die Antwort oder Folge, mit belastenden Situationen und Einflüssen aus unserer Umwelt (Stressoren) nicht mehr erfolgreich umgehen zu können.

Bestimmungsgrößen der Stresswirkung

Stress ist abhängig von

- der Stressdosis, also der Vielfalt der Stressoren (gleichzeitiges Vorhandensein mehrerer Stressauslöser; z. B. unter Zeitdruck bei Hitze Auto fahren und in einen Verkehrsstau geraten)
- der Intensität und der Einwirkungsdauer eines Stressors
- der individuellen Bewertung, was als stressig empfunden wird

Häufige Stressoren

- Schule/Ausbildung/Studium/Beruf
- Anforderungen an mich selbst
- Überforderung oder Unterforderung
- Zu viel Arbeit
- Dauernde Unterbrechungen
- Konkurrenz
- Mangelnde Anerkennung/Kritik

- (zu viel) Verantwortung
- Neue Aufgabe(n)
- Kündigung
- Keine Pausen/Schlafdefizite
- Ehrgeiz/Perfektionismus
- Reizüberflutung
- Dauernde Erreichbarkeit
- Schlechte Nachrichten
- Misserfolgserlebnisse
- Negative Gedanken(kreise)
- Heirat/Ehe/Beziehungsprobleme
- Trennung/Scheidung/Abschiede
- Geburt/Tod
- Umzug/neues Zuhause
- Pensionierung
- Finanzielle Sorgen
- Lärm/Hitze/Kälte/Straßenverkehr
- Glück/Erfolg/Reisen
- Krankheit

Das individuelle Stressempfinden

Die individuelle Stressempfindung ist abhängig von erlernten Bewältigungsstrategien, Erfahrungswerten, der psychischen Stabilität, der körperlichen Verfassung, dem Alter, der allgemeinen Belastungsfähigkeit und Veranlagung eines Menschen.

Beispiele: Eustress und Distress:

Pflegeschülerin Maren tritt morgen ihren Dienst auf einer neuen Station an. Sie ist positiv gestresst; aufgeregt über das Neue. Sie empfindet die Pflegepraxis auf einer Intensivstation als Herausforderung und freut sich auf die berufliche Weiterentwicklung.

Pflegeschüler Michael steht der neue Schülereinsatz im OP bevor. Er ist ängstlich und hat seit einigen Tagen Schweißausbrüche und Durchfall. Er findet die Pflegeausbildung mit den diversen Einsätzen in den verschiedenen Fachbereichen stressig.

Für das individuelle Stressempfinden sind folgende Fragestellungen von Bedeutung:

Selbstüberprüfung

- Kann ich die Situation steuern, suche ich die Stress auslösende Situation freiwillig auf? Kostet sie mich Mut (positiven Stress) und sind Erfolge oder Lösungen kontrollierbar?
- Oder fühle ich mich fremdbestimmt, überfordert mit der Situation? Üben die inneren oder äußeren Anforderungen Druck auf mich aus, so dass ich mich hilflos und ausgeliefert fühle?

> **Wichtig**
>
> Die obigen Beispiele und die ergänzenden Fragen zeigen, dass ähnliche Situationen individuell vollkommen unterschiedlich bewertet werden können. Was für den einen noch zum gesunden und gewollten Eustress gehört, kann für einen anderen bereits ungesunden Distress bedeuten.

Stress, so erforschte man, kann durchaus auch bei positiven Lebensereignissen auftreten. In der danach benannten Life-event-Forschung (Holmes, Rahe 1967) wiesen Ereignisse wie Heirat, Geburt, neuer Partner, Umzug, Erfolg und sogar Glück eine unerwartet hohe Stressbelastung auf – eben weil Situationen, die Stress induzierend sein können, individuell verschieden bewertet werden.

Stresstypen

In der Stressforschung unterscheidet man zwischen Typ-A- und Typ-B-Verhalten.

Typ A Menschen vom Typ A sind hochgradig stressanfällig und besitzen eine hohe Disposition für Stresserkrankungen. Das Verhaltensmuster setzt sich aus Leistungsstreben, Konkurrenzdenken, Ehrgeiz, Ungeduld, Perfektionismus, Hektik, Aggressionsbereitschaft, Verantwortungsbewusstsein und Zielstrebigkeit zusammen, Ängste und Gefühle werden unterdrückt.

Die charakteristischen Typ-A-Verhaltensweisen entsprechen den gesellschaftlichen Vorstellungen vom so genannten erfolgreichen Menschen.

Typ B Sind ruhige, konzentrierte, kompromissbereite, geduldige und verständnisvolle Personen, ohne deswegen weniger erfolgreich oder leistungsfähig zu sein. Sie gehen die Dinge nur ruhiger, positiver und gelassener an.

18.3.6 Typische Stress-Symptomatik

Zur häufigsten körperlichen und seelischen Stress-Symptomatik zählen:

- Ermüdung
- Erschöpfungsgefühle, Erschöpfungszustände, Burnout-Syndrom
- depressive Stimmungen, Ängste, Nervosität, Schwitzen, Unruhe
- Schlaflosigkeit, Schlafstörungen, belastende Träume
- anhaltende Unzufriedenheitsgefühle
- Psychosomatische Symptome: Atemnot, Zittern, Augenlidflattern, Durchfall, Verspannungen, Bluthochdruck, Kopfschmerzen sowie die als mittlerweile charakteristisch bezeichneten Stresskrankheiten: Herzinfarkt, Magengeschwür u. a.

18.3.7 Die vier Ebenen der Stress-Reaktion

Stress kann sich **kognitiv, emotional, vegetativ-hormonell** und **muskulär** auf den menschlichen Organismus auswirken.

Manche Menschen haben bestimmte sensible Bereiche, an denen sich Belastungen vorrangig bei ihnen bemerkbar machen. Einigen schlägt immer alles auf den Magen, andere neigen zu Kopfschmerzen. Je besser man sich und seinen Körper kennt desto schneller vermag man Anzeichen für Stress oder Krankheit an sich zu bemerken.

So kann man die folgenden Anzeichen typischer Stressreaktionen für eine Selbsteinschätzung nutzen, um individuelle Stressoren ausfindig zu machen.

Der kognitive Bereich umfasst alle geistig-gedanklichen Prozess, wie Denken und Wahrnehmen.

Kognitive Reaktionen

Durch Dauerstress kommt es zu einer nervlichen Über-Reizung; der Kopf ist überlastet.

Die Wahrnehmung ist eingeengt, Informationen können nur noch begrenzt verarbeitet werden. Lernfähigkeit und Gedächtnisleistungen nehmen spürbar ab.

Als **Folge von Stress** kommt es zu:

- Konzentrationsstörungen, Vergesslichkeit
- Denkblockaden (black out)
- Im Kreis drehen mit den Gedanken, keine sinnvollen Lösungen finden können
- Negative gedankliche Bewertungen, Stress auslösende Gedanken treten vermehrt auf (*»Ich kann das nicht, das geht sowieso schief, ich kann daran nichts ändern, ich schaff's einfach nicht, ich stelle mich immer dumm an, natürlich passiert mir das«*)
- Entscheidungsschwierigkeiten
- Gedächtnislücken: Die Merkfähigkeit nimmt ab, man wird vergesslich
- Man neigt zu Tagträumen, Realitätsflucht, Gedanken schweifen ab
- Die gedankliche Überlastung zeigt sich in nächtlichen Alpträumen.

Selbstreflexion

 Beantworten Sie für sich die nachstehenden Fragen für den Bereich »Stresskognitionen/Stress erzeugende Gedankenmuster. Entscheiden Sie sich bei der Antwort jeweils zwischen den beiden Möglichkeiten: das denke ich »fast nie« oder »immer« – was trifft für Sie überwiegend zu?

Abb. 18.2: Selbsteinschätzung zum Bereich Selbstzweifel/Selbstverurteilung

Das denke ich	selten	nie	oft
Ich kann das ja doch nicht	❑	❑	❑
Das halte ich nicht durch	❑	❑	❑
Ich kann das sowie so nicht ändern	❑	❑	❑
Ob ich das nun mache, oder nicht ...	❑	❑	❑
Ich bin so blöd	❑	❑	❑
Ich bin ungeschickt, habe zwei linke Hände	❑	❑	❑
Bei mir geht immer alles schief	❑	❑	❑
Ich stelle mich so dumm an	❑	❑	❑
Mir muss man immer alles zweimal erklären	❑	❑	❑
Ich bin nicht gut genug	❑	❑	❑
Das passiert mir immer	❑	❑	❑
Wenn einer Pech hat dann ich	❑	❑	❑
Ich schaffe das bestimmt nicht	❑	❑	❑

18.3 Stress und Stressbewältigung

Das denke ich	selten	nie	oft
Ich muss auf der Arbeit 150-prozentig sein	❏	❏	❏
Ich mache keine Fehler	❏	❏	❏
Ich darf mir keine Fehler erlauben	❏	❏	❏
Ich muss mich für meine Arbeit aufopfern, darf keine Schwäche zeigen	❏	❏	❏
Ich muss immer gleich bleibend freundlich und hilfsbereit sein bei der Arbeit mit Patienten	❏	❏	❏
Ich darf gegenüber Kranken nicht ungeduldig und unfreundlich sein	❏	❏	❏
Ich muss eine gute Pflegekraft sein	❏	❏	❏
Auf mich muss 100 Prozent Verlass sein	❏	❏	❏
Ich muss mich auf der Arbeit und gegenüber den Patienten zusammenreißen	❏	❏	❏
Ich muss stark, geduldig und gütig auftreten	❏	❏	❏
Ich muss korrekt sein	❏	❏	❏
Ich muss meine Bedürfnisse hinter die der Patienten stellen	❏	❏	❏
Ich muss den Erwartungen der Kollegen und der Patienten entsprechen	❏	❏	❏
Ich darf nie krank werden	❏	❏	❏
Krankheit ist kein Grund, nicht zur Arbeit zu kommen	❏	❏	❏
Ich kann meine Kollegen nicht im Stich lassen	❏	❏	❏
Ich versuche, es möglichst allen recht zu machen	❏	❏	❏

Abb. 18.3: Selbsteinschätzung zum Bereich individuelle Ansprüche/Überhöhte Forderungen an sich selbst

Das kenne ich	selten	nie	oft
Wenn ich mich aufrege, bekomme ich schweißnasse Hände	❏	❏	❏
Wenn ich mich aufrege, werde ich rot	❏	❏	❏
Vor Aufregung bin ich ganz zittrig	❏	❏	❏
Ich schwitze, wenn ich an ... denke	❏	❏	❏
Ich bekomme Durchfall	❏	❏	❏
Das schlägt mir sicher auf den Magen	❏	❏	❏

Abb. 18.4: Selbsteinschätzung zum Bereich Ärger über sich selbst – sich schämen über körperlich-seelische Anzeichen

Emotionale Reaktionen

Dauerstress führt zu einer Reihe von belastenden Gefühlen, die letztlich dem ursprünglichen Grundmuster: Aggression (Angriff/Kämpfen) oder Angst (Flucht) entsprechen.
Typische Reaktionen sind:

- Ärger, Wut, Aggressionsneigung
- Unausgeglichenheit
- Gereiztheit
- Nervosität
- Angstgefühle
- Panikattacken
- Unsicherheit
- Gefühlstauungen, Gefühle sind wie unter Korkenverschluss
- Weinen

Vegetativ-hormonelle Reaktionen

In diesen Bereich gehören alle Auswirkungen des vegetativen Nervensystems und der Stimulation durch Hormonausschüttungen, die physiologische Körperreaktionen hervorrufen.
Hier finden sich auch die psychosomatischen Folgeerscheinungen von Dauerstress wieder:

- Herzklopfen, Herzrasen, hoher Blutdruck, Schwindel, Blutdruckschwankungen
- Gastritis, Reizdarm, Darm- und Magengeschwüre, Durchfälle, Verdauungsbeschwerden
- Übelkeit, Erbrechen
- Gefühle, es liege ein Stein im Magen; Bauchschmerzen, flauer Magen
- Schlafstörungen, schlechte Träume oder Müdigkeit
- Zyklusstörungen, sexuelle Funktionsstörungen, verminderte Libido
- zittrig, weiche Knie, nervöse Finger
- Mundtrockenheit, Kloß im Hals
- Schwitzen, Schweißausbrüche
- Atemlosigkeit, keine Luft mehr kriegen
- Kopfschmerzen, Migräne

Muskuläre Reaktionen

Ständige Anspannung wirkt sich auf den Muskeltonus aus. Es wird enorm viel Energie verfügbar gemacht, da der Körper auf Alarmbereitschaft eingestellt ist.
Auf Dauer wird man immer schneller erschöpft sein und ermüden. Chronische Verspannungen sind bereits eine Spätfolge:

- Nackenverspannungen, Spannungskopfschmerz
- Rückenschmerzen, Bandscheibenvorfall
- Schulterverspannungen
- Muskelzittern, Krämpfe, Zuckungen
- Nervöses Trommeln mit Fingern, Fußwippen, Faust ballen
- Nächtliches Zähneknirschen, Beißmuskulatur, Kieferklemme

Alle Bereiche mit den entsprechenden Stressreaktionen und -symptomen können als hilfreiche Stressanzeiger dienen. **Finden Sie einige Symptome bei sich wieder, dann erforschen Sie ihre Stresssituationen oder suchen nach Stressoren.**

18.4 Stressbewältigung

Mit Stress umgehen zu lernen ist für unser Leben wichtig geworden. Jeder muss aktiv selbst etwas dafür tun um zu entspannen, um Energien aufzutanken, um Ausgleich für die Daueranspannung in seinem Leben zu schaffen (▶ Beispiele in Kap. 18.1.4).

> **Wichtig**
>
> Die Methoden, die hier vorgestellt werden, stellen **Möglichkeiten** vor, um mit Stress besser umgehen zu können. Je nach Persönlichkeit, Vorlieben, Interessen und besonders auch in Bezug zur jeweiligen Stresssituation und den spezifischen Stressoren, müssen sie den individuellen Bedürfnissen angepasst werden. Insbesondere, weil sie nur dann wirksam sind, wenn ich davon überzeugt bin, dass sie zu mir passen.

Stressbewältigungsstrategien

> **Definition**
>
> Psychohygiene ist »seelischer Gesundheitsschutz«. Hierunter werden alle präventiven Maßnahmen zusammengefasst, die einer Person helfen, mit den aktuellen Belastungen des Alltags besser umzugehen und die damit der Förderung der seelisch-körperlichen Gesundheit dienen.

Dies geschieht beispielsweise durch den Austausch von Ärger, Problemen, Wut, Angst oder Frustrationen durch Gespräche mit anderen Menschen. Kleine Pausengespräche, Witze, Telefonanrufe, der Austausch beim Mittagessen oder einer Tasse Kaffee – diese einfachen Alltagsgespräche besitzen eine enorme Entlastungsfunktion, um angestautem Ärger Luft zu machen.

Stressanalyse

Wie kann man lernen, mit Stress umzugehen?

Grundsätzlich sollte man sich bei allen Methoden seine persönlichen Stressoren und Stresssituation(en) vor Augen halten. Erst wenn einem klar ist,

- wann man gestresst ist, wo man unter Strom steht (Stresssituation erkennen),
- was für Stressoren einen unter Druck setzen und »Stress auslösen« (Ursachen erkennen)

kann man entscheiden, wie man seinem Stress am besten begegnen kann/will.

Zur Erforschung der eigenen Stresssituation soll der folgende Fragebogen eine Anregung darstellen.

Selbst-Test – Meine Stress Situationen

> **Wie reagiere ich meiner typischen Stress-Situation?**
>
> - Was tue ich? Was sage ich?
> - Welche Gedanken beschäftigen mich, lassen mich nicht mehr los?
> - Wie reagiert mein Körper (Schwitzen, Atmung, Herzrasen, Zittern, Anspannung)?
> - Wie fühle ich mich (unter Druck, unsicher, angespannt)?
> - Was passiert?
> - Gibt es besondere Anlässe?
> - Kenne ich diese Situation und die damit verbundenen Gefühle und Gedanken?
> - Wie sieht diese Situation genau aus? Was passiert dabei?
> - Was lösen diese Reaktionen bei mir aus?
> - Bin ich allein, ist jemand bestimmtes da?
> - Löst eine bestimmte Person bei mir Stress aus?

18.5 Strategien zur Stressbewältigung

Um Stress erfolgreich zu bewältigen und dadurch Entspannung, Entlastung für Körper und Psyche zu erreichen, bedarf es gezielter Vorgehensweisen.

Kurzfristige Stressbewältigung

Ziel Bei der kurzfristigen Stressbewältigung handelt es sich um Methoden, die das Ziel verfolgen, möglichst schnell und kurzfristig zu entspannen.

Zum Beispiel in einer kleinen Pause, bevor etwas Anstrengendes auf einen zukommt. Hierbei geht es nicht darum, die tatsächliche Ursache des Stresses zu beheben, vielmehr kommt es darauf an, diese Situationen vielleicht etwas entspannter angehen zu können.

Schnelle, kurzfristige Entlastung kann erzielt werden durch Atemübungen, Wahrnehmungslenkung u. a. m.

Maßnahmen

- Konzentration auf den eigenen Atem
  - Tiefes Ein- und Ausatmen, Zählen von Atemzügen, Seufzen oder Stöhnen
- Wahrnehmungslenkung
  - Gezielt die Aufmerksamkeit von der Stress auslösenden Situation wegführen und auf anderes umlenken, sich bewusst ablenken, z. B. auf einen Gegenstand in der Nähe (Bild, Blumen)
  - Man kann bewusst an etwas Schönes oder für sich Positives denken, etwas, das gute Gedanken und Gefühle bei einem auslöst
  - Wohlfühlbilder anvisieren. Stellen Sie sich beruhigende Bilder vor, z. B. Meer, Wiese, Strand, Gott
- Kurzfristige Ablenkungen und Unterbrechungen schaffen
  - Eine kleine Pause einlegen, zur Toilette gehen, aufräumen, etwas essen
- Körperliches Abreagieren
  - mit dem Fuß aufstampfen
  - mit der Faust auf den Tisch hauen
  - gehen, laufen, sich körperlich bewegen
  - laut schreien, schimpfen, stöhnen (wo man sich unbeobachtet/nicht gehört fühlt, z. B. im Auto/Wald)
  - nach der Arbeit körperlich bewegen/betätigen
  - Sport treiben.

Gezielte Ansatzmöglichkeiten zur langfristigen Stressbewältigung

Langfristige Strategien zur Stressbewältigung setzen bei den Ursachen – und nicht erst bei den Folgen (Stresssymptomen) – des Stresses an. Es geht darum, das Problem an den Wurzeln zu packen:

So müssen entweder die Stressauslöser oder die Stresssituation(en) verändert werden, oder aber der betreffende Mensch selbst muss dazu bereit sein, bei sich und seinem Umgang mit Stress etwas ändern zu wollen (langfristige Änderung der Einstellungs- oder Verhaltensweisen einer Person; Mut zur Persönlichkeitsveränderung).

Nur wenn die Stressauslöser direkt angegangen werden, wird eine langfristige und dauerhafte Stressentlastung möglich. Diese ist (dringend) angebracht, wenn permanenter Dauerstress nicht abreißt, die damit verbundenen Belastungen zu deutlichen Stresssymptomen führen und schließlich drohen, in Krankheit überzugehen.

Auslöser verändern – bei den Stressoren ansetzen

Man kann die Stressdosis reduzieren, indem man Stressauslöser

- ausschaltet
- verringert
- vermeidet.

Beispiel: Ist Lärm ein Stressor – welche Möglichkeiten gibt es, den Lärm auszuschalten, zu verringern oder zu vermeiden?

Tritt eine typische Stresssituation auf, sollte folgendes bedacht werden:

Stresssituation beeinflussen – den Stress kontrollieren lernen

- Wie kann ich die Anspannung verringern oder ihr ruhiger, gefasster und deshalb gelassener begegnen?
- Was kann ich tun, damit ich mich nicht noch mehr hineinsteigere?

Beispiel: Gerate ich immer unter enormen Stress, wenn es auf Station einen Notfall gibt, so kann ich mir bewusst sagen: »Stopp! Das ist jetzt wieder eine typische Stresssituation«. – Ich kann innehalten, kurz atmen – das wäre kurzfristig eine Strategie.

Langfristig gesehen, stellt sich die Frage: »Warum löst das bei mir Stress aus?«

Bin ich vielleicht nicht genügend ausgebildet, um in Notfallsituationen sicher zu handeln? Dann kann ich bei der Ursache ansetzen und mich anleiten lassen. Möglicherweise muss ich erkennen, dass mich die dauernden Notfallsituationen auf einer Intensivstation zu sehr belasten. Dann ist die Arbeit auf einer Normalstation für mich sinnvoller und weniger aufreibend. Ich kann mich neu orientieren, welche Pflegebereiche mir eher liegen. Langfristig kann ich durch meine selbstinduzierte Versetzung oder Kündigung die Stresssituation maßgeblich beeinflussen und verändern.

Änderungen meiner persönlichen Haltungen

Da das Stressempfinden individuell unterschiedlich stark bei Menschen ausgeprägt ist und deshalb Stresssituationen oder Stressoren einer ganz persönlichen Bewertung unterliegen, hat man die Möglichkeit, auch bei sich selbst zu gucken, was man evtl. bei sich verändern muss.

Durch bestimmte Methoden kann man lernen, z. B. eine Situation neu oder anders zu betrachten/zu bewerten. Ich kann meine alte, negative Einstellung in eine positive oder neutrale Haltung verändern.

Beispiel Alte Gedanken: Ich bin frustriert, dass der Schichtdienst entweder am Vor- oder Nachmittag mein Leben so stark beeinflusst. Schon mit Groll gehe ich dann zur Arbeit. Bei Nachtdiensten ist meine Arbeits- und Freizeit viel klarer strukturiert mit Dienstnächten und anschließenden freien Tagen.

Neutrale Gedanken: Ich akzeptiere, dass Schichtdienst Teil des Pflegeberufs ist. Daran kann ich so nichts ändern, besonders nicht, wenn ich das immer wieder denke. Was könnte ich stattdessen ändern? Mehr im Nachtdienst arbeiten statt Tagesschichten. Oder in einen Pflegebereich wechseln mit geregelten Arbeitszeiten z. B. Geriatrische Tagesklinik.

Stressbewältigungs-Strategien

Im Folgenden soll eine Liste ausgewählter **Stressbewältigungsstrategien** als Gedankenanstoß und zur Ideenentwicklung dienen, eigene Möglichkeiten zum Stressabbau zu finden:

- Allgemeine und spezielle Entspannungsverfahren
- Ausgleich durch körperliche Aktivitäten
- Zufriedenheitserlebnisse schaffen
- Soziale Geborgenheit/Soziale Kontakte
- Mut zur professioneller Beratung (Einzelsupervision, Berufliche Beratung, Coaching)

Ausgewählte Möglichkeiten von Stressbewältigungsstrategien

• Favoriten zum Entspannen herausfinden • Natur (Meer, Berge, Gärtnern, Spazieren) • Progressive Muskelentspannung • Autogenes Training • Atemübungen • Fantasiereisen • Entsprechende Entspannungs-CDs • Wohlfühlmomente, Wohlfühlfantasien, Innere Bilder, Visualisieren (»Ich liege in der Sonne« »Alles ist gut«) • Schlafen (früher schlafen gehen, ausreichend schlafen, Mittagsschläfchen, ausschlafen können) • Positive Affirmationen • Meditation	Entspannung

• Bewegung, Sport, Fitness aller Art
   – Will ich alleine oder mit anderen Sport treiben?
• Was für ein Sport passt zu mir?
   – Tanzen
   – Yoga; fernöstliche Entspannungs- und Kampfmethoden
   – Spaziergänge, Wanderungen
	Ausgleich schaffen durch körperliche Aktivität

• Reisen, Urlaub, Wochenend-Kurztrips • Genuss und Muße: Dinge (wieder) genießen und in Ruhe tun • Natur, Spaziergänge, am Strand sein, draußen sein, in der Sonne sein • Neue Hobbys, Freizeitgestaltung überdenken • Lachen, Spaß haben, aber auch Raum für Tränen geben • Essen, Kochen, Essen gehen • Theater, Kino, Restaurants, Kneipen, Konzerte	Zufriedenheitserlebnisse schaffen
• Zeit mit Freunden, Partnern, Kindern haben • Gespräche; sich die Belastungen von der Seele reden, sein Herz ausschütten, Dampf ablassen, lästern, schimpfen, sich verständnisvolle Zuhörer suchen	Soziale Geborgenheit/ Soziale Kontakte

Überdenken
- Zeitmanagement: Umgang mit Zeit, Zeitdruck, sich Zeit nehmen
- Einstellung ändern; die Welt mit anderen Augen betrachten Übung: abends den Tag Revue passieren lassen: Was war alles gut heute?
- Alte Verhaltensweisen ändern, neue lernen und ausprobieren
- Neue Handlungsmöglichkeiten und Kompetenzen entwickeln, lernen
- Was möchte ich lernen? Seminare, Fortbildungen besuchen
- Fähigkeiten ausbauen, die mir Sicherheit geben, sodass ich nicht mehr unter Druck gerate
- Sich trauen, seine alten Gewohnheiten zu verlassen und Neues auszuprobieren

Literaturverzeichnis

Antonovsky, A.: Health, stress and coping. New perspectives on mental and physical well-being. San Francisco: Jossey-Bass Publishers etc. 1979. In: Waller, H. Gesundheitswissenschaft. Eine Einführung in Grundlagen und Praxis. Kohlhammer, Stuttgart 1995
Antonovsky, A.: Meine Odysse als Streßforscher. In: Jahrbuch für kritische Medizin 17. Berlin 1991
Antonovsky, A.: Salutogenese. DGTV, Tübingen 1997
Antonovsky, A.: Salutogenese. Zur Entmystifizierung der Gesundheit. Deutsche Ausgabe von Alexa Franke. DGTV, Tübingen 1997
Badura, B.: Soziologische Grundlagen der Gesundheitswissenschaften. In: Hurrelmann, K. & Laaser, U. (Hrsg.): Gesundheitswissenschaften. Handbuch für Lehre, Forschung und Praxis. Beltz, Weinheim, Basel 1993
Bengel, J., Strittmacher, R., Willmann, H. et al.: Was hält Menschen gesund? Antonovskys Modell der Salutogenese. BZgA Köln 2001
Bradby, H.: Medical Sociology: An introduction. Sage, London 2009
Caplan, G.: Priciple of preventive psychology. In: Hafen, M. (Hrsg.) Systemische Prävention – Grundlagen für eine Theorie präventiver Maßnahmen, Auer, Heidelberg 2005.
Cockerham, W. C.: Medial Sociology. Wiley-Blackwell 2010. DOI: 10.1002/9781444314786.ch1
Downie, R. S., Fyfe, C. & Tannahill, A.: Health promotion models and values, Oxford University Press, New York 1990
Faltermaier, T.: Subjektive Theorien von Gesundheit. In: Flick, U. (Hrsg.): Alltagswissen über Gesundheit und Krankheit. Asanger, Heidelberg 1991
Faltermaier, T., Mayring, P., Saup, W., Strehmel, P.: Entwicklungspsychologie des Erwachsenenalters. 3. Auflage. Kohlhammer, Stuttgart 2014
Faltermaier, T. :Gesundheitspsychologie. Grundriss der Psychologie Band 21. Kohlhammer. Stuttgart 2005
Faltermaier, T., Mayring, P., Saup, W., Strehmel, P.: Entwicklungspsychologie des Erwachsenenalters. 2. Auflage. Stuttgart, Kohlhammer 2002
Flick, U., Walter, U., Fischer, C.: Gesundheit als Leitidee? Subjektive Gesundheitsvorstellungen von Ärzten und Pflegekräften. Huber, Bern 2004
Franke, A.: Modelle von Gesundheit und Krankheit. 3. Auflage, Huber, Bern 2012
Göpel, E. & Schneider-Wohlfart, U. (Hrsg.): Provokationen zur Gesundheit. Beiträge zu einem reflexiven Verständnis von Gesundheit und Krankheit. Mabuse, Frankfurt/M. 1994
Heim, E. & Willi, J.: Psychosoziale Medizin. Gesundheit und Krankheit in biopsychosozialer Sicht. Springer, Berlin, Heidelberg, New York, Tokio 1986
Heim, E. (Hrsg.): Krankheitsverarbeitung. Hogrefe, Göttingen 1994
Holmes, T. H. & Rahe, R. H. In: Teegen, F. (Hrsg.): Ganzheitliche Gesundheit. Der sanfte Umgang mit uns selbst. Rowohlt, Reinbek 1986
Hurrelmann, K.: Einführung in die Sozialisationstheorie. Beltz, Weinheim, 2010
Hurrelmann, K.: Gesundheitssoziologie. Eine Einführung in sozialwissenschaftliche Theorien von Krankheitsprävention und Gesundheitsförderung. 6. Auflage, Juventa, Weinheim, München 2006

Hurrelmann, K.: Gesundheitsförderung – neue Perspektiven in der Pflege. In: Schaeffer, D., Wingenfeld, K. (Hrsg.) Handbuch Pflegewissenschaft. Weinheim 2010; 2. Auflage

Hurrelmann, K, Klotz, T, Haischn, J: Lehrbuch Prävention und Gesundheitsförderung. Huber, Bern 2014

Hurrelmann, K. & Laaser, U.: Gesundheitswissenschaften. Handbuch für Lehre, Forschung und Praxis. 2. Auflage, Beltz, Weinheim; Basel 1993; 2. Auflage

Hurrlemann, K. & Richter, M.: Gesundheits- und Medizinsoziologie. Eine Einführung in die sozialwissenschaftliche Gesundheitsforschung, Beltz Juventa, Weinheim 2013; 8. Auflage

Juchli, L.: Heilen durch Wieder entdecken der Ganzheit. 4. Auflage, Kreuz Verlag, Stuttgart 1990

Kickbusch, J.: Gesundheitskompetenz (Definition). In: Public Health News3-2006. www.public-health.ch

Kriz, J.: Grundkonzepte der Psychotherapie. Psychologie Verlags Union, Weinheim 1994

Kruse, A.: Gesund altern. Stand der Prävention und Entwicklung ergänzender Präventionsstrategien. Bundesministerium für Gesundheit (Hrsg.) Heidelberg 2002

Kruse, A. & Wahl, H. W.: Zukunft Altern. E-book, Springer, Berlin, Heidelberg 2010.

Lippke, S.: Inhalte der Gesundheitspsychologie, Definition und Abgrenzung von Nachbarfächern. In: Renneberg, B., Hammelstein, P.: Gesundheitspsychologie. E-book, Springer, Berlin, Heidelberg 2010

Mantz, S.: Arbeitsbuch Kommunizieren in der Pflege. 2. Auflage, Kohlhammer, Stuttgart 2016

Martin, M. & Kliegel, M.: Psychologische Grundlagen der Gerontologie. 2. Auflage. Kohlhammer, Stuttgart 2005

McAllister, M. & Lowe, JB.: The Resilient Nurse: Empowering Your Practice. Springer, New York 2011

Nazroo, J.Y.: Medizinische Gesundheitssoziologie. published online 2009: http://¬www.pubmed.de/

Nedelmann In: Sachtleben, S.: Der Begriff »Gesundheit« und sein Zusammenhang mit der zeitgenössischen Medizin. Roderer, Regensburg 1992

Oswald, W.D.: Gerontopsychologie. Gegenstand, Perspektiven und Probleme. Klinische Aspekte des Alterns. 2. Auflage, Springer, Wien, New York 2008

Ottawa-Charta zur Gesundheitsförderung. Einzelziele für Gesundheit 2000. In: Göpel, E. & Schneider-Wohlfahrt, U. (Hrsg): Provokationen zur Gesundheit. Beiträge zu einem reflexiven Verständnis von Gesundheit und Krankheit. Mabuse, Frankfurt/M. 1994

Overbeck, G.: Krankheit als Anpassung. Suhrkamp, Frankfurt/M. 1984

Pelletier, K. R.: Gesund leben – gesund sein. Grundlagen einer ganzheitlichen Medizin. Rowohlt, Reinbek 1987

Reddermann, L.: Überlebenskunst. 8. Auflage. Klett-Cotta, Stuttgart 2016

Resilienzförderung für Mitarbeitende im Gesundheitswesen – Bedarfsermittlung und Schulung im Umgang mit psychosozialen Belastungen am Arbeitsplatz. Projektteam BFH Prof. Dr. phil. habil. Dirk Richter/Birgit Heckemann. Unfallkasse NRW, Düsseldorf 2014

Reye, I.: Risikofaktor »Gesundheit«. In: Franke, A. & Broda, B.: Psychosomatische Gesundheit. dgtv-Verlag, Tübingen 1993

Sachtleben, S.: Der Begriff »Gesundheit« und sein Zusammenhang mit der zeitgenössischen Medizin. Roderer, Regensburg 1992

Schäfer, H.: Plädoyer für eine neue Medizin. Piper, München 1979

Schipperges, H.: Die Vernunft des Leibes. Gesundheit und Krankheit im Wandel. Styria, Graz 1984

Schmidbauer, W.: Die hilflosen Helfer. Rowohlt, Reinbek 1977

Schmidt, B.: Burnout in der Pflege. 2. Auflage Kohlhammer, Stuttgart 2014

Schulz v. Thun, F.: Miteinander reden 1 – Störungen und Klärungen. Allg. Psychologie der Kommunikation. Rowohlt, Reinbeck 2010
Schulz v. Thun, F.: Miteinander reden 2 – Stile, Werte und Persönlichkeitsentwicklung. Diff. Psychologie der Kommunikation. Rowohlt, Reinbeck 2014
Schwarzer, R.: Psychologie des Gesundheitsverhaltens. 3. Auflage, Hogrefe, Göttingen 2014
Simonton, C. O. & Matthews-Simonton, S. & Creighton, J.: Wieder gesund werden. Rowohlt, Reinbek 1982
Steidl, S.; Nigg,B.: Gerontologie, Geriatrie und Gerontopsychiatrie. Ein Lehrbuch für Gesundheits- und Pflegeberufe. 4. Auflage Wien facultas-verlag 2014
Teegen, F.: Ganzheitliche Gesundheit. Der sanfte Umgang mit uns selbst. Rowohlt, Reinbek 1987
Tesch-Römer, C. & Wurm, S.: Wer sind die Alten? Theoretische Positionen zum Alter und Altern. In: Böhm, K., Tesch-Römer, C., Ziese, T. (Hrsg.) Beiträge zur Gesundheitsberichterstattung des Bundes. Gesundheit und Krankheit im Alter. Robert Koch-Institut, Berlin 2009
Timm, W.: Gesundheit und Krankheit. In: Thirsch, H., Eyfert, H. & Otto, H. U. : Handbuch zur Sozialarbeit/Sozialpädagogik. Neuwied, Darmstadt: Luchterhand 1984
Trabert, G. & Waller, H.: Sozialmedizin: Grundlagen und Praxis. Kohlhammer, Stuttgart 2013
Troschke, J. v.: Gesundheits- und Krankheitsverhalten. In: Hurrelmann, K. & Laaser, U. (Hrsg.): Gesundheitswissenschaften. Handbuch für Lehre, Forschung und Praxis. Beltz, Weinheim 1993
Uexküll, T. v.: Lehrbuch der Psychosomatischen Medizin. Urban & Schwarzenberg, München 1986
Wahl, H.-W. & Heyl, V.: Gerontologie – Eine Einführung und Geschichte. 2. Auflage, Kohlhammer, Stuttgart 2015
Waller, H.: Sozialmedizin. Kohlhammer, Stuttgart 1991
Waller, H. & Blättner, B.:Gesundheitswissenschaft – Eine Einführung in Grundlagen, Theorie und Anwendung. Kohlhammer, Stuttgart 2011
Walter, U. & Schneider, N.: Gesundheitsförderung und Prävention im Alter. Realität und professionelle Anforderung. In: G. Hensen & P. Hensen, VS Verlag für Sozialwissenschaften, Wiesbaden 2008
Wechsler, D.: Altersmodell/Defizitmodell. In: Schroeter, K. R., Prahl, H.-W. (Hrsg.) Soziologisches Grundwissen für Altenhilfeberufe, Beltz, Juventa, Weinheim 2004
Winter, H. et al.: Prävention und Gesundheitsförderung in der Pflege, in Prävention im 20. Jhd. Historische Grundlagen und aktuelle Entwicklungen in Deutschland. Juventa, Weinheim 2002
Wydler, H., Kolip, P. & Abel, T. (Hrsg.): Salutogenese und Kohärenzgefühl. Grundlagen, Empirie und Praxis eines gesundheitswissenschaftlichen Konzepts. 4. Auflage. Beltz, Juventa, Weinheim 2010
WHO: Europäische Charta zu Umwelt und Gesundheit. Kopenhagen 1986
Willig, W.: Arbeitstexte für Psychologie, Soziologie Pädagogik an Pflegeschulen. Selbstverlag, Balingen 1986
Wolin, S. & Wolin, S.: Resilience Among Youth Growing Up. In: Substance-Abusing Families.
Pediatric Clinics of North America 1995
Yeo, M.: Towards an ethic empowerment for health promotion, 1993. Health Promotion International

Stichwortverzeichnis

A

ABEDLs 208
Aktivierende Pflege 15, 35, 40
Akzeptanz 154
Alltagsgespräche 151
Alltagsstress 228
Alte Menschen/Patienten 68, 72
Alter 69–75, 157, 197, 231
Alter – Gesundheit und Krankheit 20
Altern 68, 70–72, 74
Altersbild 69 f., 72
Alterskrankheiten 16, 74
Altersmodelle 70
Altersmodelle/Theorien 70
Anleitung 19
Antipathie 122
Antipathiefehler 122
Anziehungskriterien 182
Ätiologie 23
ATLs 208
Attribution 108
Aufklärung 19, 210
Ausbildung 202
Auszubildender in der Pflege/Pflegeschüler 85, 123, 137, 157, 170, 173, 177, 181, 205

B

Bedürfnisbefriedigung 115
Bedürfnishierarchie 104
Bedürfnispyramide 104
Bedürfnisse 102
Bedürfnisse, primäre 104
Bedürfnisse, sekundäre 104
Bedürfnisse, soziale 105
Behaviorismus 86
Beobachtung 84
Beratung 19
Berufsrolle 167
Berufsrollenfindung 173
Beziehungen, asymmetrische
Beziehungen, komplementäre 134
Beziehungen, symmetrische 134
Bezugsgruppen 180
Bildung 202

Bildungsbedürftigkeit 203
Bildungsziele 202
Biomedizin 23
Burnout-Phasen 219
Burnout-Syndrom 219

C

Compliance 63
Coping 60
Coping-Stil 61
Coping-Strategie 61
Coping-Strategien, kollektive 61

D

Dauerstress 233
Defizitbedürfnisse 105
Distanz 146
Distress 231
Double Bind 140

E

Empathie 154
Empowerment 41, 64 f., 67, 153
Entwicklungspsychologie 92
Erkrankungs-/Gesundungsprozess 47
Erleben 17
Erziehung 202
Erziehungsbedürftigkeit 199, 203
Erziehungsdimensionen 202
Erziehungsfähigkeit 199
Erziehungsstile 196, 200 f., 204
Erziehungsziele 197, 203, 205 f.
Eustress 231

F

Faktoren, gesprächsbeeinflussende 156
Familientherapie, systemische 89
Fehler, logische 123
Figur-Grund-Prinzip 118
Fragetechniken 157
Fremdbeobachtung 83

Fremdwahrnehmung 83
Führungspersönlichkeit 191
Führungsstil, autoritärer 192
Führungsstil, demokratischer 195
Führungsstil, laissez-faire-Stil 194
Führungsstile 192
Funktionale Gesundheit 73, 75
Funktionale Pflege 75
Funktionsstörungen, körperliche 143

G

Gefühls- und Beziehungsarbeit 216
Gegenübertragung 55
Geriatrie 68, 73
Gerontopsychiatrie 68
Gerontopsychologie 35, 68, 91 f.
Gespräch, problemorientiertes 152
Gesprächsarten 151
Gesprächsbaustein, Achtung, Gespräch gestört! 160
Gesprächsbaustein, Distanz zum Inhalt haben 159
Gesprächsbaustein, eigener emotionaler Bezug 159
Gesprächsbaustein, Pausen ertragen 158
Gesprächsführung 150
Gesprächsführung, Ich-zentrierte 153
Gesprächsführung, partner-/patientenorientierte 153
Gesprächstechniken 158
Gesprächstherapie 87
Gestaltbildung 117
Gestalttherapie 87
Gestik 128
Gesundheit 20, 36, 42, 50
Gesundheit, auffassungskategorien 27
Gesundheitsdefinition, soziologische 24
Gesundheitsdefinitionen 20, 22
Gesundheitserhaltung 17
Gesundheitsförderung 36 f., 39, 75, 205
Gesundheitskonzepte, subjektive 25
Gesundheits-Krankheits-Kontinuum 29
Gesundheitsmodell, Bio-psycho-soziales 28
Gesundheitsmodell, Salutogenetisches 27
Gesundheitsprävention 34–40, 74, 96, 210
Gesundheitspsychologie 35 f., 91, 94
Gesundheitssoziologie 35, 95
Gesundheitsvorstellung 21, 26

Gesundheitswissenschaften 34, 95, 211
Grundbedürfnisse 104
Grundhaltungen 154
Grundhaltungen, humanistische 154
Gruppe, soziale 176
Gruppen, formelle 179
Gruppen, informelle 179
Gruppenarten 178
Gruppenbildungen 181
Gruppenfunktionen 181
Gruppenleitung/Teamleitung und Führung 189
Gruppenphasen 184
Gruppenrahmen 180
Gruppierung, situative 176

H

Halo-Effekt 122
Haltung, innere 130
Helfersyndrom 214

I

Identifikationsgruppen 180
Information 19
Informieren 210
Institution, Totale 54
Instruieren/Anleiten von Patienten 19, 151, 157, 190, 210
Instruktion 19
Interaktion 127
Interrollenkonflikt 170
Intrarollenkonflikt 169 f.

K

Kategorie, soziale 176
Kausalität 23
Kleingruppen 178
Kohärenz(gefühl) 30, 205
Kohäsion 179, 190, 194
Kommunikation 127
Kommunikation, nonverbale 128
Kommunikation, verbale 127
Kommunikationsgesetze 136
Kommunikationsmodell 132
Kommunikationsstörungen 139
Kommunikationstipps 148
Komplexität 88
Konfliktarten 99
Konfliktbearbeitung 101
Konfliktpotenzial 99
Konfliktpsychologie 99
Kongruenz 155
Kontrastfehler 123
Kooperationsbereitschaft 58, 63

Kooperationsbereitschaft, verweigerte 64
Körperausdruck 121, 142
Körperhaltung 129
Körperkontakt 146
Krankenbeobachtung 84, 114, 142
Krankenhaus 53
Krankenhausalltag 53
Krankenrolle, Aspekte 46
Krankenrolle, Konzept 46
Krankheit 42
Krankheit, psychosoziale Aspekte 42
Krankheit, Umgangsweise 48
Krankheitsbewältigung 60
Krankheitsbild 45
Krankheitserleben 44, 47
Krankheitsgefühl 47
Krankheitsgewinn, primärer 45
Krankheitsgewinn, sekundärer 45
Krankheitsphase 106
Krankheitsursache 23
Krankheitsverhalten 47
Krankheitsverhütung 17
Krankheitsverständnis 23
Kündigung, innere 218, 220

L

Laiendiagnose 50
Laienverständnis von Gesundheit 25
Lern- und Verhaltenspsychologie 86
Lernformen 86
Lokomotion 190

M

Macht 191
Macht, legitimierte 191
Mediation 99, 101
Mensch, kranker 43
Metakommunikation 141
Mimik 128
Mitwisser, passive 226
Mobbing 223
Mobbingopfer 224
Mobbingprozess 224
Mobbingtäter, aktive 226
Modell-Lernen 87
Motiv 102
Motivation 102 f.
Motivation, extrinsische 103
Motivation, intrinsische 103
Motivation, unbewusste 104
Motivkonflikt 103
Motivverschiebung 103

N

Nähe 146
Non-compliance 63
Normen 167

P

Paartherapie 89
Pädagogik 19, 96, 202
Pädagogische Ziele 203
Paralinguistik 138
Patient 52
Patient, Ent-Persönlichung 57
Patient, Schamgefühl 58
Patient, Selbstzentrierung 56
Patient, Stigmatisierung 57
Patient, Tabugrenzen 58
Patienten, egozentrische Reaktionen 56
Patientenanamnese 114
Patientenbedürfnisse 106
Patientenedukation 207
Patientenkarriere 47
Persönlichkeitsfaktoren 78
Persönlichkeitspsychologie 92
Pflegeanamnese 85
Pflegebedürftigkeit 125, 147, 153, 193, 206 f., 209
Pflegeberuf 212, 214 f., 217 f., 222, 240
Pflegefachkräfte, Funktionen 55
Pflegepädagogik 204
Pflegepersonal, Bedürfnisse 108
Pflegepersönlichkeit 214, 218
Pflegeschüler 173
Pflegeschüler/Auszubildende in der Pflege 85, 123, 137, 157, 170, 173, 177, 181, 205
Primärgruppe 178
Psychiatrie 96
Psychodrama 87
Psychodynamik 60
Psychohygiene 98, 237
Psychologie 17
Psychologie, allgemeine 90
Psychologie, Anwendungsbereiche 91
Psychologie, differenzielle 92
Psychologie, Funktionsbereiche 91
Psychologie, Grundrichtungen 85
Psychologie, humanistische 87
Psychologie, klinische 93
Psychologie, medizinische 94
Psychologie, Methoden 81
Psychologie, systemische 87
Psychologie, Ziele 81
Psychosomatik 97

Psychotherapie 97

R

Reaktanz 64
Reaktionen 53
Regression 54, 207
Regression, individuelle 55
Regression, institutionelle 54
Regression, situative 54
Reizadaption 117
Reizarmut 125
Reize, situative 78 f.
Reizgruppierung 116
Reizmaskierung 117
Reizmuster 116
Reiz-Reaktions-Lernen 86
Reizüberflutung 125, 230
Rekonvaleszenz 106
Resilienz 15, 25, 29, 31–33, 35, 38, 90, 98
Rogers 154
Rolle 167
Rollenattribute 168
Rollendistanz 174
Rollenerwartungen 169
Rollenidentität 174
Rolleninhaber 168
Rollenkonflikte 167
Rollenselbstbild 173
Rollenset 170
Rollentoleranz 169

S

Salutogenese 27
Sekundärgruppe 179
Selbstbeobachtung 83
Selbstorganisation 88
Selbstrückbezüglichkeit 88
Selbstverwirklichung 105
Selbstwahrnehmung 83
Sharing 159
Sinnesorgane 116
Sinnesreize 114
Sinneswahrnehmungen 78
Sozialisation 48
Sozialpsychiatrie 97
Sozialpsychologie 93
Soziogramm 191
Soziologie 18, 95
Soziometrie 191
Sprechmuster bei Pflegenden 148
Stereotype 164, 168
Stigmata 164
Stimme 129
Stoßtheorie 103
Stress 227

Stress, Alltagsstress 228
Stress, Distress 229
Stress, Eustress 229
Stress, physiologischer 227
Stressanalyse 237
Stressauslöser 230
Stressbewältigung 237
Stressbewältigung, kurzfristige 238
Stressbewältigung, langfristige 239
Stressbewältigungsstrategien 237, 241
Stressdosis 229
Stressempfinden 231
Stressenergie 229
Stresskognition 234
Stresskrankheiten 228
Stressoren 230
Stressreaktion 228
Stress-Reaktion 233
Stresssituation 240
Stresssymptome 239
Stresstypen, Typ A 232
Stresstypen, Typ B 232
Stresswirkung 230
Sympathie 122
Symptombezogenheit 24
Systeme 88

T

Therapieverfahren 98
Tiefenpsychologie 86

U

Überflussmotiv 105
Übertragung 55

V

Verfahren, tiefenpsychologisches 86
Verhalten 17
Verhalten und Erleben, menschliches 78
Verhaltenstherapie 87
Verhaltensursachen 78
Vernetzung 88
Verständnis, ganzheitliches 15
Verstärkung, negative 86
Verstärkung, positive 86
Vorurteile 163

W

Wachstumsbedürfnisse 105
Wachstumsmotiv 105
Wahrnehmung, äußere 114
Wahrnehmung, gestörte 124